女性のうつ病

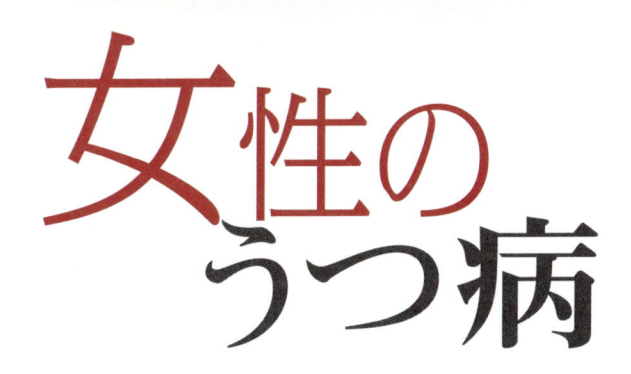

ライフステージからみた理解と対応

編集

松島 英介
東京医科歯科大学大学院医歯学総合研究科心療・緩和医療学分野教授

仙波 純一
さいたま市立病院精神科部長

メディカル・サイエンス・インターナショナル

Depression in women across their life cycle —
understanding and management
First Edition
Edited by Eisuke Matsushima M.D. and Jun'ichi Semba, M.D.

© 2015 by Medical Sciences International, Ltd., Tokyo
All rights reserved.

ISBN 978-4-89592-823-6

Printed and Bound in Japan

序　文

　日本において，うつ病の受診者はますます増加している一方で，精神科や心療内科などの専門医だけでは対応しきれないくらい多くの未受診者がいると推定されており，大きな社会問題となってきている．とくに女性の有病率は洋の東西を問わず男性の約2倍といわれており，女性のうつ病患者をどのように発見し，どのように診断，治療していくかは，これからの医療の大きな課題である．また，うつ病が女性に多いという性差の要因を探っていくと，遺伝や脳機能，女性ホルモンをはじめとする生物学的な要因と，社会状況や社会適応，ストレスやその対処行動，被害体験などの心理・社会的な要因がさまざまに関連し合っていることが報告されている．

　そして，女性のうつ病の日常診療を円滑に進めていくには，これらの複合的な要因や女性のライフサイクルにおける各段階の特徴を理解していないと，十分な対応ができない．さらに，女性患者に対しては妊娠（にんよう）性への配慮や更年期以降の生活習慣病の影響などを加味した薬物の使用を考慮する必要もある．このように，操作的診断では単なるうつ病であっても，女性の患者は診断の面でも，また治療の面でも，その世代や背景を把握したうえで，それぞれに合わせた臨床的対応が必要になってくる．

　本書はこのような経緯から，うつ病女性に焦点を当てた臨床向けの本を目指して企画・制作されたもので，精神科や心療内科の医師，心理士はもちろんのこと，産科婦人科，一般内科の女性患者にかかわる医師にも活用できるように全体を工夫してある．

　その構成については，まず総論として「女性のライフサイクルとうつ病」について概説し，全体を俯瞰できるようにした．次に，なぜ女性に多い精神疾患なのか，「うつ病の性差」を説明する諸要因やうつ病そのものの経過，治療などの性差にいたるまで取り上げた．

　続く各論では，女性のライフサイクルに沿って「思春期うつ病」，「成人期うつ病」をそれぞれ解説した．また，男性とは決定的に異なる生物学的な背景をもつ「月経前不快気分障害」，「妊娠うつ病」，「産後うつ病」，「更年期うつ病」について，それぞれの臨床的特徴を中心に論じ，さらにライフサイクルの最後の段階である「高齢期うつ病」については，認知症との鑑別も含めて記述してある．そしてうつ病の治療だけでは改善しない併存症

の診断,治療についても「女性のうつ病に併存する精神疾患——不安症を中心に」と題して,詳述した.以上の総論および各論を踏まえて,これらの知識を実際の臨床場面で生かすために,最終章に「うつ病の女性患者へのコミュニケーション法」として,具体的な症例も交えながら,コミュニケーション技法を紹介した.

また本書では,精神疾患の診断名について,基本的にはDSM-5の呼称によったが,引用文献を本文ないし図表で紹介する際には,正確を期するため原文のままとした.したがって,DSM-IVやICD-10の病名が混在していることをご容赦願いたい.

このようにして作成された本書が,うつ病で悩む女性患者やその患者と対峙する医師,心理士をはじめとする医療従事者のための必読の書となれば,編著者にとって望外の喜びである.

なお,本書を制作するに当たり,企画の段階から終始お世話になった,メディカル・サイエンス・インターナショナルの藤堂保行氏に感謝したい.

2015年7月

松島 英介

仙波 純一

著者（執筆順）

仙波	純一	さいたま市立病院精神科部長
鈴木	利人	順天堂大学越谷病院メンタルクリニック教授
齊藤	卓弥	北海道大学大学院医学研究科児童思春期精神医学講座特任教授
阿部	隆明	自治医科大学とちぎ子ども医療センター・子どもの心の診療科教授
山田	和男	東京女子医科大学東医療センター精神科教授
松島	英介	東京医科歯科大学大学院医歯学総合研究科心療・緩和医療学分野教授
宮岡	佳子	跡見学園女子大学文学部臨床心理学科教授
赤穂	理絵	がん・感染症センター都立駒込病院神経科部長
馬場	元	順天堂大学大学院医学研究科精神・行動科学准教授
谷井	久志	三重大学大学院医学研究科臨床医学系講座・精神神経科学分野准教授
岩脇	淳	駅前メンタルクリニック院長（宇都宮）

目 次

第 1 章	女性のライフサイクルとうつ病	1
第 2 章	うつ病の性差	29
第 3 章	思春期女子のうつ病	53
第 4 章	成人期のうつ病 ——20〜30歳代女性のうつ病	71
第 5 章	月経前不快気分障害	97
第 6 章	妊娠期うつ病	121
第 7 章	産後うつ病	141
第 8 章	更年期うつ病	161
第 9 章	高齢期うつ病	173
第 10 章	女性のうつ病に併存する精神疾患 ——不安症を中心に	191
第 11 章	うつ病の女性患者へのコミュニケーション法	225
付　録	抗うつ薬リスト	269
索　引		279

注　意

　本書に記載した情報に関しては，正確を期し，一般臨床で広く受け入れられている方法を記載するよう注意を払った．しかしながら，著者ならびに出版社は，本書の情報を用いた結果生じたいかなる不都合に対しても責任を負うものではない．本書の内容の特定な状況への適用に関しての責任は，医師各自のうちにある．

　著者ならびに出版社は，本書に記載した薬物の選択，用量については，出版時の最新の推奨，および臨床状況に基づいていることを確認するよう努力を払っている．しかし，医学は日進月歩で進んでおり，政府の規制は変わり，薬物療法や薬物反応に関する情報は常に変化している．読者は，薬物の使用にあたっては個々の薬物の添付文書を参照し，適応，用量，付加された注意・警告に関する変化を常に確認することを怠ってはならない．これは，推奨された薬物が新しいものであったり，汎用されるものではない場合に，特に重要である．

薬物について
薬物の一般名について，原則として日本で使用されているものはカタカナ表記，日本で使用されていないもの，特殊なものは欧文表記とした．

第1章 女性のライフサイクルとうつ病

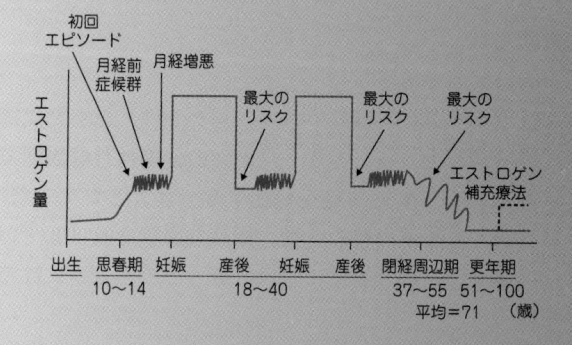

エストロゲン量

初回エピソード
月経前症候群
月経増悪
最大のリスク
最大のリスク
最大のリスク
エストロゲン補充療法

出生　思春期　妊娠　産後　妊娠　産後　閉経周辺期　更年期
　　　10〜14　　　　　18〜40　　　　　37〜55　　51〜100
　　　　　　　　　　　　　　　　　　　　平均=71　　（歳）

はじめに

　多くの精神障害において女性の有病率は男性よりも高い．とくにうつ病/大うつ病性障害を含む気分障害*は，世界的な統計でも女性は男性の約2倍とされている．これは日本でも同様である．また，不安症群/不安障害群も女性の有病率が高く，摂食障害群では大多数は女性である．例外的に，アルコール使用障害や反社会性パーソナリティ障害などは男性に多いことが知られている．
　女性でうつ病や不安症群の有病率が高いことについては，いくつかの要因で説明されている．

● 生物学的要因

　まず生物学的な要因である．
　いわゆる女性ホルモンとよばれるエストロゲンは，思春期以降増加しはじめ，閉経期以降は減少する．エストロゲンの分泌は月経周期で変化するだけでなく，妊娠によっても大きく変動する．エストロゲンだけでなく，プロゲステロンなどもヒトの精神活動へ微妙な影響を及ぼしている．脳内にあるこれらのホルモンの受容体についても，その感受性に性差があることが知られている．

● 心理社会的要因

　一方，心理社会的な要因を指摘することもできる．
　日本だけでなく，女性の地位は男性に比べて低いことが多く，賃金も低い．配偶者からの暴力を受けやすいのは女性である．女性はストレスを静かに受けとめがちな分，抑うつ的になりやすいのかもしれない．女性が精神科を受診しがちなので，見かけの受診率が上昇するという見方もできる．
　いずれにしても，女性にうつ病が多いことは，多彩な要因からなっていることが推測される．

---

* DSM-Ⅳ以前はいわゆる単極性うつ病と双極性障害を合わせて，気分障害というカテゴリーでまとめていた．現在でもICD-10はこのカテゴリーを採用している．ところが，DSM-5ではこの気分障害というカテゴリーはなくなり，それぞれ「抑うつ障害群」と「双極性障害および関連障害群」としてそれぞれのカテゴリーが独立することになった．これは，この両者の障害の病因には類似点よりも相違することが多いのではないかという最近の生物学的な研究によっているのであろう．いずれにせよ，気分障害という用語は今後使用されない可能性があるものの，従来の文献では総称として広く使われていたことから，本章では単極性うつ病と双極性障害を合わせた呼称として気分障害を便宜的に使用することとする．

女性では，これらの生物学的および心理社会的要因が年齢によって大きく異なることが特徴である．したがって，女性のうつ病患者を診断・治療していく際には，ライフサイクルにおけるこれらの要因を考慮に入れておく必要がある．

● **女性のライフサイクル**

うつ病とその周辺領域を含め，女性のうつ病をライフサイクル順に並べていくと，

- 思春期・青年期のうつ病
- 月経前不快気分障害
- 周産期うつ病（妊娠中および産後のうつ病）
- 更年期うつ病
- 高齢期うつ病，などとなる．

本章では総論としてライフサイクルからみた女性のうつ病について論じていく．そのため，細かな診断上の注意点やさまざまな治療上の工夫などにはふれず，続く各論でそれぞれの著者に論じてもらうことにする．

女性のライフサイクルとうつ病

女性の人生はライフサイクルごとに区切ることが可能である．生物学的には女性のライフサイクルは，幼少期，思春期（青年期），性成熟期，更年期，閉経期（老年期）に分けられる．

性成熟期は妊娠可能な年齢を指し，reproductive age（出産年齢）とよばれることもある．このライフサイクルごとにホルモン動態は異なり，とくに妊娠・出産時には大きな変化が伴う[1]（図 1-1）．エストロゲンの変動とうつ病の発症をみると，両者には高い関連性のあることがうかがえる（図 1-2）．

性差の形成　性差は生物学的な特性だけではなく，心理社会的な特性によっても形成される．生物学的な特性は sexuality（性別）とよぶのに対して，心理社会的な特性は gender（性）というように英語では区別されている．

職業と専業主婦　女性では人生の選択肢が男性よりも複雑である．学校を卒業した後，多くの女性は就職するが，その後の人生の選択肢としては，いずれは退職して専業主婦となる，独身でキャリアを積む，あるいは仕事と家庭を両立させる方向をとるなどの道がある．

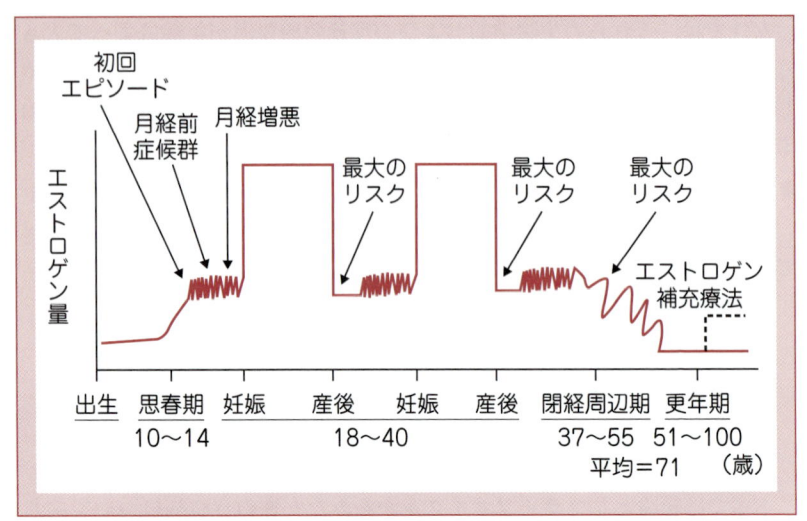

図1-1 女性のライフサイクルを通してのうつ病のリスク
女性のうつ病発症および反復に対する脆弱性を評価するうえで重要な問題を示す．思春期および若年成人期の初回発症，月経前症候群，月経増悪などがこれにあたり，これらは将来の抑うつ病エピソードの発生または先行する抑うつエピソードから十分に回復しないことを予想させる前兆である．抑うつエピソードの初回発生あるいは，もしすでにエピソードを経験している場合の反復に対する脆弱性が特に高い期間として，出産後と閉経周辺期の2つがあげられる．
(仙波純一ほか監訳：ストール 精神薬理学エセンシャルズ，第5版．p.389，メディカル・サイエンス・インターナショナル．2015)

 さらに家庭をもつことになれば出産や育児などの問題が生じてくる．独身でキャリアを積んでいっても，昇進にはみえない障壁があったり，家庭をもたないことによる孤独感に悩む人がいたりする．専業主婦であっても，夫婦関係や家族との関係など，やはり悩むべき問題はいくつも生じてくるであろう(図1-3)．
 うつ病発症のリスク因子 このような心理社会的なストレスの存在下に，生物学的な性ホルモンの変動が重なり合い，うつ病発症のリスク因子となっている．うつ病が男性よりも女性に2倍も多いことはこのように理解されている．しかし，女性のうつ病発症に，心理社会的な要因と生物学的な要因のどちらがどれくらい強い影響を与えているかに関する研究は少ない．
 心理社会的なリスク因子 最近の大規模な双子研究[2]によると，女性の心理社会的なリスクファクターとして，神経質傾向(neuroticism)，離婚，両親からの温かい対応の欠如，社会的な支援，結婚の満足度などがあ

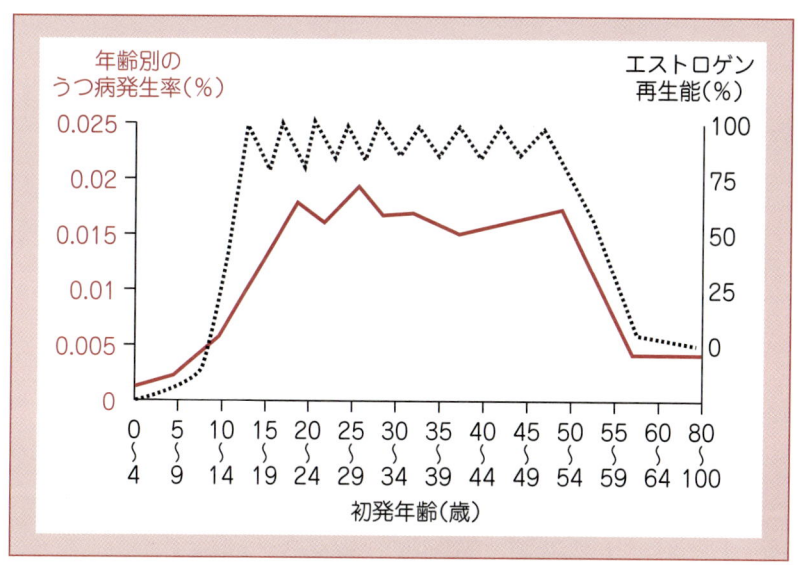

図1-2 女性のライフサイクルを通してのうつ病の発生率
女性のうつ病の発生率は，ライフサイクルを通してのエストロゲン量の変化を反映している．エストロゲン量が増え続ける思春期にあっては，うつ病の発生率も上昇する．しかし，エストロゲン量が減少する閉経後はうつ病の発生率は低下に転じる．このため，思春期前と閉経後の女性におけるうつ病の発生率は男性と同程度であるが，エストロゲン量多く，周期的に変化する出産可能な時期では，うつ病発生率は男性よりも2〜3倍高くなる．
(仙波純一ほか監訳：ストール 精神薬理学エセンシャルズ，第5版．p.390，メディカル・サイエンス・インターナショナル．2015)

げられている．一方，男性では小児期の性的虐待，行為障害，薬物乱用，大うつ病の既往，経済的・職業的・法的にストレスの多い出来事などがあげられている．著者ら[2]は，女性のうつ病は人との関係性維持の問題が大きいとしている．これらの結論は一見すると性差別主義的であるが，治療(とくに精神療法)や予防を考えるうえでは示唆に富んでいる．

女性のうつ病の疫学

　女性のうつ病が男性よりも多いことは，古くは米国のNational Comorbidity Survey(NCS)研究(1990〜1992年)やEpidemiologic Catchment Area(ECA)研究(1980年代)，最近ではNational Comorbidity Survey Replication(NCS-R)研究(2001〜2002年)や，WHOによる大規模な疫学研究

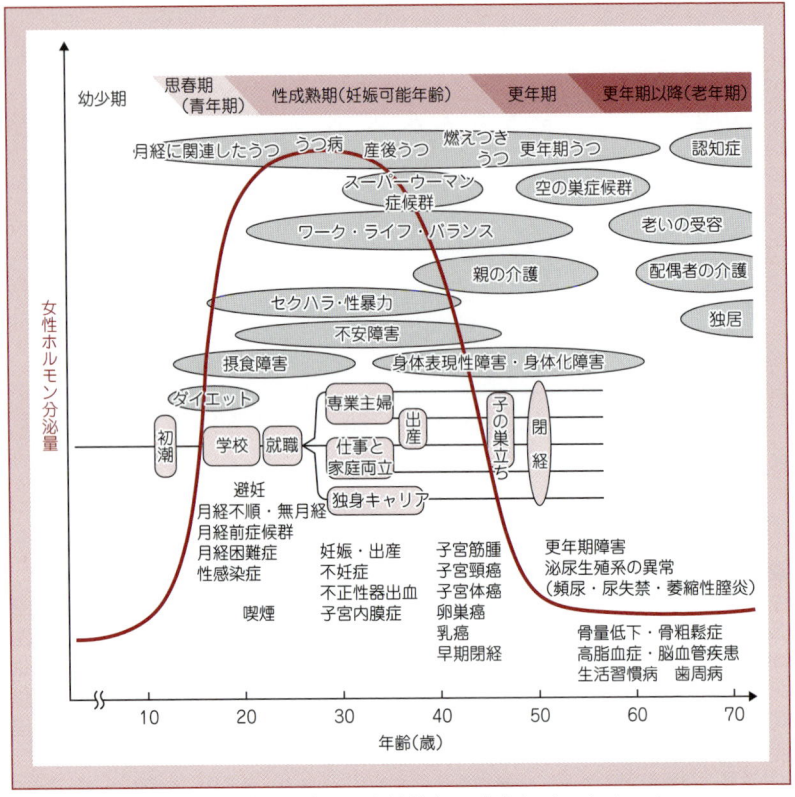

図1-3 ライフステージに関連した女性特有の疾患とメンタルヘルス
(武田裕子:女性のライフステージの理解のために.日本医師会雑誌138:896, 2009)

(2001〜2005年)により再現性をもって示されている.

NCSの研究　NCSでは女性のうつ病生涯有病率として21%(男性は13%)という大きな数字が示されている.年齢ごとに多少の違いがあるものの,平均すると女性のうつ病生涯有病率は男性の約2倍である.

日本の研究　川上らの疫学研究(2002〜2003年)によれば,日本のうつ病生涯有病率は女性で8.3%,男性で4.2%と推定されている(**図1-4**).有病率は欧米よりも低いが,男女比はほぼ同じである.厚生労働省の患者調査からも,病院の受診者からみた女性の気分障害(単極性うつ病と双極性障害の両者を含む)の患者数は男性の2倍であり,海外の調査とほぼ同じ比率である.

女性と男性のうつ病患者数　年齢ごとの女性の患者数をみると,海外と日本では高齢者においてその違いがみられる.日本では,女性の気分障

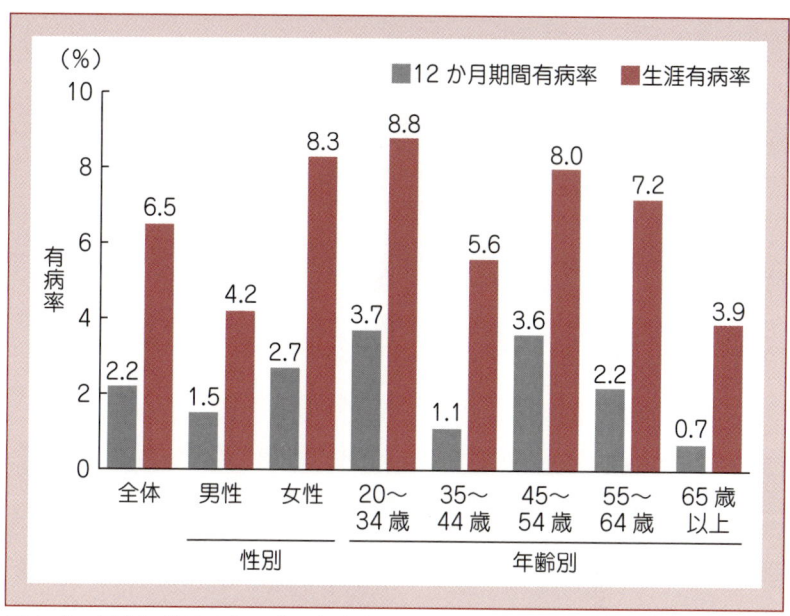

図1-4 日本におけるうつ病の有病率
(川上憲人ほか：平成14年度 厚生労働科学研究特別事業「地域住民における心の健康問題と対策基盤の実態に関する研究」報告書)

害患者数は30〜70歳代まであまり変わらない．高齢女性は同年代の男性よりも多いことを考慮して，年齢別の人口で補正した受療率でみても，やはりその傾向は変わらない(**図1-5**)．

一方，男性では40〜50歳代が患者数のピークであり，高齢になるにつれ減少していく．米国のNCS-R研究では女性・男性どちらも55歳以降うつ病の有病率は減少する．

うつ病受療行動と有病率　しかし，川上らによる疫学調査をみると，欧米と同様に女性のうつ病有病率は減少しているので，医療機関を受診する高齢の女性うつ病患者が多いことは，その受療行動の違いによるのかもしれない．

うつ病と自殺　自殺の原因としてもっとも大きいのがうつ病といわれている．女性の自殺率は男性よりも低く，半数以下である．しかし，女性の自殺率は高齢になるにつれ，わずかに上昇する傾向がある(**図1-6**)．女性に自殺未遂が多く，男性の自殺完遂率が高いことは，日本でも世界でも同じである．

若い世代の自殺の上昇傾向　日本の自殺率の推移をみると，最近の自

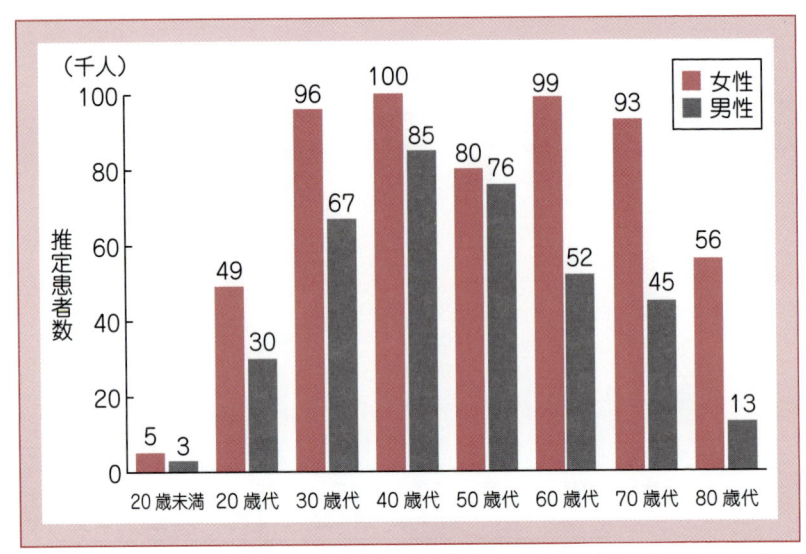

図1-5 気分障害の性別および年齢別推定患者数(厚生労働省, 平成23年患者調査)

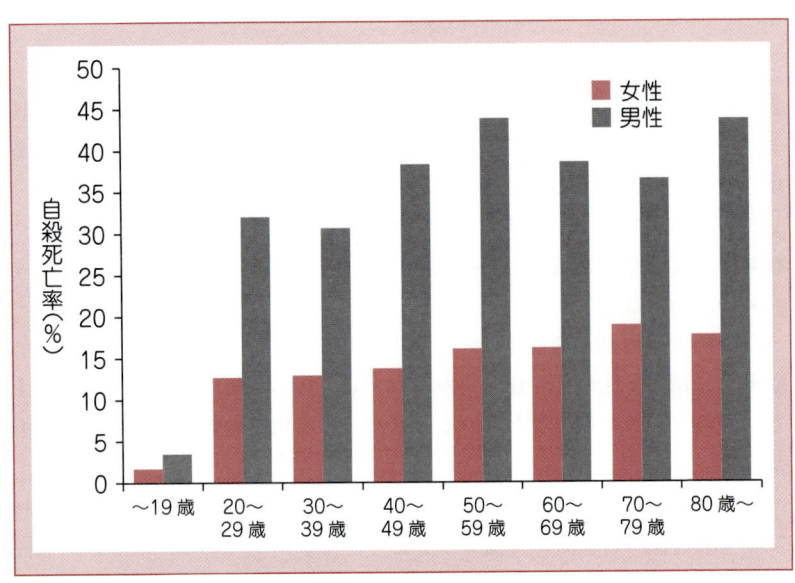

図1-6 年齢階級別の自殺死亡率(平成24年度)

殺率の増加は主として中高齢の男性の自殺率が高くなったことが影響しているのがわかる．女性ではここ40〜50年は横ばいである．しかし，男女いずれも若い世代の自殺率が上昇傾向にあることは，今後のこの世代の加齢について考えると，憂慮すべきことである．若年女性のうつ病を早期に治療することが今後求められてくるであろう．

女性と男性のうつ病の症状の差

　1995年に欧州諸国で行われたDEPRES研究[3]では，男女合わせて80,000人の対象者がインタビューを受け，このなかから2,000人あまりのうつ病患者が抽出された．この研究からは，症状自体の性差は少ないものの，男性が女性よりも訴える症状が少なく，そのことが女性にうつ病が多く診断される原因であろうと推測された．

　うつ病への対処行動の差　　また，男性は対処行動として，スポーツ活動やアルコール消費を増やそうとし，女性では情動の解放や宗教への指向性が高くなることが指摘されている．女性はうつ病の影響を睡眠の質や健康状態にあると感じ，男性では仕事の能力にあると感じている，という．

　これ以外の研究を含めて総合する[4]と，女性にとくに多いうつ病の症状はみられないようである．つまり系統的に症状を調べていくと，うつ病全体としては男女で症状が異なるということはない．

　うつ病を常に考えた診断　　しかし，女性では医療者に訴える症状（主訴）は，より身体面や自律神経症状面に多くなるのではないかと推測される．つまり診断に当たってうつ病を念頭におかないと，女性ではしばしばいわゆる不定愁訴や身体化障害とみなして誤診してしまうことになるかもしれない．

　しかし，いくつかのうつ病の亜型ないし特殊型では，有病率に性差が関与していることが明らかになっているものがある．非定型うつ病といわれるうつ病の亜型（DSM-5では「非定型の特徴」という特定用語が使われる）では，女性が男性よりも多い．非定型の特徴とは，気分の反応性（好ましい出来事があると気分が少しよくなる），過眠，過食，体の鉛のような重さ，他人からの拒絶に対する過敏性などを指している．

　不安うつ病　　また，不安の高いうつ病の亜型は不安うつ病（anxious depression）とよばれ，一般的なうつ病と比べて治療抵抗性であるといわれている．DSM-5では「不安性の苦痛を伴う」という特定用語を使ってい

る．ハミルトン（Hamilton）うつ病評価尺度の不安・身体化スコアが7点以上であることを不安うつ病の条件とすれば，STAR*D研究では女性で，とくに結婚歴のある女性が未婚女性よりも有病率が高かったという報告がある．

うつ病に対する治療効果　薬物や精神療法の治療効果に性差はあるのだろうか．現在までのところ，STAR*Dなどの大規模な試験をみても，抗うつ薬による効果には男女の別はないようである．また，認知行動療法（cognitive behavior therapy：CBT）についても，産後うつ病の女性を除いて，男女に効果の差はないというメタアナリシスがある[5]．

児童・思春期のうつ病

旧来の精神医学では子どものうつ病はごくまれとされていた．しかし近年，子どもでもうつ病は発症するという意見が優勢になってきている．

10歳以降に増加　米国のNCS-R研究によれば，年齢ごとのうつ病発症率をみると，うつ病は10歳以降に急速に増加し，45歳以降は漸減してくことがわかる．日本でも，傳田らの調査[6]によると小学生の1.6%，中学生の4.6%がうつ病に罹患していると推定されている．これは欧米での調査による子どものうつ病の有病率とほぼ同じである．

男女差は同じ　米国の疫学調査では，思春期以前のうつ病の発症率は男女で同じであるが，思春期以降では，女性に多くなることが明らかにされている．米国の疫学調査によると，初潮が早いほどうつ病発症のリスクも高くなるという[7]．

以上の事実は，少なくとも女性のうつ病では性ホルモンの変動が関係していることを示唆している．子どもであっても，基本的なうつ病の症状は大人と同じである．しかし，イライラ感，身体的主訴，引きこもり（不登校）は子どもに多い．子どもは抑うつ気分を表現することが難しく，このような行動で表現すると理解されている．子どものうつ病は多くは1，2年で寛解するが，その後，大人になってからのうつ病発症のリスクファクターになるといわれている．

気分の変動　思春期の気分の変動はよくみられるが一時的で，その振幅も正常域のことが多い．このような気分の変動は，思春期における女性ホルモンの増大と結びつけられて，記述されることが多い．しかし，この時期にはさまざまな心理社会的な要因も関連する．

児童・思春期独特な悩み　たとえば，この時期は性的な成熟への開始や自己同一性をめぐる悩みなどが出現し，しばしば親と衝突する．また，学校では一定の学業成績を得ることが求められ，スポーツや習い事などの分野でも同じである．したがって，一時的な抑うつ症状は必ずしもうつ病とはいえないが，なかにはうつ病へと発展するリスクもある，と考えられる．

月経関連のうつ病

月経前症候群

　月経前症候群(premenstrual syndrome：PMS*)は主として婦人科領域で扱われる状態で，月経前3～10日の黄体期に出現する何らかの精神的あるいは身体的な症状であり，月経開始とともに軽快し，消失するものをいう．

　頻度　全女性の50～80％といわれ，治療を希望するあるいはそれが必要となるのは3～7％くらいと推測されている．したがって，この段階で精神科医へ紹介されることはまれであろう．

　原因　黄体期後期におけるエストロゲンとプロゲステロンの急激な低下が脳内のホルモンや神経伝達物質の障害を引き起こしていると考えられている(**図1-7**)．これに，おそらく心理社会的な影響が加わっているのであろう．

　具体的な症状　精神神経症状としていらだち，易怒感，眠気，抑うつ感などが，身体的症状として乳房膨満感，腰痛，頭痛，頭重感などが多い．自律神経症状としてのぼせ，食欲不振・過食，めまい，倦怠感などを訴えることもある．日本におけるPMSの実態調査[8]によれば，PMSの症状は年齢・出産・就労によって症状や頻度に差異があるとされる．

　PMSの治療　それぞれの身体的な不調に対する症状を標的とした対症療法は適切ではない．重症例では下記の月経前不快気分障害に準じた選択的セロトニン再取り込み阻害薬(selective serotonin reuptake inhibitor：SSRI)などの抗うつ薬なども使われるであろう．しかし，一般的には

---

*PMSを日本では，しばしば月経前緊張症(premenstrual tension)とよぶことがあるが，これは古い呼称で海外では使用されていない．

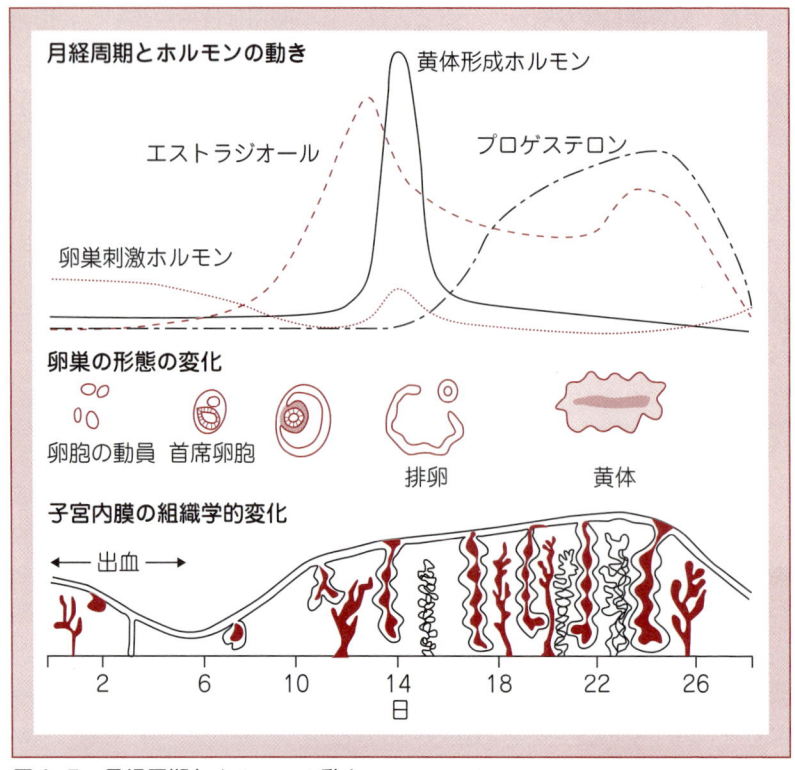

図 1-7 月経周期とホルモンの動き
(Ben Greenstein ほか著, 高野幸路監訳：一目でわかる内分泌学. 第 2 版, 48, メディカル・サイエンス・インターナショナル, 2008)

むくみに対して利尿薬，痛みに対して非ステロイド性抗炎症薬，不安が強ければ抗不安薬などが産婦人科医から投与されている．排卵自体を抑制すれば理論的には PMS は消失するはずなので，低用量ピルなども投与されることがある．

セルフケア力を高める　自覚する症状が PMS によるものであり，月経周期と関連していること，生活上のストレスなどで悪化することなどを患者自身にも理解してもらい，気晴らしや運動などでセルフケア力を高める工夫をしてもらう．日本では漢方薬を好む医師も多いようである．

月経前不快気分障害

月経前不快気分障害(premenstrual dysphoric disorder：PMDD)とは，月経周期の最終週に始まり，月経開始後 1, 2 日で軽快する周期性の身体

症状や気分症状をいう．前記の月経前症候群(PMS)の主として精神面における重症型とみなすことができる．月経前に身体・気分症状を経験する女性の5%はこのPMDDの診断基準を満たすという．リスファクターとしては，産後うつ病や経口避妊薬などによって気分変調をきたした経験のある女性や，うつ病の既往歴，あるいはPMDDの家族歴などがあげられている．

PMDDの診断基準　DSM-5に提示されている．前版のDSM-Ⅳでは，PMDDは今後の研究のための基準案として暫定的な診断基準にとどめられていた．しかし，今回のDSM-5では正式な診断名として採用され，「抑うつ障害群」のカテゴリーのなかにうつ病と並んで含まれている．

中核となる4症状　ここでは，PMDDは「抑うつ気分，不安・緊張，感情の不安定性，怒り・いらだたしさの4症状が中核をなし，食行動の変化や睡眠障害などの特徴的な症状が月経前に出現することで，社会活動や人間関係を障害する状態」と定義されている．抑うつ気分は典型的なうつ病の症状とは異なり，過食や睡眠過多などの非定型の特徴を伴うことが多い．

PMDDの治療　非薬物療法と薬物療法に分けて行われる．当然その両者を併用することもありうる．また，治療する前に患者に対してPMDDについてきちんとした説明が必要である．場合によっては配偶者などの家族にも病気の性質を説明し，協力を依頼することもあろう．月経前1週間に症状が出現するので，生活のスケジュールを調整し，この期間にストレスの多い仕事などを避けることが賢明である．アルコールやカフェイン，タバコなどの嗜好品は，おおむねよい影響を及ぼさないことが知られている．適度の運動やリラクセーションなどもセルフケアとして有効である．

認知行動療法　欧米の文献によれば認知行動療法も有効とされているが，日本では行える施設は限られている．関連の図書などによる自習や，今後はインターネットや電話などによる認知行動療法なども一般的になる可能性がある．

選択的セロトニン再取り込み阻害薬(SSRI)　薬物療法としては，本阻害薬を中心とした抗うつ薬が用いられる．月経周期と関係なく継続して服用することもあれば，月経前のみ短期的に服用することもある．どちらの方法がよいかについては一致した意見はない．それぞれの効果と副作用のバランスを考慮して患者に試みられることになる．日本の実情にあった薬物療法のガイドラインが山田らによって発表されている．これによれば，

第一選択としてはSSRIの間欠投与となっている．これが無効の場合，逐次，第二選択以降の治療法が提示されている[9]．

プロゲステロン，エストロゲン　PMDDの内分泌学的な原因の1つとして，月経後期のプロゲステロンの低下が考えられている．そのため，プロゲステロン作用をもつホルモン製剤などの使用があり，婦人科領域ではこの方法が一般的のようである．プロゲステロンの低下とエストロゲン過剰が，脳内のγアミノ酪酸（γ-aminobutyric acid：GABA）受容体やセロトニン系に作用を及ぼし，気分の変調やさまざまな身体的不調をもたらしているという仮説がある．

利尿薬やビタミン剤，その他　対症療法として，利尿薬やビタミン剤なども用いられる．日本では，漢方薬も漢方に詳しい医師によって処方されることがある．

うつ病の月経前悪化

月経前に症状が悪化する疾患には，月経困難症，片頭痛，気管支喘息，アレルギー，甲状腺機能異常などが知られている．不安症群やうつ病も月経前に症状が悪化することが報告されており，境界性パーソナリティ障害も月経前に悪化し，うつ病との鑑別が必要になることがある．うつ病に罹患していて，月経前に悪化する場合には，これをうつ病の月経前悪化〔premenstrual exacerbation of depression（depressive disorder）：PMED，PMEDD〕とよぶ．月経開始後に症状は軽快するものの，症状は消失しないことが条件となっている．

64％の女性がPMED　閉経期前で経口避妊薬を服用していない女性では，PMEDを訴えるのは64％であるという．PMEDの女性は，身体疾患を多くもち，不安が強く，うつ病エピソードが長く，再発しやすいという[10]．しかし，抗うつ薬を含む治療に対する反応性とPMEDの有無との関係については否定的である．

周産期うつ病

DSM-5では，DSM-IVまで掲載されていたうつ病の産後発症を特定する用語は廃止され，したがって妊娠中から出産後4週までに発症した場合は，「周産期発症」という特定用語が採用されている．

周産期発症　これは，たとえ産後発症のうつ病であったとしても，そ

の50％は出産前からうつ病の徴候がみられることが多く，治療上もこのような徴候を重視すべきであるということから，あえて産後と特定する用語が省かれたとのことである．しかし，本章では従前の分類に倣い，周産期うつ病を妊娠中のうつ病と産後のうつ病に分けて述べていく．

妊娠中のうつ病

発症率は非妊娠中と同じか，やや高い　以前は妊娠中は女性がもっとも精神的に安定している時期であり，統合失調症やうつ病の発症率は低いと考えられていた．しかしこれは，ある意味で根拠のない神話であり，実際の疫学研究からは精神障害の発症率は，非妊娠中の女性とほぼ同様か，あるいはやや高い程度ではないかといわれている[11]．

しかし，女性の精神障害は思春期以降から40歳中ころにもっとも発症しやすく，この時期はちょうど女性の出産時期に重なるのである．

妊娠中のうつ病の発症時期　妊娠初期が多いとされている．北村らは妊娠中のうつ病の発症関連要因として，産科的要因では初回出産，人工妊娠中絶の既往を，一方，心理社会的要因では望まない妊娠，夫との親密度の低さをあげている．しかし，妊娠中のうつ病によって早産や授乳の遅れなどが生じるものの，その程度はわずかであるという[12]．

母親としての役割　近年の出産年齢の高齢化に伴い，育児のための経済的な負担の増加や，自身の就業継続（産休や産休明け）や仕事と育児の両立などと葛藤する状況がみられる．母親という役割の変化も加わり，妊娠・出産は女性にとってさまざまな心理社会的ストレスが負荷されてくる状況である．

必要になる精神医学的な介入　このような状況下で，女性が過度の不安や抑うつなどの症状を示し，さらにこれらの症状が育児や家事などの生活機能を強く障害するときに，不安症群やうつ病と診断され，精神医学的介入が必要となる．

うつ病に罹患しているときの対応　もっとも，すでにうつ病として治療中に妊娠することもあれば，うつ病は寛解中で維持療法を続けているときに妊娠するということもある．うつ病の既往があり，妊娠中に再発することもまれではない．このように妊娠中のうつ病発症は，さまざまな場合が想定され，それぞれに細やかな対応が求められる．

妊産婦のうつ病の一般的な治療原則　妊産婦のうつ病の一般的な治療原則をあげておく．可能であれば計画的な妊娠が望ましいことはいうまでもない．すでにうつ病を発症して治療中であれば，胎児に対してより安全

性の高い薬物に変更しておくこともできる．

家族の協力は欠かせない　薬物療法は，目標を妊娠の継続，母児の安全に置くことになる．症状をコントロールしようとしすぎると，治療は複雑化してしまうことがある．可能であれば薬物療法の前に，精神療法や心理社会的療法などを試みて症状の軽減を図りたいところである．いずれにしても，このような治療計画については患者本人，夫(パートナー)，産科医，場合によっては出産後支援することになるはずの家族などとの綿密な相談が必要である．実際に十分な睡眠の確保などは家族の協力なしには難しい．

認知行動療法　妊娠中のうつ病の治療に対しては，非薬物療法と薬物療法の両者を産科との緊密な連携のもとに，適切に併用して行うべきである．

非薬物療法ではうつ病についての説明(病気の性質や対処法など)のもとに，認知行動療法が有効であることは明確なエビデンスがある．

薬物療法　母体と胎児へのリスクを評価し，適応や薬物の選択に対して慎重な検討が必要である．可能であれば妊娠初期(12週)までの薬物療法の中止や減量が理想的であるが，実際には困難かもしれない．しかし，妊娠のごく初期(受精から2週間まで)は受精卵が未熟で，器官形成前の細胞分裂だけの時期であるため，胎児への影響はない．

重症のうつ病　著しい焦燥，強い自殺念慮，明らかな精神病性の特徴(幻覚や妄想)などを伴う重症のうつ病に対しては，設備の整った病院での修正型電気けいれん療法も適応である．

妊娠以前からうつ病を罹患している場合，しばしば患者は薬物を急激に中止してしまうことがある．これは再発あるいは症状の増悪をきたす可能性があり，今後の妊娠継続に対して大きなリスクを与えてしまうこともある．妊娠中のうつ病を治療しないことによるリスクとして，胎児の発育不全や未熟児，出生体重の低下や出産後の合併症などがあげられる．いずれもそのリスクはそれほど大きくはない．治療した場合としなかった場合を比較した臨床試験は当然行われていない．

薬物使用による胎児への影響　妊娠中の薬物使用については，胎児への薬物曝露がもっとも問題となる．日本では添付文書で「治療上の有益性が危険性を上回ると判断される場合にのみ投与すること(妊娠中の投与に関する安全性は確立していない)」という記載が多く，この記載に習えば，妊娠中に抗うつ薬などの投与は避けるべきことになる．ほとんどの薬物は量の多少を問わず胎児に移行するため，このような画一的な記述になって

いるのであろう．

　しかし，薬物の胎児に対するリスクの根拠としては，①動物実験レベルのもの，②安全と判断するだけの研究や報告のないもの，③何らかの影響を示唆する疫学研究があるもの，④明らかな胎児奇形発症のエビデンスのあるもの，などの諸段階がある．

　薬物療法の安全性と有用性　　薬物を使用するかどうかについては，その安全性と有用性のバランスを考慮した高度に臨床的な判断が必要である．薬物療法に代わる治療的介入法があるかどうかも問題であろう．したがって，向精神薬の服用は胎児に悪影響を与えると画一的に判断し，服用中の薬物を急激に中止したり，投与開始を必要以上に恐れたりすることは合理的でない．

　薬物療法中断の功罪　　妊婦が薬物治療を中断すると，精神症状は増悪する可能性が高い．最悪の場合，妊娠を継続することが困難になることもある．それほどまでに至らなくとも，症状増悪によるストレスの負荷自体が，妊婦や胎児へ好ましくない影響を与える．たとえ出産したとしても，その後の適切な育児が困難になるかもしれない．

　このような情報を患者やその家族に提示して，ともに考えていく姿勢が求められる．そのための資料を常に常備しておきたい[13]．

　抗うつ薬や抗不安薬について少し詳しくみる　　炭酸リチウム(lithium carbonate)やバルプロ酸ナトリウム(sodium valproate)，カルバマゼピン(carbamazepine)などはリスクのほうがベネフィット(利益)を上回る可能性が高いとされている．しかし，一般的には抗うつ薬や抗不安薬は妊娠中に投与禁忌とまではいえず，多くの場合，リスクよりは治療的な利益が上回るというのが現在のコンセンサスである．最近のメタアナリシスを参照しても，「抗うつ薬の曝露は妊娠・出産に対して，統計的には有意の影響を与えるとしてもその程度はわずかであり，未治療によるうつ病への影響とのバランスで臨床的な判断をすべきである」とされている．抗うつ薬，とくに選択的セロトニン再取り込み阻害薬(SSRI)などの薬物を母親が服用していた場合，分娩によって新生児に急速な薬物濃度の減少に伴う離脱症状が生じることがある．

　出産による児の薬物離脱症状　　ベンゾジアゼピン系薬物の離脱症状は，筋緊張低下児症候群(floppy infant syndrome)などとしてよく知られている．SSRIでは離脱による新生児離脱症候群(postnatal withdrawal syndrome)や，妊娠後期のSSRI服用による新生児遷延性肺高血圧症(persistent pulmonary hypertension of the newborn：PPHN)の発症増加が報

告されている．しかし，その増加率はわずかであり，事前に周産期の管理ができる体制があれば大きな問題とはならない．

マタニティブルーズ

　出産後 1 週間以内（2 ～ 4 日が多い）に始まる一過性の気分変調で，おおむね 2 週間以内に軽快するものをマタニティブルーズ（maternity blues）という．典型的には，理由のない涙もろさ，気分の易変性，イライラ，不安などの症状が出現する．初産婦の 85％が経験するとされるので，このような症状はよくみられるものであることを，本人や家族に対して説明しておく必要がある．

　出産後のホルモン動態の変化　　マタニティブルーズ自体は特別な治療の対象とならない．おそらく出産後のホルモン動態の変化が関係しているのであろう．そのため，うつ病の月経前悪化（PMED）の既往のある患者では発症リスクが高くなる．また，うつ病発症の初期症状と鑑別することは事実上困難であり，うつ病の既往のある場合には慎重な観察が必要となる．産後うつ病に移行するのは 5％程度とされる．

産後うつ病

　産後発症の精神障害としては，いわゆる産後うつ病（産後発症のうつ病）がもっとも話題となる．周産期発症のうつ病では精神病症状を伴うこともあり，この場合はしばしば嬰児殺につながることがあるため警戒が必要である．

　再発頻度とリスク　　精神病症状を伴う産後の気分障害（うつ病や躁病）は 500 ～ 1,000 回の出産に 1 人の割合で生じる．過去に同様の症状を示したことがある場合は，再発のリスクは 30 ～ 50％と高い．産後うつ病は産後 1 か月以内，おおむね 2 ～ 4 週間後に発症する．産後のうつ病の発症率は 5 ～ 10％くらいとされ，一般女性の罹患率とほぼ同等である．つまり，出産後に特別にうつ病の発症率が高まるわけではない．

　発症リスク因子　　年齢や産科的合併症，母乳哺育の有無などは必ずしもリスクファクターとはならないとされる．いずれにしても発症には多様な心理社会的な要因が関係している．このうちのいくつかのリスクファクターは事前の発症予測にも有用であろう．

　母親への配慮が重要　　産後うつ病はしばしば周囲から見逃されやすい．家族の注意は出生児の方に向かいがちであり，出産というおめでたい状況では患者は自分の抑うつ感情を表出しづらい．うつ病の症状を訴えて

も，「単なる育児疲れや育児不安」と見なされてしまう恐れがある．産後にうつ病に罹患することによって，子どもに対する愛着感情が低下したり，さらには児童虐待に至るリスクも増加したりする．

乳児への影響　産後うつ病は母親の問題にとどまらない．母親がうつ病であることは，乳児の情緒的・認知行動的発達に影響を及ぼすことが知られている．産後うつ病の正確な診断と治療が必要とされる所以である．産後うつ病の症状としては，通常のうつ病と比較して特別のものはない．乳児に対する愛着のなさや，育児能力への不安，乳児への過度な自責感などが表出されるのが特徴である．

家族の支援・福祉サービス・心理的援助　産後うつ病の治療には夫（パートナー）を含む家族の支援が必須である．これらの支援や，場合によっては福祉サービスなどの応援のもとに，医学的な治療を行う．助産師などによる心理的援助も発症の予防にある程度有効であるという．産後に母親が強い抑うつ感情を抱いたとしても，このような援助などがあれば，そのままで精神科を直接受診する可能性は高くないであろう．

エジンバラ産後うつ病自己評価票　日本ではスクリーニングとしてエジンバラ産後うつ病自己評価票(Edinburgh Postnatal Depression Scale：EPDS)が広く使われている．高い診断妥当性をもち，助産師や保健師だけでなく，精神科医以外のプライマリーケア医でも容易に使用できるツールである．ただし，これはあくまでスクリーニング・ツールであり，この点数から直接にうつ病の診断はできないことに留意しなければならない．

認知行動療法と抗うつ薬　産後うつ病の治療としては，通常のうつ病の治療と同様，認知行動療法や支持的な精神療法と，抗うつ薬を中心とした薬物療法がある．軽症～中等症では認知行動療法がよい適応であるが，中等症以上では抗うつ薬の適応である．重症例では入院して電気けいれん療法も選択肢となる．薬物療法では下記のように授乳の問題が生じてくる．

抗うつ薬治療中の授乳　妊娠中の薬物療法と同じ問題が生じてくる．ほとんどの向精神薬は母乳に量の多少はあれ移行する．人工栄養という代替方法もあることから，実際の臨床場面では断乳を勧められる場合も多いようである．

母乳栄養の有用性　しかし，母子精神保健の面からみれば母乳栄養の有用性は疑いのないところである．妊娠中あるいは授乳中の服薬とその後の乳児の発達については，多くの疫学研究がある．研究上の限界からほとんどは症例対照研究であり，前向の研究は少なく，エビデンスとしては確定的ではない．

臨床家に求められる冷静な判断　臨床家としては，ここでも画一的な判断は控え，リスクと治療上の有益性の冷静な判断が求められるところである．添付文書によく見られる「ヒト母乳中へ移行することが報告されているので，授乳中の婦人には投与を避けることが望ましいが，やむをえず投与する場合は授乳を避けさせること」，というステレオタイプな記述は現実的ではない．

周産期の双極性障害

　周産期にうつ病が発症したと診断されたとしても，これがすべて単極性うつ病であるとは限らない．過去に躁病を思わせるエピソードがあれば，双極性うつ病である可能性が高い．双極性障害の患者が周産期に再発・再燃するときには，躁病となることは少なく，うつ病や混合性エピソードを示すことが多いという．ごくまれと考えられるが，初発のエピソードがうつ病である双極性障害かもしれない．もし双極性障害であれば，単極性うつ病とは異なった治療法となる．

綿密な病歴聴取　したがって，妊娠中のうつ病であっても双極性障害の診断を常に留保しておくべきである．双極性うつ病と単極性うつ病を症状から鑑別することは事実上困難である．あえていえば，頻回のうつ病，高揚性のパーソナリティ，若年からの発症，双極性障害の家族歴などの特徴があれば双極性障害の可能性が高い．

　いずれにしても，綿密な病歴聴取が鑑別にはもっとも有効である．そのためには家族からの情報収集が必須である．

産後（産褥）精神病

　産後の精神障害には，まれではあるが出産後に比較的急速に幻覚・妄想を伴う錯乱状態を示す産後精神病（産褥精神病）もある．

　産後精神病はその後の経過をみた研究などからは，統合失調症よりも双極性障害への類似性が指摘されている．産後精神病の発症は，家庭生活や乳児の発達に好ましくない影響を与えるために，早期の診断と適切な治療が必要である．

更年期のうつ病

更年期と閉経期

　閉経期は月経が恒常的に停止する時点である．日本では平均50.5歳とされている．しかし個人差が大きく，通常40歳代前半から50歳代後半くらいの間に閉経を経験する．

　閉経前期とは，閉経前5〜7年から，規則的な月経周期と卵巣機能の完全な停止までの期間をいう．更年期は厳密な医学用語ではないが，一般に閉経年齢前後の約10年間，卵巣機能が低下していく時期を示している．

　女性の人生の1/3を占める閉経期　日本の女性の平均寿命が現在86.61歳であることを考えると，閉経期以降の期間は女性の人生の1/3を占めることになる．日本の女性の平均寿命が第二次世界大戦後急速に延長したこともあって，閉経後の寿命が延びてきている．したがって，この時期に身体や精神機能の変化を訴える女性と遭遇する臨床場面での機会が多くなってきている．

　ホルモン分泌の変化　閉経期の前から卵巣機能と受精能力は低下していくが，この閉経前期では症状として自覚されることは乏しい．閉経期が近づくと月経周期は延長し，やがて停止する．内分泌的な変化としては卵巣からのエストロゲン分泌が減少し，黄体形成ホルモン（luteinizing hormone：LH）と卵胞刺激ホルモン（follicle-stimulating hormone：FSH）の分泌量が上昇する．

　更年期障害とは　日本特有の疾患概念で，閉経期前後のエストロゲン減少によると考えられるいくつかの身体症状を指している．明確な診断基準はなく，エストロゲンの減少は必ずしも診断の根拠にはならない．

- 火照りやのぼせ：もっとも多い症状はhot flush（顔面紅潮）とよばれる火照りやのぼせ（血管運動症状）である．顔面，上肢，体の中に突然生じる熱感で1〜5分程度持続する．
- 発汗やパニック発作様の症状：発汗とその後の冷感，全身の倦怠感などもよく訴えられる．しばしば発作的な息苦しさ，めまい，動悸などのパニック発作様の症状がみられることもある．
- 明らかな身体症状：明らかな身体症状として萎縮性腟炎，尿道炎などの泌尿器科系・産婦人科系の疾患がみられることもある．

長期のエストロゲン減少が，さらに骨粗鬆症や心血管障害のリスクを高めることはよく知られている．

更年期障害とうつ病との鑑別　容易ではない．産婦人科と精神科では異なった診断体系を用いるので，同じ病態を産婦人科では更年期障害とよび，精神科ではうつ病とよぶこともありうる．

産婦人科での治療　女性ホルモン量の低下を重視し，ホルモン補充療法や血管運動症状に対するSSRI投与などを行う．

精神科での治療　抑うつなどの精神症状を重視して，抗うつ薬や抗不安薬による薬物療法や精神療法を行うことが多いかもしれない．

したがって，患者が最初にどちらを受診するかによって，第一選択の治療法が異なる可能性がある．どちらの科でも第一選択の治療法が有効であれば問題はない．しかし，治療効果が不十分な場合には，両者が臨床的な智恵を出し合って，協力して治療していくのが理想であろう．

閉経期前後の気分変化

閉経期に，とくにうつ病が発症しやすいという疫学研究はない．しかし，重症の更年期障害を示す女性には抑うつ症状がみられやすいとされる．ピルによる気分変化，うつ病の月経前悪化(PMED)，うつ病などの既往があると，うつ病発症のリスクは上昇する．

家庭環境の因子　誘因として，しばしばエストロゲンの減少が提唱されているが，実際にはこの時期はさまざまな人生上のストレスの多い時期でもある．たとえば夫との離婚・死別・別居，親との死別，子どもの独立などである．健康上の問題や経済問題などの社会ストレスも生じやすい．しかし，研究によれば親との死別や子どもの独立などはうつ病発症のリスクではない，という．むしろ夫との関係性の問題が重要であるという宮岡[16]の指摘がある．

日本では後山ら[17]が更年期のうつ病における家庭環境の因子(配偶者との対人関係や高齢肉親の介護にかかわる葛藤)の重要性を指摘している(表1-1)．

更年期のうつ病の概念　更年期うつ病はDSM-Ⅲ以降の操作的な診断基準では特記されることはなく，更年期うつ病としての症状の特徴性は否定されているようにみえる．日本の伝統的な疾病概念として，かつて退行期うつ病(Involutionsmelancholie)とよばれる病態が，単なるうつ病とは区別して論じられていた．

退行期うつ病とは，40歳以降の多くの女性にみられる精神病症状や不

表1-1 女性更年期うつ病の特徴的および典型的状況

精神行動	・献立が決まらないため，買い物に出かけられない ・家事ができないことで自分を責め，家人からも責められる
身体行動	・家族よりも早く起床できなくなる ・午前中にいつもしていた掃除や洗濯ができない ・人に会いたくないので外出を控えるようになる
特異的事項	・料理の味付けができなくなる ・化粧がいいかげんになり，服装がちぐはぐな感じになる
思考方向	・家事の切り盛りには「べき思考」で臨むため，家事は自分の専業事であると責任を感じている ・家事ができなくなると，罪業感をいだき，自らを卑下する ・家人からの叱責と家事不履行の指摘に罪業妄想をいだいて頑張り続ける
受療行動	・更年期障害と自己診断し，慢性化，重症化するまで受診しない ・受診しても「更年期障害」の診断のもと HRT，あるいは抗不安薬のみで長期治療されている

HRT：ホルモン補充療法
(後山尚久：クリニカルカンファレンス10 女性のライフステージにおける心のケア．3) 更年期のうつ．日本産科婦人科学会雑誌 61：N406～409, 2009)

安症状などを伴う激越なうつ病を指していた．しかし，その後この病態が更年期に特異的であるというエビデンスは得られなかったようである．そのためこの概念は DSM では採用されず，精神病症状を伴ううつ病に含まれることになった．

ホルモン補充療法　更年期うつ病の治療では，精神医学的な治療と並んでホルモン補充療法(hormone replacement therapy：HRT)など婦人科的な治療的介入も有効である．しかもホルモン補充療法は更年期障害の治療法として行われてきたという長い歴史がある．しかし，2003年発表の米国での研究(Women's Health Initiative：WHI)で，ホルモン補充療法には心血管障害のリスクを高めることが指摘されてから，日本でも一時ホルモン補充療法が控えられた時期があった．

最近，より有害作用の少ないホルモン補充療法も行われるようになってきている．少なくとも乳癌に対しては5年未満のホルモン補充療法ではリスクの上昇がないとされている．閉経期うつ病がホルモン補充療法単独で改善するか否かについては，エストロゲン主体によるホルモン補充療法により，ある程度の有効性がメタアナリシス[14]で示されているものの，議論

の多いところである．

　日本産科婦人科学会では『ホルモン補充療法ガイドライン2012』を作成し，適切なホルモン補充療法の施行を目指している．

高齢期のうつ病

　高齢者のうつ病に対しては，実証的とはいえない言説があるようである．たとえば，高齢者のうつ病の有病率についても，「年齢を重ねて精神的に安定している老年期にはうつ病が少ない」とか，逆に「高齢になると体力や気力が衰え，親しい人や家族との死別などがストレスとなり，うつ病が増える」といった対立した言説がある．

　また，高齢者のうつ病の症状には，身体症状を訴えやすいとか，焦燥が目立つなどの意見がある一方，高齢者に特異なうつ病の症状はないという研究もある．今後の実証的な研究が望まれるところである．

　身近な人の死亡などの喪失体験　高齢者では親しい人や家族などの死亡，子どもの独立，慣れ親しんだ土地からの引っ越しなどの喪失体験が多くなる．また，老化によって身体機能も低下し，記憶や注意力などの知的機能も低下していく．男性では定年退職による社会的な機能の喪失，女性では配偶者の死亡などによって孤独を感じる機会も増えるであろう．

　取り巻く環境の激変　これらの体験や環境はうつ病発症に対して促進的に働くかもしれない．これらの推測が実際に正しいか否かはともかく，高齢者のうつ病を理解して治療するに当たっては，見逃すことのできない事柄であろう．とくに女性は男性よりも長寿であることから，病気になった配偶者の介護や，さらには配偶者に先立たれる可能性は高い．

　うつ病のリスク因子　疫学的に明らかな高齢者のうつ病のリスクファクターとしてあげられているのは，うつ病の既往，配偶者との死別・離婚，女性であること，などである．

　いわゆる仮性認知症　高齢者のうつ病の特徴として，多彩な身体愁訴が前景となり，抑うつ気分などは逆に目立たないとされる．一部の患者では，物忘れ，集中力や意欲の低下，心気的な傾向が強くなり，物忘れなどが強く訴えられると，いわゆる「仮性認知症」とよばれる状態になる．うつ病と認知症は一般の人々では区別しにくく，認知症外来を受診する人たちの2割程度はうつ病が混入しているとされる．このようなうつ病の症状は軽度であれば，高齢者で広く認められるために，しばしば周囲の人たちは「年のせい」にして，うつ病を見逃してしまいがちである．

　身体疾患とうつ病　また，実際に身体疾患に罹患している可能性も否

定できず，これらの疾患による症状と，うつ病の身体症状を区別するのは容易でないことが多い．うつ病性の妄想症状（心気妄想，貧困妄想，罪業妄想）も高齢者のうつ病に多いとされる．

うつ病は認知症のリスクファクター　高齢者のうつ病が認知症発症のリスクファクターであることはよく知られている．うつ病患者を6年間追跡した欧州の調査によると，最終的にアルツハイマー（Alzheimer）型認知症に移行したのは85％にものぼったという．男性と比較し，高齢女性のうつ病がより認知症へ発展しがちであるか否かは現時点ではっきりしない．しかし，アルツハイマー病では女性の有病率が高いことはよく知られている．

うつ病と脳血管病変　また，脳卒中後にもうつ病を発症しやすく，vascular depression（VD）とよばれることがあるように，脳血管病変とうつ病には病因論的な関連のあることが指摘されている．

女性に特有のうつ病

がんとうつ病

がんに罹患した人の半数近くは抑うつ症状を体験するといわれている（実際にうつ病と診断されるのは1割くらい）．女性に特有な乳癌や子宮癌では，健康の喪失と生命の危機だけでなく，治療によって女性らしい体型や妊娠機能を失うということも体験する．

喪失体験　これらの体験は多かれ少なかれ，精神医学でいうところの「喪失体験」に相当する．喪失体験とは住居，財産，職業や地位，家族など自分にとってきわめて大切なものを失ったときに体験する心理反応である．この反応自体は直ちに病的なものとはいえず，多くの人たちは苦難を乗り越えていくものである．

家族のサポート・適切な医療介入　しかし，乗り越えていく際に有効な家族のサポートが得られない場合や，その人自身があまりに心理的に脆弱な場合は，うつ病や不安症群へ進展していく可能性もある．このときには医療による適切な介入が必要となる．

同じ病気を経験した人たちによるピアカウンセリングなども有効である．

ホルモン療法　また，子宮筋腫，子宮内膜症，不妊症，乳癌などの治療のためにホルモン療法を受けている女性は，抑うつ的になりやすいこと

も知られている．

■ 死産や人工妊娠中絶後の悲哀反応

　死産や人工妊娠中絶は流産と同様に女性に強い喪失体験をもたらす．これに対しては強力な心理社会的介入が必要となる．一部は心的外傷後ストレス障害（posttraumatic stress disorder：PTSD）やうつ病への移行にも留意しなければならない．

■ 不妊治療とうつ病

　不妊症とうつ病との間には複雑な問題が残されている．うつ病の既往があると不妊症を経験しやすいという報告がある．しかしこれは，うつ病そのものが不妊の原因になるというよりも，ストレス因子も関連している可能性が高い．しかし，ホルモンによる不妊治療によって抑うつ症状が出現する可能性はあり，長期の不妊治療が身体的あるいは精神的な負担となってうつ病をきたすことも考えられる．不妊治療に成功しなかった後の抑うつも精神医学的に留意すべきことかもしれない．

　解明が期待される　　不妊治療とうつ病との関連については，まだ十分な研究がなされておらず，信頼できる情報が得られていない[15]．日本においても不妊治療は今後増加することが予想されており，不妊治療とうつ病を含む精神疾患との関連が明らかにされることが期待される．

おわりに

　女性におけるうつ病を，女性のライフサイクルごとに検討してきた．

　性ホルモン　　うつ病発症には性ホルモン，とくにエストロゲンの作用が重要であることは，疫学的にも示されており，臨床においてもしばしば経験することである．

　心理社会的ストレス　　しかし，ホルモンに代表されるような生物学的な次元だけでなく，ライフサイクルの諸段階で女性が遭遇するさまざまな心理社会的なストレスもうつ病発症に関連していることが推測される．

　したがって，診断や治療では，この両者の要因を総合的に評価し，患者とともに治療の目標を設定し，具体的な治療法を選択していくことになる．

　妊娠中の薬物療法　　妊娠中の薬物療法には胎児への影響という複雑な問題を伴い，短絡的でなく冷静な判断を患者とともに下していかなければならない．

文 献

1) Miller LJ, Girgis C, et al：Depression and related disorders during the female reproductive cycle. Womens Health (Lond Engl) 5：577-587, 2009.
2) Kendler KS, and Gardner CO：Sex differences in the pathways to major depression：a study of opposite—sex twin pairs. Am J Psychiatry 171：426-435, 2014.
3) Angst J, et al：Gender difference in depression epidemiological findings from the European DEPRES I and II studies. Eur Arch Psychiatry Clin Neurosci 252：201, 2002
4) Simpson HB, Nee JC, et al：First-episode major depression. Few sex differences in course. Arch Gen Psychiatry 54：633-639, 1997.
5) Cuijpers P, Van Straten A, et al：Characteristics of effective psychological treatments of depression：a metaregression analysis. Psychother Res 18：225-236, 2008.
6) 傳田健三, 賀古勇輝, 佐々木幸哉, ほか：小・中学生の抑うつ状態に関する調査—Birleson 自己記入式抑うつ評価尺度(DSRS-C)を用いて—. 児童青年精神医学とその近接領域 45：424-436, 2004
7) Galvao TF, MT Silva, et al：Pubertal timing in girls and depression：a systematic review. J Affect Disord 155：13-19. 2014.
8) 川瀬良美, 森和代, 吉崎晶子, 和田充弘, 松本清一：本邦における成熟期女性のPMSの実態. 女性心身医学 9：119-113, 2004.
9) 山田和男, 神庭重信：エビデンスに基づいた月経前不快気分障害(PMDD)の薬物治療ガイドライン. 臨床精神医学 40：217, 2011.
10) Kornstein SG, Harvey A, et al：Self-reported premenstrual exacerbation of depressive symptoms in patients seeking treatment for major depression. Psychol Med 35：683-692, 2005.
11) Gavin NI, Gaynes BN, et al：Perinatal depression：a systematic review of prevalence and incidence. Obstet Gynecol 106(5 Pt 1)：1071-1083, 2005.
12) Grigoriadis S, VonderPorten EH, et al：The impact of maternal depression during pregnancy on perinatal outcomes：a systematic review and meta-analysis. J Clin Psychiatry 74：e321-341, 2013.
13) 伊藤真也, 村島温子, 鈴木利人編：向精神薬と妊娠・授乳, 南山堂, 2014.
14) Dennis CL, Ross LE：Oestrogens and progestins for preventing and treating postpartum depression. Cochrane Database Syst Revoct 8(4)：CD001690, 2008.
15) Wilkins KM, Warnock JK, et al：Depressive symptoms related to infertility and infertility treatments. Psychiatr Clin North Am 33：309-321, 2010.
16) 宮岡佳子：女性の心の成長と精神疾患. 日本医師会雑誌 138：937-942, 2002.
17) 後山尚久, 水沼英樹, 大藏健義：クリニカルカンファレンス10 女性のライフステージにおける心のケア. 3)更年期のうつ. 日本産科婦人科学会雑誌 61：N406-409, 2009.

（仙波 純一）

第2章
うつ病の性差

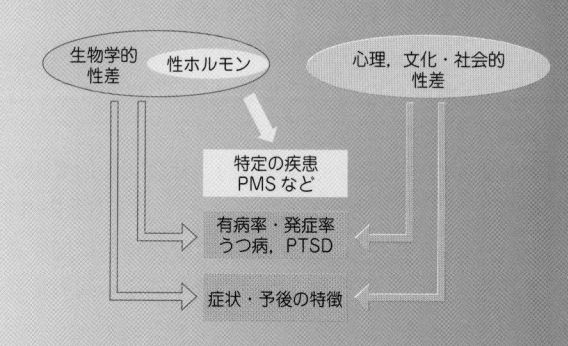

生物学的性差 — 性ホルモン → 特定の疾患 PMS など

心理，文化・社会的性差

有病率・発症率 うつ病，PTSD

症状・予後の特徴

はじめに

2013年5月，米国精神医学会が実に19年ぶりに改訂した『精神疾患の診断・統計マニュアル』第5版，DSM-5[1]によれば，「性差の問題(gender differences)」が精神疾患の診断や症状に関する諸特徴に影響を及ぼすことの重要性を，「文化的な問題(cultural issues)」が包含する重要性と同等に言及している．

性差の問題が精神疾患の発展に及ぼす影響を検討する際，男女間の異なる生物学的，心理学的，社会文化的などの多面的な影響を吟味することが必要となる．性差の生物学的要因がもっとも大きく影響を及ぼしていると考えられる疾患として，月経前不快気分障害や女性の更年期うつ病，加齢男性性腺機能低下症候群，いわゆる男性更年期(late-onset hypogonadism：LOH)症候群などがあげられる．

一方，生物学的要因だけではなく心理学的，社会文化的要因が精神疾患の発症や症状の特徴に大きく影響を与えることもある(図2-1)．これには，うつ病/大うつ病性障害やパニック症/パニック障害に関する生涯有病率の性差が含まれる．また，非定型うつ病や老年期うつ病の症状の特徴の差異もこれに当たるであろう．

さらに，産前(妊娠期)うつ病や産後うつ病，産褥期非定型精神障害の発症の背景にも，単に生物学的な影響のみがかかわっているとはいいがたい．

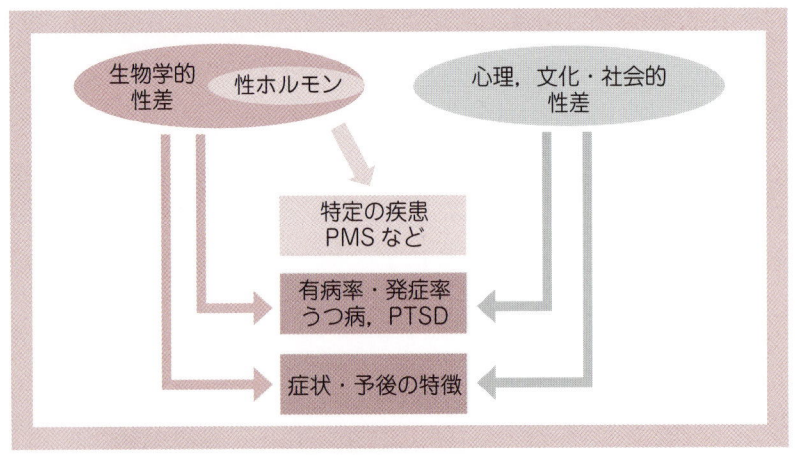

図2-1 性差が影響を及ぼす精神疾患
PMS：月経前症候群，PTSD：心的外傷後ストレス障害

このように精神障害を対象とする性差研究は，従来精神医学領域で指摘されてきた内因性，外因性，心因性といった精神障害の基本的な概念に捉われることなく，個々の精神障害の症状の発展に対する性差特性に基づく，より深い理解が必要である．

うつ病の発症率・有病率の性差

有病率の性差

1970年代後半，WeissmanとKlerman(1977)は疫学研究により，女性のうつ病の有病率の高さを初めて報告した．その後，1993年に米国でNational Comorbidity Surveyにより，うつ病の生涯有病率が男性で12.7%，女性で21.3%と報告された．この性差は思春期〜中年期まで観察され，生殖年齢期の女性で高い有病率を示している．興味深いことに，この1：2の比率は異なる国や人種の多くの先進国で同様に観察されている[2,3]．国内でも厚生労働省の特別研究事業による結果により，うつ病の生涯有病率は男性3.84%，女性8.44%で，海外の有病率よりも低いものの，やはり2倍の性差を認めている．ちなみに，女性の有病率の高さは反復エピソードよりもむしろ初発エピソードの高さを反映していると報告されている．年齢層では20歳前後の若年層と，50歳代を中心とした高齢層で，女性が男性に比べて非常に高いが，この傾向はむしろこの同年齢層の男性の有病率が低いことによると指摘されている．

うつ病と併存することの多い不安症群/不安障害群でも，パニック症，全般不安症/全般性不安障害，心的外傷後ストレス障害（posttraumatic stress disorder：PTSD）の性比はおおよそ1：1〜2でうつ病と同様に女性が多い．とくにPTSDでは，思春期初期の女性の発症率が高く，性比は5倍以上，と報告されている．一方，社交不安症/社交不安障害では男性の発症も多く，性比は2倍未満（1：1〜1.5）と報告されている．

自殺の性差

国内の男女別の自殺者数の推移をみると，この50年間は一貫して男性が多い．自殺者数の増加する時期では，もっぱら男性の増加とほぼ一致している．1980年代にも自殺者数の一時的な増加が観察されたが，この時期も男性の増加によるものであり，女性の自殺者数はこの40〜50年，ほ

ぼ横ばいである．その背景には男女間の心理学的，社会文化的，行動学的，さらには生物学的特性の相違がかかわっていると考えられる．後述するが，うつ病の有病率や自殺企図は女性で高い一方で，自殺既遂者は男性で有意に多い．このようにうつ病という精神疾患では発症率・有病率に性差のあることが観察されるが，次にその背景について考えてみる．

性差の背景

精神疾患の性差は生物学的（biological），心理学的（psychological），社会学的（sociological）などの多角的な視点から考察する必要がある（図2-2）．一般的に，性差はsex differencesとgender differencesに分けられる．

sex differences

sex differencesは生物学的な性のあり方，あるいは自然が生み出す雌雄の相違を意味するものであり，これには脳の解剖学的構造や機能的相違が含まれるほか，エストロゲンなどの女性ホルモンやテストステロンなどの男性ホルモンによる精神活動への影響が含まれる．たとえば，女性では女性ホルモンの月経周期による変動とその精神活動への影響，更年期における女性ホルモンの減弱に伴う精神的・身体的変調などによるさまざまな

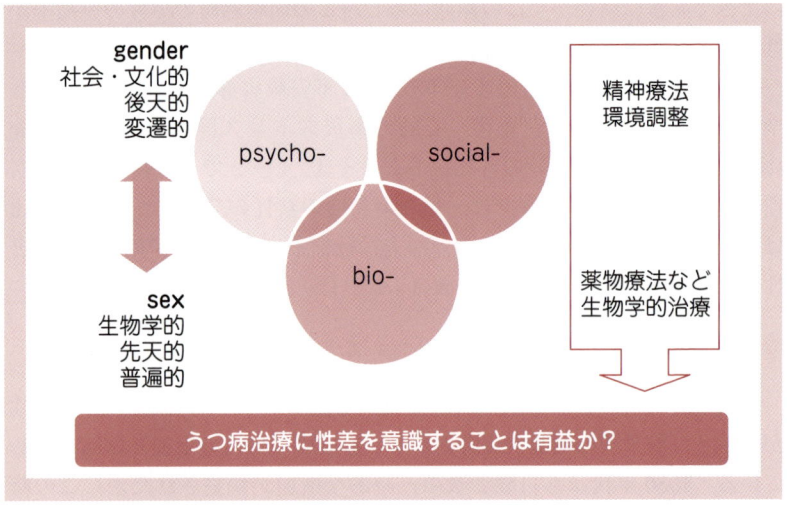

図2-2 うつ病をbio-psycho-socialに考える

症状が出現する．

gender differences

　gender differences は，人間の心理や社会，文化によって構成された性差を指す．文化的，社会的，心理学的な性差のあり方は，いわゆる男らしさや女らしさの心理学であり，女性にとってはそのアイデンティティ(identity)の確立や女性美(成熟と老化)などの自尊心の問題，とくに女性で敏感な対人葛藤(母娘間，嫁姑間，夫婦間など)の問題が含まれる．さらに社会学的影響として，女性は長年にわたり夫を支え，育児や介護などの家庭を守る問題に追われることとなる．これらに関する心理的・身体的なストレスに加え，さらに就労のストレスが加わることになれば過重負担の問題があげられる．このように考えると，女性は男性に比して多種多様なストレス下に置かれているといえる(図2-3)．

生物学的性差

● 中枢神経系

　解剖学的特徴の性差　大脳半球の機能の優位性により，左脳は言語や論理の能力を，右脳は空間，直感，芸術などの能力を担うという特徴がある．一般的に，男女でどちらの脳機能が優位であるかとの話題はあるが，単純な答えではない．あえていえば，男性は右脳優位，女性は左脳優位かもしれない．解剖学的には Lacoste-Utamsing と Holloway(1982)の初期研究により，脳梁膨大が女性で大きく，これが左右脳の情報交換に有利ではないかとの指摘がある．男女間の脳構造の相違は脳梁膨大に限らず，脳

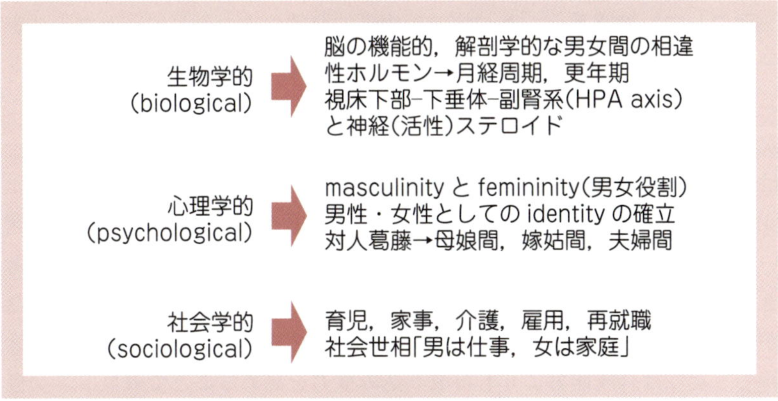

生物学的 (biological)	→	脳の機能的，解剖学的な男女間の相違 性ホルモン→月経周期，更年期 視床下部-下垂体-副腎系(HPA axis) と神経(活性)ステロイド
心理学的 (psychological)	→	masculinity と femininity(男女役割) 男性・女性としての identity の確立 対人葛藤→母娘間，嫁姑間，夫婦間
社会学的 (sociological)	→	育児，家事，介護，雇用，再就職 社会世相「男は仕事，女は家庭」

図2-3　性差の bio-psycho-social 的問題

表2-1 脳の構造が男女で異なっている

> - 脳の総重量は男性が女性より多いが，脳の灰白質(神経細胞層)は女性で多い
> - 知能指数(IQ)は，男性では前頭葉，頭頂葉の，女性では前頭葉，言語野の灰白質の容積と相関する
> - 加齢により，男性は前頭葉，側頭葉の萎縮が，女性は海馬，頭頂葉の萎縮が目立つ
> - 脳の血流量は女性が多く，安静時・活動時の血流量・糖代謝率も，女性が男性より多い
> - 女性では性周期内で脳血流は有意に変動する

の総重量は男性が女性より多い一方，灰白質(神経細胞層)は女性で多い．知能指数(intelligence quotient：IQ)に注目すると，男性では前頭葉，頭頂葉の容積に，女性では前頭葉，言語野の容積にIQは相関するという．

機能的特徴の性差 脳の血流量は女性が男性に比して多く，安静や活動時の血流量や糖代謝率は女性が多い．そして女性は性周期内で脳血流量は有意に変動するといわれる(表2-1)．Hofer Aら(2006)は，磁気共鳴機能画像法(functional magnetic resonance imaging：fMRI)を用いた情緒刺激によって脳の活動部位が男女間で異なること，すなわち女性ではより多くの脳部位で脳血流が増加していることを報告した．またWang Jら(2007)も，同様にfMRIを用いて心理的ストレスによって女性で辺縁系の脳血流量の増加を報告している．これらの結果はストレス負荷により，男女間で脳血流量や脳活動の変化が異なる部位で生じていることを示唆している．

セロトニン神経系 うつ病の生物学的病態の1つとして，セロトニン神経系の伝達低下仮説がある．現在の抗うつ薬のほとんどは脳内のセロトニン伝達の機能亢進を促している．そのセロトニンの男女差に注目すると，女性の体内血中濃度は男性よりも高く，一方，脳内セロトニン濃度に性差はない．むしろ脳内セロトニン合成速度は，陽電子放射断層撮影(positron emission tomography：PET)研究によると男性が女性よりも1.5倍ほど速いと報告されている．その一方で，セロトニン再取り込み部位としての働きをもつセロトニントランスポーター量は女性の方が有意に多い．したがって，これらの所見から男性はセロトニン合成を高めることで機能を維持し，女性は合成能力よりも再取り込み能力を高めることでセロトニン機能を維持するという男女間に興味深い相違があるといえる(図2-4)[4]．

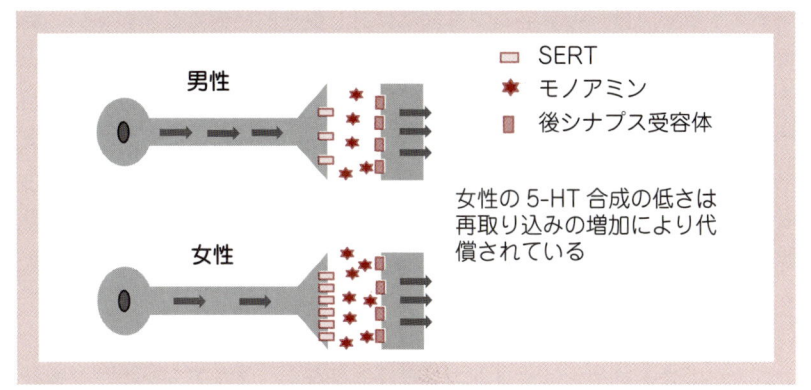

図 2-4　脳内モノアミン系神経伝達の性差
SERT：セロトニン再取り込み部位またはセロトニントランスポーター

● 性ホルモン

女性ホルモン　女性ホルモンは卵巣や副腎皮質から産生され，エストロン(estrone：E_1)，エストラジオール(estradiol：E_2)，エストリオール(estriol：E_3)がある．これらの女性ホルモンは，子宮や卵巣などの生殖器だけではなく，中枢神経系や乳腺，心臓，骨などにも作用する．エストロゲン受容体は，大脳皮質や辺縁系，視床下部，下垂体などに広く分布している．

エストロゲンの作用　エストロゲンをはじめとするステロイドホルモンの中枢神経系への影響としては，細胞質内に受容体を有し，遺伝子発現に影響を与える遺伝子的作用(genomic action)と，細胞表面上の受容体に作用する非遺伝子的作用(non-genomic action)がある．

前者の遺伝子的作用では，脂溶性リガンドであるエストロゲンが細胞内に入り細胞質受容体と結合した後，核内に移行し，エストロゲン反応遺伝子に作用して神経伝達物質や受容体，合成酵素などの合成に関する転写を調節する．このため作用発現は比較的緩徐で長時間持続する．結果的に性周期に同期した樹状突起形成の変化などが生じ，大脳皮質内の錐体細胞の活動性の変化をもたらす．

後者の非遺伝子的作用では細胞表面の受容体に作用し，セロトニンやノルアドレナリンなどの神経伝達系や γ-アミノ酪酸-ベンゾジアゼピン(γ-aminobutyric acid-benzodiazepine：GABA-BZD)受容体複合体への直接的な関与が指摘されている．作用発現は急速でエストロゲンの低下によって作用は収束する．

エストロゲンは，セロトニン神経系に対し促進的に働くことが多い．動物実験では，エストロゲンβ受容体はセロトニン神経細胞体上に存在し，その合成や分泌を制御することが知られる[5]．細胞体に作用して自己抑制（5-HT1A自己受容体機能の低下）を軽減し，セロトニン神経細胞の発火やセロトニンの遊離を促進する．さらにシナプス間隙では，セロトニン再取り込み部位に作用してセロトニン濃度を増し，後シナプスセロトニン受容体結合量を増加させる．つまり脳内のセロトニン伝達は男性で優位なようであるが，エストロゲンは女性のセロトニン伝達機能の亢進に関与しているといえる（図2-5）[5]．

　さらにエストロゲンはセロトニンだけではなく，ノルアドレナリン神経伝達やドパミン神経伝達にも影響する．前者では，ノルアドレナリン神経の起始核である青斑核での合成を刺激し，視床下部の代謝回転や遊離を刺激する．後者ではエストロゲンは抗ドパミン的な作用を有するとされる．

　以上のような受容体を介した作用だけではなく，モノアミン酸化酵素（monoamine oxidase：MAO）-Aの作用を阻害する，いわゆるMAO阻害薬に類似した作用を有し，モノアミン活動の亢進を促し，エストロゲンは抗うつ効果があると指摘されている．

　男性ホルモン　性ホルモンの影響を受けることにより，女性では更年期うつ病や月経前症候群（premenstrual syndrome：PMS），月経前不快

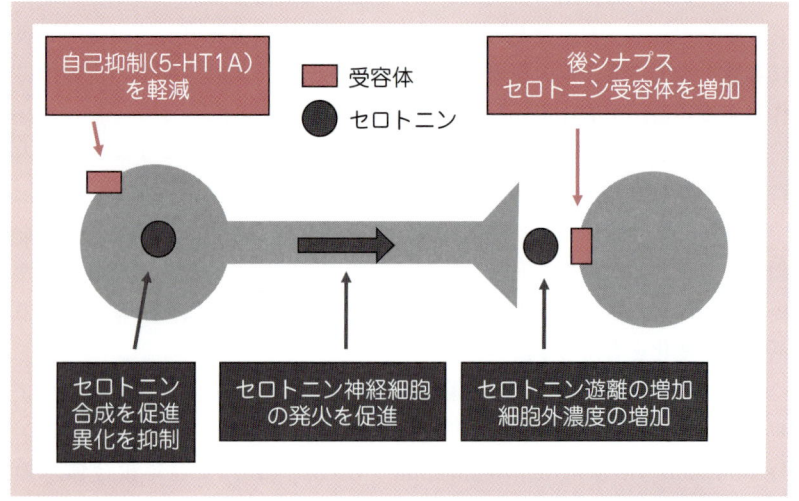

図2-5　エストロゲンはセロトニンに深く関与する〔SSRIの有効性を高める（基礎実験）〕

気分障害(premenstrual dysphoric disorder：PMDD)が出現することが知られているが，男性でも中年期以降に男性ホルモンの影響により，精神的，身体的な障害が出現することが知られている．女性の更年期がmenopause(閉経)といわれるように，実は男性も中高年以降に男性ホルモンが低下し，andropauseとよばれる男性更年期による諸症状が出現する．

加齢男性性腺機能低下症候群　　血清テストステロン値がとくに300～350 ng/dL以下になると，不安や焦燥感，抑うつ気分などの精神症状や，頭痛，疲労感，性機能低下などの身体症状が出現する．これは加齢男性性腺機能低下症候群，いわゆる男性更年期(late-onset hypogonadism：LOH)症候群とよばれている(図2-6)[6]．

男性ホルモンに代表されるテストステロンは，性機能や性行動に影響を与えるだけではなく，身体的には造血作用，筋肉量の強度の保持作用を有し，精神機能として認知機能や注意集中力，判断力などにも影響を与えているとされる(図2-7)．またうつ病患者では，血清テストステロン値とうつ病評価尺度が有意な負の相関を示すことも指摘され，著者らの研究でも同様の結果が示されている(図2-8)[7]．

女性ホルモンの低下による性腺機能障害，いわゆる更年期症状がうつ病の精神的，身体的諸症状と時として鑑別が困難であることと同様に，男性ホルモンの低下による身体的，精神的諸症状もうつ病の症状と重なることがある．これには，意欲の低下や日常活動の活力の低下，抑うつ気分など

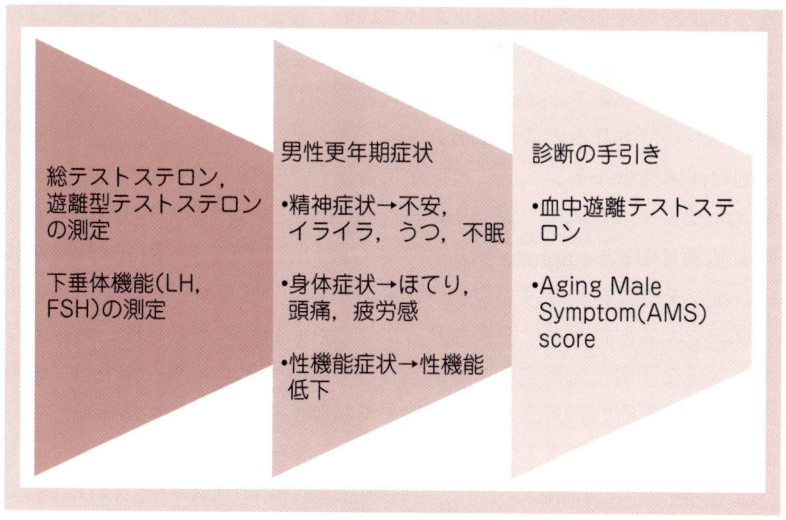

図2-6　加齢男性性腺機能低下症候群とは何か？

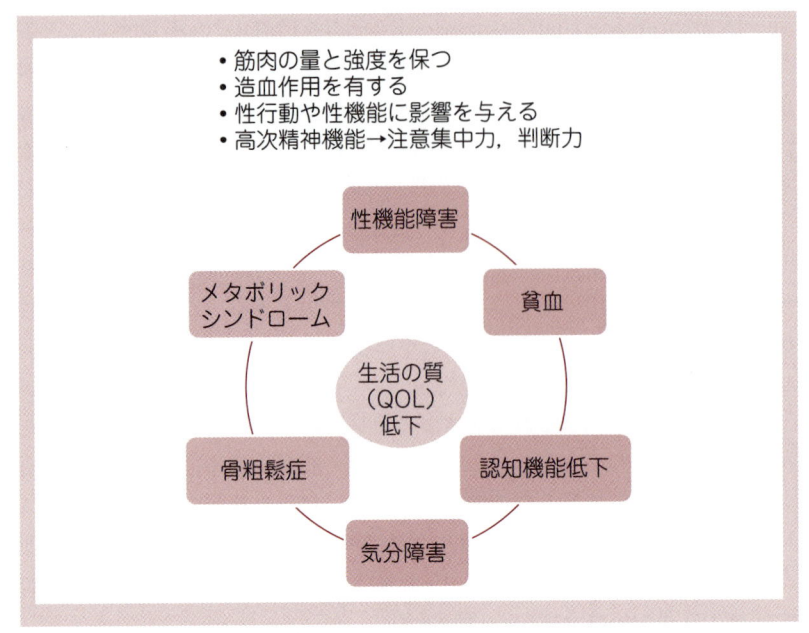

- 筋肉の量と強度を保つ
- 造血作用を有する
- 性行動や性機能に影響を与える
- 高次精神機能→注意集中力，判断力

性機能障害
貧血
メタボリックシンドローム
生活の質（QOL）低下
骨粗鬆症
認知機能低下
気分障害

図2-7　テストステロンの作用

があげられ，このため中高年以降の男性患者で遷延するうつ病では，LOH症候群を考慮することは大切である．

　海外では抗うつ薬に治療抵抗性のうつ病患者に経皮的テストステロンの投与が試みられ，一定の成果をあげている．なかには男性患者だけではなく女性うつ病患者への投与もその効果が報告されている．日本では依然としてこのようなテストステロンの有効性が注目されていないが，今後の治療応用が期待されるところである．

　副腎系男性ホルモン　このほかにも副腎系男性ホルモンとして，ジヒドロエピアンドロステロン(dihydroepiandrosterone：DHEA)やその硫化代謝産物(DHEA-sulphate：DHEA-S)も注目されている(図2-9)．これらのホルモンは精巣だけでなく副腎皮質からも分泌され，やがてテストステロンやエストロゲンに変換されるが，これら自体にも身体的，精神的にさまざまな作用を発揮することが知られている．とくに脳に作用して情動の調節作用を有し，ストレス関連疾患や精神疾患の症状に影響を与えている．

　筆者らのうつ病研究でも，うつ病患者で血清DHEAの男女の増加や，男性限定の血清DHEA-Sの低下が認められている[8]．うつ病に対する

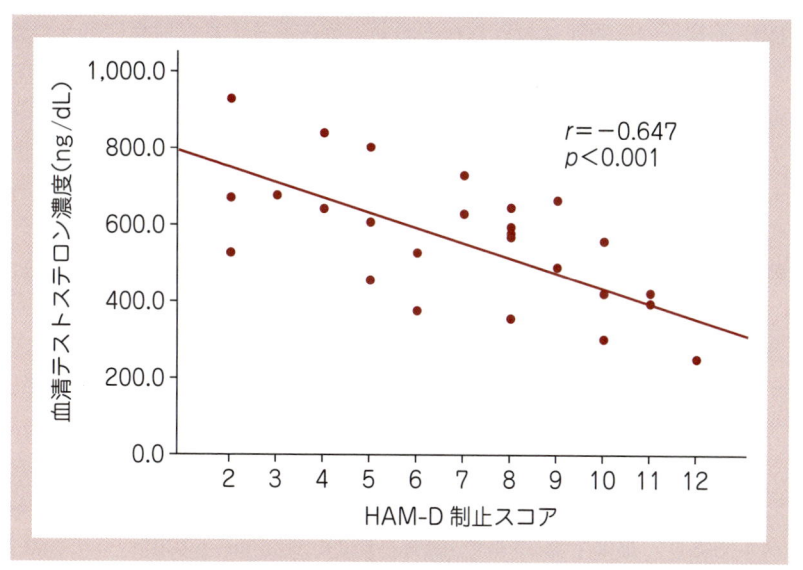

図2-8 うつ病男性血清テストステロン濃度と HAM-D 下位尺度精神運動制止との相関
(Matsuzaka H, Maeshima H, et al:Gender differences in serum testosterone and cortisol in patients with major depressive disorder compared with controls. Int J Psychiatry in Medicine 46:203-221, 2013)

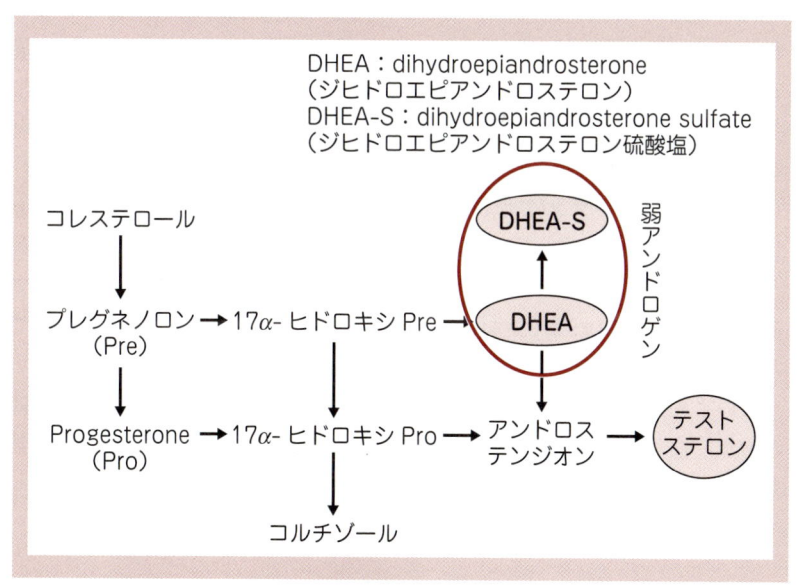

図2-9 副腎系男性ホルモンの代謝経路

DHEA投与の有効性は報告されており，テストステロン同様に抗うつ効果が期待されている．これらの明確な作用機序は不明だが，DHEAによる脳内のGABA-BZD系や，シグマ(σ)受容体を介したセロトニンやノルアドレナリンなどの神経伝達物質への関与が注目されている．さらにストレスホルモンであるコルチゾールの作用に対する拮抗作用もあり，これらの作用を介して抗うつ効果を発揮している可能性がある．

● 視床下部-下垂体-副腎系

　血清コルチゾールの基礎レベルは，男性よりも女性に高いという性差が報告されているが，ストレス負荷後のコルチゾールレベルについても性差が報告されている[9]．しかし，報告によっては有意な性差は異なっている．背景にはストレスの種類となる対象の個人差が指摘されている．

　一方，うつ病患者の研究では，ほぼ一致した結果が得られている．すなわち，女性うつ病患者では男性患者に比し，より高い血清コルチゾールレベルであり，視床下部-下垂体-副腎系(hypothalamic-pituitary-adrenal：HPA axis)の異常がより鮮明であるといわれる．また，うつ病の検出で有名なデキサメタゾン抑制試験(dexamethasone suppression test：DST)やその検出率を高めるために改良されたDST/CRF(副腎皮質刺激ホルモン放出因子；corticotropin releasing factor)試験の反応性に関する性差も報告されている．

　DST試験は女性の性サイクルによって変動するため結果は安定していないが，DST/CRF試験の反応性は女性患者で高く，CRFの感受性の違いが注目されている．この所見は，うつ病患者の死後脳研究で脳内のCRF陽性細胞や遺伝子表現が高まっているとの報告からも支持されている．

　また，エストロゲンによる視床下部-下垂体-副腎系(HPA axis)のストレス反応への作用もあげられる[10]．ストレス刺激によってHPA系の亢進が引き起こされるが，エストロゲンは視床下部や下垂体に抑制的に作用する．また本来，前頭葉や辺縁系が亢進したHPA系に対して抑制に働いているが，エストロゲンはその働きを促進する(図2-10)[10]．

　このようにエストロゲンの中枢神経系への作用は多彩であり，脳血流量の増加，樹状突起やシナプスの形成，神経伝達の調整，遺伝子発現，神経保護，ストレスの軽減などが報告されている．

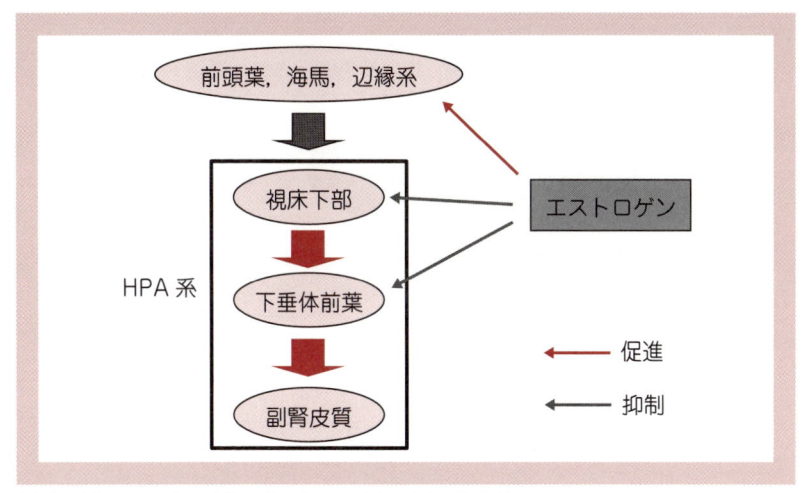

図2-10　エストロゲンはストレス反応を減弱させる

心理学的性差

うつ病親和性性格

うつ病の有病率の性差の背景を考えるに当たり，まずうつ病の特徴に関する男女の相違について考えてみる必要がある．従来，日本におけるうつ病の概念は，下田光造(1950)による執着気質〔責任感の強さ，几帳面，他者への配慮(他者愛)，周囲との協調など〕や，Tellenbach(1961)によるメランコリー親和性性格などの病前性格を背景に，環境変化によるストレス因子が加わり発症するとされる．これは50年以上も前に確立された概念ではあるが，日常の精神科臨床においてこの概念が男女間で相応に当てはまるかどうかの国内の大規模な研究データは，実はない．女性で多いとされるうつ病だが，執着気質やメランコリー親和性性格が男性よりも女性に多く該当するか否かについては，議論の余地が十分に残されている．

女性のうつ病は，必ずしも執着気質を背景とするものではなく，むしろ不安を抱きやすく，また対人関係に敏感で，時に状況の変化について独特な捉え方をしがちで，情緒コントロールが苦手な性格傾向を有するといわれる．さらに心的葛藤を抱えた際に，女性の方が援助を希求する傾向が強く，これがうつ病の有病率あるいは受療率を高めている可能性があると指摘されている．

ストレスに対するコーピング

コーピングとは，ストレス状況下における精神的，身体的な苦痛を軽減

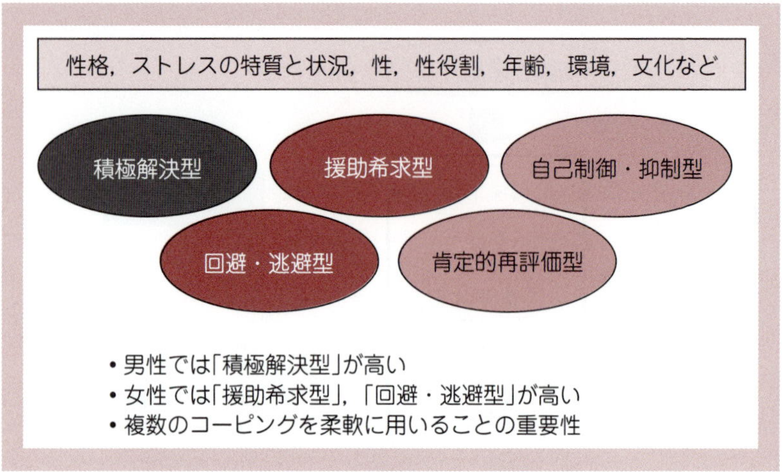

```
┌─────────────────────────────────────────────┐
│  性格，ストレスの特質と状況，性，性役割，年齢，環境，文化など  │
└─────────────────────────────────────────────┘

   ( 積極解決型 )   ( 援助希求型 )   ( 自己制御・抑制型 )

        ( 回避・逃避型 )   ( 肯定的再評価型 )

・男性では「積極解決型」が高い
・女性では「援助希求型」，「回避・逃避型」が高い
・複数のコーピングを柔軟に用いることの重要性
```

図2-11　さまざまなコーピングと男女差

させるために発揮される，個人の認知的，行動的な対応をいう．コーピングは性格ほど固定していないが，個人によってはある程度パターン化している．そして，性格やストレスの特質や状況，性役割，年齢，環境，文化などに影響される．すなわち，コーピングのパターンにはある程度，性差が影響している．

コーピングの分類は一定ではないが，おおむね「積極解決型」，「援助希求型」，「回避・逃避型」，「自己制御・抑制型」，「肯定的再評価型」などに分類される（図2-11）．そこで，国内の報告では男性で「積極解決型」の割合が高く，女性で「援助希求型」，「回避・逃避型」が高いという．このようなコーピングの相違には，男女のもつ性役割特性という心理・社会的特徴が背景にあると考えられる．

性役割特性は，1970年代から課題達成志向の活動的行動特性をmasculinity（男性役割），円満な対人関係志向の情動表現的行動特性をfemininity（女性役割）と規定している．そして，男性でfemininityが高い人は自己評価が低くて抑うつ傾向が高く，masculinityを多く身につけている人は適応がよいといわれている（図2-12）．

心理・社会的性差

厚生労働省による国民生活基礎調査では，男性患者では仕事上のストレスが唯一，女性よりも多いとされる．一方，女性では育児や子どもの教育，家族の病気や介護，家族との人間関係などといった主に家庭，家族を中心

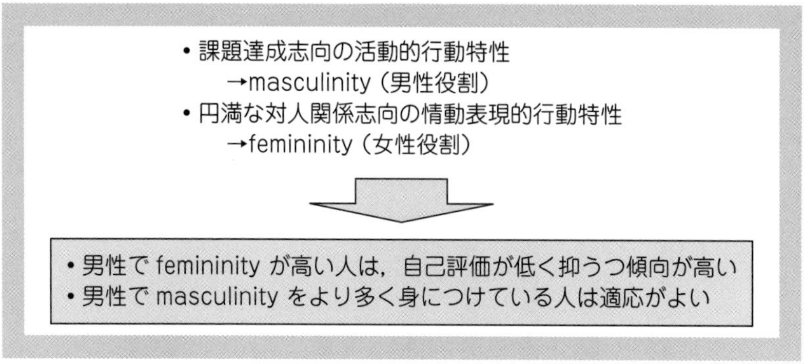

> - 課題達成志向の活動的行動特性
>   →masculinity（男性役割）
> - 円満な対人関係志向の情動表現的行動特性
>   →femininity（女性役割）
>
> ⇓
>
> - 男性で femininity が高い人は，自己評価が低く抑うつ傾向が高い
> - 男性で masculinity をより多く身につけている人は適応がよい

図 2-12　性役割特性と抑うつ傾向

とするさまざまな面でストレスを抱えていることが多いことがわかる．また，各年代における悩みを抱える割合の男女比較でも，10～80歳代以上のすべての年代において，女性の方が5～10％高かった．このような調査結果は，単に女性の前述したような不安を抱えやすい心理的特徴を反映しているだけではなく，置かれている環境の多様さ，複雑さ，不変さなどを反映している．

　一方，男性に関して興味ある結果がある．厚生労働省の人口動態統計特殊報告[11]における自殺死亡統計の概況によれば，40歳代以降の中高年における離婚後の自殺率の男女比較をみると，女性は離婚後の自殺率が30歳代以降減少している一方，男性は40歳代，50歳代と増加している（図 2-13）．40～60歳代の男性の離婚後の自殺率は，女性に比しておよそ2倍に増加している（図 2-14）．夫婦間の依存度という観点から考えると，男性の女性への依存度の高さを反映している可能性がある．

　日本での自殺は依然としておよそ年間3万人前後と高く，男性が女性の2倍という結果であることを考えると，このような男性の自殺既遂の高さは日本の男性，とくに中高年以降の男性の心理的活力の低下や，身体的機能，とくに男性ホルモンの低下に起因する生物学的変化が大きく影響していることが推察される．

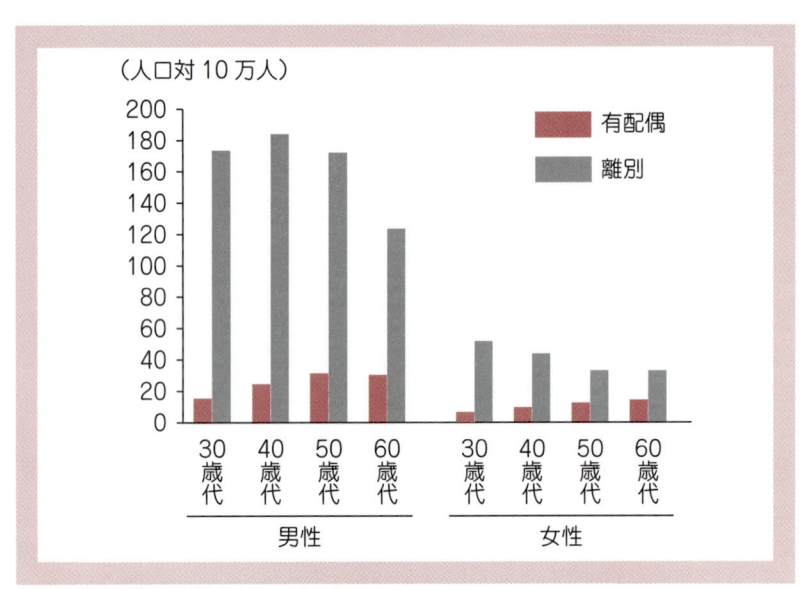

図 2-13 中高年における離婚後自殺率の男女比較（平成 23 年）
（内閣府：自殺対策白書．平成 23 年における配偶関係別の自殺死亡率の状況．http://www8.cao.go.jp/jisatsutaisaku/whitepaper/w-2013/html/honpen/chapter1-07.html#f1-34）

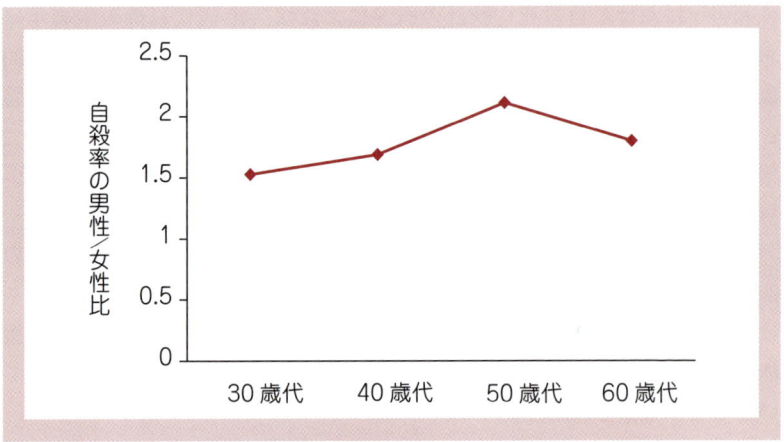

図 2-14 中高年の離婚後自殺率の男女比較（平成 23 年）
（内閣府：自殺対策白書．平成 23 年における配偶関係別の自殺死亡率の状況．http://www8.cao.go.jp/jisatsutaisaku/whitepaper/w-2013/html/honpen/chapter1-07.html#f1-34）

うつ病の症状と経過の性差

非定型うつ病

　女性患者では，いわゆる非定型うつ病が多いといわれ，その抑うつ症状は男性よりも多岐に及ぶ[2,12]．女性のうつ病の特徴の1つとして，抑うつの自覚的な苦悩が強いということがある．抑うつ症状の重症度に関しては，女性患者で高いという報告と，そうではないという否定的な報告がある．女性患者では抑うつ症状の重症度や社会機能の低下が，とくに夫婦間や家族内葛藤に関連した際に，男性患者に比して大きくなると指摘されている．いずれにせよ，自己評価による症状評価では女性患者の方が高いといわれる．

　個別の症状に注目すると，男性患者よりも有意とされる症状として，睡眠障害，不安症状，身体化，無価値感や罪悪感，精神運動制止(抑制)などがあげられている．とくに身体化では不安感を伴い，身体の疼痛や身体疲労感を訴えることが多い．一方，体重減少は男性患者が女性患者よりも有意にみられる傾向がある(**表2-2**)[2]．

うつ病の一般的性差

　これまでの疫学研究では，うつ病自体の特徴における性差に関して，女性患者の発症年齢だけではなく，うつ病エピソード期間がより長いことや

表2-2　女性うつ病患者の特徴

- 全年齢層を通して女性が有意に多い
- 自殺企図は女性で多いが，既遂率は男性で高い
- 病前性格(親和性性格)の相違
- 自覚的な抑うつの苦悩が強い
    - →自己評価尺度が高い
- 援助を希求する傾向が高い
- 不安症状，身体化，無価値感，睡眠障害が多い
- 不安障害や身体化障害の併存が多い
- 発症年齢は女性が低年齢
- 遷延化し再発を繰り返すことが多い

再燃の頻度が高いこと，自殺企図のリスクの高さ，身体的機能障害の出現率の高さなどがいわれている．しかし，病期の長さと再燃の頻度に関しては異論もあるが，発症年齢が低いほどうつ病エピソードの出現は多く，慢性化しやすいことが女性患者では示されている[13]．女性患者の自殺企図率は，男性患者のおよそ3倍と高いが，既遂は男性患者に多いといわれる．女性の企図率の高さは，先に述べた女性で多い自覚的な苦悩の重さに一致する．さらにSTAR*D研究[14]による性差検討において，併存症に関して全般性不安障害や過食症，身体化障害の併存率が有意に高く，男性患者では物質使用障害の頻度が高いと指摘されている．

さらに最近の縦断的疫学研究[15]によれば，
- 女性うつ病患者は男性患者に比べてうつ病エピソードの発症年齢が有意に低いこと
- メランコリーうつ病の中核症状の出現率が低いこと
- 非定型うつ病の出現率が高いこと
- また広場恐怖を伴うパニック障害の併存率が高いこと

が報告されている．

併存疾患の性差

不安症群を併存するうつ病の予後は，併存しないうつ病に比して予後が不良であるとの指摘もあり，女性うつ病患者の方が男性患者に比べてうつ病の経過は慢性化し，予後はよくないと考えられている．

男性患者は，アルコール使用障害の併存率が高いという．一方，薬物療法や精神療法に対する反応性に性差はないという．女性患者の発症年齢の低さは，思春期うつ病の特徴を反映しているとされており，男性のアルコール使用障害の併存率の高さは，うつ病相の衝動的，攻撃的な行動の高さに関連していると考えられている．

アルコール使用障害の併存率の高さの背景として
- 第一に，アルコール使用障害が先行しうつ病に発展している可能性があること
- 第二に，男性ではストレスに対するコーピングの手段，いわゆる自己治療(self-medication)の1つとして，飲酒を用いることが多い可能性があることなどが反映されていると考えられる．

一方，女性患者ではサプリメントやリラクセーションなどの代替または補完治療(alternative or complementary medicine)を用いる傾向があることも指摘されている．

季節性うつ病

季節性うつ病は，全体として3〜10％に出現するとされるが，女性が男性に比して2倍も高い．女性の思春期から60歳代くらいまでが発症年齢とされるが，症状の特徴として女性患者が体重増加，冬季の過眠，炭水化物摂取への欲求が高いといわれる．

一方，臨床経過や光療法に対する反応性には性差はないとされる．

双極性障害の症状と経過の性差

疫学と病像の性差

双極性障害の生涯有病率はⅠ型で男性0.8％，女性1.1％，Ⅱ型で男性0.9％，女性1.3％といわれ，ほぼ性差はないと考えられる．しかし，急速交代型（rapid cycling bipolar disorder）のおよそ70％を女性患者が占めている．

双極性障害の女性患者は，男性患者に比してうつ病エピソードで初発することが多いだけではなく，生涯を通してうつ病エピソードが有意に出現する，と報告されている．これは最近の大規模研究（the Stanley Foundation Bipolar Treatment Outcome Network, 2010）でも，双極性障害の女性患者でうつ病エピソードが有意に多いと指摘されている．

一方，この傾向に否定的な研究も2000年以降に，後ろ向き研究だけではなく，縦断研究においても示されており，結論は出ていないといえる．発症年齢における性差は，多少の反証はあるものの，多くの研究でないとされている．寛解から再発までの平均期間は，男性患者が女性患者よりも長く，女性患者における再発のリスクの高さを示している．

病像の特徴に注目すると，総じて重症度に関する性差は否定的である．個別の症状に注目すると，女性患者で精神病像を伴ううつ病エピソードの出現やⅡ軸の併存，自殺の家族歴などにおいて男性患者に比べて目立ち，うつ病相も難治化する傾向にあるとの報告がある．また，女性患者では躁病エピソード中に抑うつ症状が混在する混合状態や軽躁状態を呈する傾向がある．

男性患者では躁病エピソードの初発や病期を通じて躁病エピソードが目立ち，なかでも性的興味や問題行動，興奮，誇大性などの症状が有意であ

る.さらに,躁病または混合エピソードのなかにシュナイダー(Schneider)の一級症状を認める比率は,男性患者が有意であるという報告もある.

■ 併存疾患の性差

併存に関しては,うつ病患者とほぼ同様の傾向がある.男性患者で物質使用障害群,とくにアルコール使用障害の併存が女性患者に比して多い.パニック症や強迫症の併存に性差はないが,社交不安障害や心的外傷後ストレス障害(PTSD),摂食障害群の併存が女性患者で多い.さらに自殺に関する検討では,うつ病エピソードにおいて男女間で希死念慮を抱く率に性差はないが,女性患者でより頻回に自殺企図に及ぶことが指摘されている.また,エピソードの急速交代に関しては,過去に性差を指摘する研究成果もあったが,最近5年の大規模研究では性差は否定的である(表2-3)[16]).

■ 女性うつ病の遷延化

以上,双極性障害における性差を紹介したが,懸念される問題の1つとして,女性患者のうつ病エピソードの優位性があげられる.すなわち,双極性障害の女性患者では男性患者に比べてしばしば単極性うつ病と誤診され,その結果適切な薬物治療を受けられず病状の遷延化を招く可能性があり,事実これを示唆する研究がある.さらに抗うつ薬の使用による急速交代化や軽躁エピソードの惹起なども懸念される.したがって,女性の気分障害患者には,以上のような双極性障害の性差の特徴を踏まえ,慎重な対応が望まれる.

表 2-3 双極性障害における性差

- 双極Ⅰ型障害の性差はないが,急速交代型は女性に多い
- 女性患者の方が再燃のリスクが有意に高い
- 女性患者では,うつ病エピソードが目立つ
- 女性患者では,精神病像を伴ううつ病エピソードやⅡ軸の併存が目立つ
- 女性患者では,混合状態や双極Ⅱ型障害を呈する傾向がある
- 男性患者では,躁病エピソードが目立つ
- 併存症に関しては,うつ病の性差と同様の傾向がある

薬物治療の効果の性差

薬物反応性の性差

　反復性うつ病患者において，三環系抗うつ薬〔イミプラミン（imipramine）〕の反応は，男性患者が女性患者よりも良好という報告がある．女性患者ではセルトラリン（sertraline）や fluoxetine などの選択的セロトニン再取り込み阻害薬（selective serotonin reuptake inhibitor：SSRI）の反応性が男性患者よりも優っているという[3,17]．三環系抗うつ薬とモノアミン酸化酵素阻害薬（monoamine oxidase inhibitor：MAOI）との反応性の比較研究では，女性患者でMAOIの反応の良好性が，男性患者で三環系抗うつ薬の反応の良好性が報告されている．高齢女性の場合は，三環系抗うつ薬に対する反応は男性と同様であるとの指摘がある．

　シナプス間隙のセロトニンの減少は，セロトニン再取り込み部位が有意に多い女性では，SSRIの投与によって投与初期はシナプス間隙のセロトニン増加が男性よりも期待されるが，中長期的な使用は，再取り込みによるセロトニン含有量に依存する女性では，神経終末部位のセロトニンがむしろ減少する結果を招き，SSRIの効果が期待できないことが理論的には想定される．SSRIの性差優意性を巡っては，支持，不支持の報告が拮抗している．したがって，SSRIの臨床効果に関する女性優意性には慎重な姿勢が必要であろう（**表2-4**）[17,18]．

性差の背景

　性差を生じる背景としては第一に，薬物動態の問題，すなわち薬物吸収や体内分布，代謝，排泄などの要因がある[3]．女性では卵胞期と黄体期の後半の時期，すなわちエストロゲンが低下している期間に胃酸分泌の減少や小腸通過時間の遅れが観察され，抗うつ薬の血中濃度の低下が指摘されている．半減期の長いSSRIなどの抗うつ薬では，血中濃度の変化はないとされる．

　第二に，うつ病症状の特徴の相違が反映されている可能性があげられる．前述したように，男性患者ではメランコリー型うつ病が，女性患者では非定型うつ病が優位であり，治療効果に影響を与えている可能性がある．しかし，このような性差の報告に対して，性差を認めないという報告も複数

表 2-4 抗うつ薬の反応性の性差 ― 有効性 ―

- 女性に多い非定型うつ病や不安うつ病には，SSRI の有効性は限定的である
    - →基本的に抗うつ薬は効果が乏しい
- 三環系抗うつ薬(イミプラミン)は，女性よりも男性うつ病に効果がある
- 女性うつ病は，SSRI により反応する
- 女性うつ病は，SNRI より SSRI に反応する
    - →これらに異を唱える報告もある
- 更年期以降では SSRI の反応性が低下する
    - → FSH，LH が上昇している
- HRT は SSRI の反応性を増加させる
    - →エストロゲンは SSRI の効果を増加させる

HRT：ホルモン補充療法，LH：黄体形成ホルモン，SSRI：選択的セロトニン再取り込み阻害薬，SNRI：セロトニン・ノルアドレナリン再取り込み阻害薬

みられる．前述したように，男女間では抑うつ症状の内容の特徴に性差があり，さらに女性では閉経前後で抑うつ症状の特徴が異なる．したがって，過去の諸研究において対象となったうつ病患者の症状の不均質性なども結果の不一致に関与している可能性がある．

SSRI の血中濃度に与える性差，すなわちエストロゲンの肝代謝酵素であるシプロヘプタジン(cyproheptadine：CYP)への影響は，タイプにより異なる[18]．エストロゲンによる CYP1A2〔フルボキサミン(fluvoxamine)〕や CYP2C19 の抑制効果により，SSRI の血中濃度が上昇するという報告と，女性では本来 CYP3A4〔フルボキサミン，パロキセチン(paroxetine)〕活性が高いことから SSRI は代謝されやすいという報告がある．その結果，それぞれの抗うつ薬がどのタイプの CYP によって代謝されるかにより，血中濃度は異なることになる．

双極性障害の薬物治療では，炭酸リチウム(lithium carbonate)に対する反応性に性差はないが，副作用として懸念される甲状腺機能低下症が，女性患者で出現率が高いと報告されている．

おわりに

生物学的・心理学的・社会的な性差　うつ病全体では，先進国でほぼ一致して女性が男性の 2 倍，有病率が高いことが知られている．その背景について，生物学的，心理学的，社会的に性差の有無やその特徴について

述べた．生物学的には，中枢神経系の解剖学的，機能的性差に注目するとともに，性ホルモンによる影響について述べた．女性ホルモンの変動に伴ううつ病に関しては他の章で触れられているため，本章では男性ホルモン機能の低下による加齢男性性腺機能低下(LOH)症候群についても述べた．また，性ホルモンによる視床下部-下垂体-副腎系(HPA axis)への影響についても触れた．心理学的には，男性，女性のそれぞれの心性の特徴を紹介するとともに，うつ病親和性性格の性差について述べた．社会的にも男女を取り巻く環境について考察した．

うつ病の症状や経過にも性差がある これらについては2000年以降，多く報告されるようになり，それらの成果を紹介した．また単極性うつ病だけではなく，双極性障害の性差に関する知見についても述べた．最後に，薬物治療の性差やその背景について触れた．このように総括すると，気分障害に関するさまざまな性差が存在するとともに，性差の特徴を考慮した症状の理解や治療的アプローチが今後さらに望まれる．そのためには，性差の有無やその特徴に関する知見がより確かなものである必要があり，新たなデータを再確認する研究の積み重ねが重要であると考えられる．

文　献

1) APA：Diagnostic and Statistical Manual of Mental Disorders. 5th edition. Washington, DC. American Psychiatric Association, 2013.
2) Parker G, Brotchie H：Gender differences in depression. Int Rev Psychiatry 22：429-436, 2010.
3) Sloan DME, Kornstein SG：Gender differences in depression and response to antidepressant treatment. Psychiatr Clin North Am 26：581-594, 2003.
4) Cosgrove KP, Mazure CM, Staley JK：Evolving knowledge of sex differences in brain structure, function, and chemistry. Biol Psychiatry 62：847-855, 2007.
5) Osterlund MK：Underlying mechanisms mediating the antidepressant effects of estrogens. Biochim Biophys Acta 1800：1136-1144, 2010.
6) LOH症候群　加齢男性性腺機能低下症候群　診療の手引き．日本泌尿器科学会/日本Men's Health医学会，「LOH症候群診療ガイドライン」検討ワーキング委員会，じほう，2007.
7) Matsuzaka H, Maeshima H, Kida S, Kurita H, Shiman T, Nakano Y, Baba H, Suzuki T, Arai H：Gender differences in serum testosterone and cortisol in patients with major depressive disorder compared with controls. Int J Psychiatry in Medicine 46：203-221, 2013.
8) Kurita H, Maeshima H, Kida S, Matsuzaka H, Shimano T, Nakano Y, N

Baba H, Suzuki T, Arai H : Serum dehydroepiandrosterone (DHEA) and DFEA-sulfate (S) levels in medicated patients with major depressive disorder compared with controls. J Affect Disord 146 : 205-212, 2013.
9) Bangasser D, Valentino RJ : Sex differences in stress-related psychiatric disorders : Neurobiological perspectives. Front Neuroendocrinol 35 : 303-319, 2014.
10) Solomon MB, Herman JP : Sex differences in psychopathology : Of gonads, adrenals and mental illness. Physiol Behav 97 : 250-258, 2009.
11) 自殺対策白書．平成 23 年における配偶関係別の自殺死亡率の状況．http://www8.cao.go.jp/jisatsutaisaku/whitepaper/w-2013/html/honpen/chapter1-07.html#f1-34
12) Halbreich U, Kahn LS : Atypical depression, somatic depression and anxious depression in women : Are they gender-preferred phenotypes? J Affect Disord 102 : 245-258, 2007.
13) Essau CA, Lewinsohn PM, Seeley JR, Sasagawa S : Gender differences in the developmental course of depression. J Affect Disord 127 : 185-190, 2010.
14) Marcus SM, Young EA, Kerber KB, Kornstein S, Farabaugh AH, Mitchell J, Wisniewski SR, Balasubramani GK, Trivedi MH, Rush AJ : Gender differences in depression : findings from the STAR*D study. J Affect Disord 87 : 141-150, 2005.
15) Schuch JJ, Roest AM, Nolen WA, Penninx BWJH, de Jonge P : Gender differences in major depressive disorder : Results from the Netherlands study of depression and anxiety. J Affect Disord 156 : 156-163, 2014.
16) Arnold LM : Gender differences in bipolar disorder. Psychiatr Clin North Am 26 : 595-620, 2003.
17) Scheibe S, Preuschhof C, Cristi C, et al : Are there gender differences in major depression and its response to antidepressants? J Affect Disord 75 : 223-235, 2003.
18) Keers R, Aitchison KJ : Gender differences in antidepressant drug response. Int Rev Psychiatry 22 : 485-500, 2010.

（鈴木 利人）

第3章 思春期女子のうつ病

現在，児童思春期のうつ病に対して日本で使用可能な抗うつ薬とその推奨度

薬品名	エビデンスのレベル	初期用量	目標量
セルトラリン	B	12.5～25 mg	100 mg
パロキセチン	B	10 mg	20～40 mg
フルボキサミン	B	25 mg	100～150 mg
ミルタザピン	B	7.5～15 mg	25～45 mg
ミルナシプラン	C	10～25 mg	100 mg
エスシタロプラム	A	5～10 mg	10～20 mg
デュロキセチン	B	10～20 mg	30～60 mg

はじめに

　うつ病/大うつ病性障害は，最近までは成人の疾患と考えられ，児童思春期のうつ病が大きな関心を引くことは少なかった．最近の疫学的調査の結果から，児童思春期にもうつ病が高頻度に認められることが明らかになった．しかし，児童思春期の発達段階によって異なった臨床症状を示すために，しばしば児童思春期のうつ病は見過ごされることが多い．したがって，児童思春期の発達段階で異なるうつ病の臨床的な特徴を理解することが重要である．とくに思春期のうつ病は重大な問題であり，大きな健康上の問題ともなってきている．思春期前ではうつ病の有病率は1～2％であるが，思春期におけるうつ病の有病率は8％であり，うつ病の期間は6～8か月と報告されている[1]．思春期発症のうつ病は，慢性の経過をたどりやすく，また寛解・再燃を繰り返しやすいため，重大な機能障害を引き起こす．さらに思春期のうつ病は，薬物乱用，学業不振，社会的な関係構築の失敗，著しい自殺行動のリスクなどとも関連しており，他の年齢群と比べてユニークなものである．

思春期のうつ病の一般的な特徴

有病率，性差

　最近の欧米での疫学調査によると，児童の約5～8％にうつ病がみられ，年齢が高くなるにつれて頻度が増加すると報告されている．日本での疫学調査でも，質問紙によるスクリーニングでは小学生の7.8％，中学生の22.8％が抑うつ状態にあると報告されている[2]．また，同グループは，一般の小・中学生を対象とした面接調査を行ったところ，小学生の1.0％，中学生の4.1％に大うつ病が認められた，と最近報告している．子どものうつ病の性差は，児童期ではほとんど認められないが，思春期・青年期になると次第に女性の割合が多くなり，成人と同一の性差（男女比1：2）がみられるようになる．大うつ病の初回発症年齢の分布をみると10歳以降急激に頻度が増加し，成人並みの頻度になっていることが複数の報告から示されており[3]，とくにZisookらの報告では13～15歳でうつ病の発症がもっとも高かった[4]．とくに思春期以降は女性に有意な性差が確立してい

くのが特徴である．うつ病の頻度の性差に関してはさまざまな視点から性差の研究が行われてきたが，現時点では明確な説明が存在しない．現時点で性差を説明できない理由の1つには，うつ病そのものの病態生理が明らかではないことも起因している[5]．世界中の異なった地域の研究でも，成人のうつ病は男性に比べて女性に1.5〜3倍の高頻度で発症すると報告されている．しかし，この性差は思春期前までは存在しない．10〜14歳にかけて男女ともにうつ病の頻度は増加するが，女性の増加率が著しいことを示している．うつ病の発症率は思春期後期には成人の発症率に達し，また，15〜24歳の間は他のどの年齢群よりもうつ病の初回発症の頻度が高いことが報告されており，多くの成人のうつ病の最初の抑うつエピソードは思春期にあることが多く[6]，成人のうつ病を考えるうえでも，児童期から思春期にかけてのうつ病発症率の急激な増加，とくに女性のうつ病の増加は特筆すべきものがある．

思春期うつ病の性差の原因

　思春期のうつ病に関する論文数は急激に増えてきている．性差を説明するためには，遺伝学的要因[7]から社会的貧困まで多様な仮説が立てられたが，現時点では明確な原因については明らかになっていない．以下に性差を説明する仮説を述べる．これらの仮説はまだ妥当性については検証されていないが，思春期の女性のうつ病患者を診察する際に，性差の原因として考えられている要因を考慮しながら評価することは，診断を超えて患者のbio-psycho-socialな定式化を行う際に重要な情報となると考えられる．

生物学的因子　　年齢としての思春期はうつ病発症の男女差を予想する因子ではあるが，思春期の男女に起こる体表の性成熟の過程を評価したターナー(Turner)の分類が思春期のうつ病の性差の出現をもっとも正確に予想すると報告され，また思春期のテストステロンやエストロゲンの増加とうつ病の頻度の上昇に相関があるとも報告されている[8]．このような身体的な変化への対応が女性ではより困難であること，ストレス因を受けやすくなることと相まって，うつ病の性差を作り出す原因になるとの仮説もある[9,10]．ほかにも性ホルモンのレベルの変化，成長ホルモン，成長ホルモン刺激ホルモンへの反応性との相関も，思春期のうつ病が女性で多い要因の可能性を示唆している．また，早期の外傷体験が，視床下部−下垂体−副腎系(hypothalamic-pituitary-adrenal：HPA axis)に急性・慢性の変化をepigenetic(エピジェネティック)な変化を介して引き起こし，思春期の女性ではHPA系のストレスの反応性が高いことからストレスによる

HPA系の反応がうつ病の発症のリスクとなるとの報告もある[11]．

遺伝・家族因　遺伝負因や家族歴はうつ病の脆弱因子となることは知られているが，遺伝負因や家族歴は同時にうつ病の性差を説明する因子である可能性もある．一卵性双生児における思春期のうつ病発症が男性よりも女性において高いことが報告されている[12]．

ストレス因　思春期の女性は，同年代の男性よりも否定的なライフイベントを体験あるいは報告している．思春期の女性は，男性よりも否定的な対人関係や同年代からのプレッシャーをストレスとして報告しているのに対して，男性は否定的な学業上のイベントをストレスとして報告している．また，幼少期の虐待の経験が，女性では思春期において個人のストレスへの神経生理学的な反応の差として表現されるようになり，このことが思春期のうつ病の性差に関与するという報告もある[11]．

思春期のうつ病に関しては，現時点では明確な性差に関する原因となる要因は特定されていないが，女性が幼少期に否定的な体験をしやすい，遺伝的な脆弱性，ホルモンの変化などが女性において第二性徴期に一致して複合的な要因となり，思春期におけるうつ病の頻度が急激に高くなることを引き起こすことが推定される．このような多様性が診断の困難さや治療反応性の違いに結びついている．

うつ病の分類

児童思春期の抑うつ障害群の診断基準は基本的には成人と同一のものが用いられる．米国精神医学会による操作的診断基準である『精神疾患の診断・統計マニュアル 第5版（DSM-5）』[13]では，抑うつ障害群は，重篤気分調節症，うつ病，持続性抑うつ障害，月経前不快気分障害に大別される．抑うつ障害群は，児童思春期の場合，典型的な抑うつエピソードを基にするうつ病と，うつ状態が1年以上持続する持続性抑うつ障害（気分変調症）とに分けられる．成人の持続性抑うつ障害では，その持続が2年以上を要件としているが，思春期では1年以上の持続と定義されている．従来は，持続性抑うつ障害は気分変調症とされていたが，DSM-5では従来の気分変調症とは異なり，抑うつエピソードが1年以上持続する場合と，抑うつエピソードを満たさない抑うつ状態が1年以上持続するものとされ，両者を区別するためには特定用語を適切に用いることが不可欠である．

重篤気分調節症（disruptive mood dysregulation disorder：DMDD）は，DSM-5で新規に導入された診断であり，基本的に慢性で，重篤で持続したイライラを中核的な症状とした疾患と定義されている．重篤で持続した

イライラは，2つの症状によって表現される．第一に，周囲からの刺激によって誘発される頻回のかんしゃくである．第二に，かんしゃくの間の慢性的で，持続した易怒性あるいは怒りの感情である．このかんしゃくの間の慢性的で，持続したイライラあるいは怒りの感情が，挿入的(episodic)に出現する双極性障害とは大きな違いがある．しかし，これまでは非挿入的に出現するイライラも双極性障害の一部と捉えることによって，児童思春期の双極性障害の診断は急激に増加していた．この点に関しては，DSM-5の双極性障害の説明文のなかで児童思春期の双極性障害の特性とDMDDとの鑑別の視点，および双極性障害の発達的な病態像の変化の視点が繰り返し述べられている．DMDDの疫学的なデータについては厳密なものは現時点では存在しない．しかしDSM-5では，DMDDを一般的な児童思春期の臨床群では比較的頻回に診断されうる疾患として認識しており，2〜5％の有病率を想定している．また，思春期に比べて児童期に多くみられ，女子よりも男子に多い疾患としている．

DMDD診断は，ある意味では非常に操作的で，発症が10歳以前である必要がある一方で，6歳以前には診断はされない．現時点では診断の妥当性は7〜18歳においてのみで検証されており，診断は7〜18歳に限られているが，本当に年齢限定的な診断かについては今後の研究を待たなければならない．典型例のDMDDは思春期以前に診断され，年齢とともに減少すると考えられており，診断されてから1年後に診断できるのは約半数とされている．一般にDMDDは男性に多い診断であるが，女性においても他の抑うつ性障害や双極性障害の鑑別診断のうえで重要な概念となる．

うつ病の症状と診断

子どものうつ病および成人のうつ病の診断は，基本的に同一の診断基準が用いられる．DSM-5での抑うつエピソードの臨床症状は，(1)抑うつ気分，(2)興味または喜びの喪失，(3)体重，食欲の障害，(4)睡眠障害，(5)精神運動性の焦燥または制止，(6)易疲労性または気力の減退，(7)無価値感または過剰か不適切な罪責感，(8)思考力や集中力の減退，(9)自殺行動，である．成人と児童思春期の診断上の違いは，(1)「抑うつ気分」の代わりに子どもでは「易怒性」を診断基準に含めていること，(2)体重の減少の代わりに期待される体重増加がみられないことでも，子どもの場合，体重の障害とみなされることである．また，思春期では過食がしばしば認められる．(4)の睡眠障害では不眠に限らず過眠も多く，しばしば過眠や過食が出現し，成人の抑うつ障害と違い，非定型的なパターンを示すことがあり，

表 3-1　発達段階によるうつ病の症状の違い

児童期	思春期
・不安症状（恐怖症，分離不安），身体的な訴え，幻聴が多い ・イライラ，癇癪や行動上の問題として表現されるあるいは認識されることが多い．妄想は少ない	・食欲や睡眠の障害が目立つ ・イライラ，他者からの非難に敏感である．周囲の刺激に反応しやすい ・自殺行動が増える

診断がしばしば混乱する原因になる．

　一般的に，児童思春期のうつ病は，攻撃的な行動など外在化症状として表出されることが多いと考えられている．児童思春期の抑うつ障害は，発達段階によって表出される症状が異なることが特徴であり，診断の際に年齢や発達状況を考慮することが必要である（表 3-1）[14]．一般に，思春期のなかでも低年齢層では，身体化症状を訴えることが多く，抑うつ的な表情をしていても主観的な抑うつ症状を訴えることが少ない．思春期では，しばしば過眠を訴え，年齢が上がるにつれて，無快楽，精神運動抑制，日内変動，過眠，食欲不振あるいは過食などの症状が増し，抑うつ的表情表出，身体化，罪悪感，自己価値の低下などの若年期に特徴的な症状は減少し，成人期の抑うつ障害に近づいていく．児童思春期のうつ病では精神病症状を伴うことが多く，児童思春期の抑うつ障害では 31〜50％が精神病症状を伴い，とくに児童期では幻聴を伴うことが多い，と報告される．一方，精神病症状のなかの妄想は成人のうつ病よりも少ないことが報告されているが，思春期後期になると幻聴よりも妄想の頻度が高まってくる．児童思春期の抑うつ障害は，罹患した児童に学業や社会生活に重大な障害を引き起こし，自殺の危険も高める．自殺に関連する行動も成人うつ病よりも多くみられ，約 60％のうつ病の子どもが自殺念慮をもっていた，と報告されている[9]．約 15％の思春期女性に自傷行為がみられ，時に気分障害が背景にあるときに自殺行動のリスクが高まる，と報告されている．一般に女性の抑うつ障害では，男性に比べて否定的な思考や怒りに関して反復する傾向が強く，このことがより否定的なサイクルを導きやすくなる傾向が特徴として報告されている．

抑うつ障害の経過と予後

　児童思春期のうつ病の 1 回のエピソードは 9 か月間であり，再発を繰り

返すことが報告されている．108人の10年間の追跡調査では，子どもに発症したうつ病の1/3が成人のうつ病につながったと報告され，長期的な経過観察を要する[9]．

思春期のうつ病と合併精神疾患

思春期のうつ病は単独で出現するよりも，不安症，注意欠如・多動症/注意欠如・多動性障害(attention-deficit/hyperactivity disorder：ADHD)，素行症/素行障害，摂食障害などに合併することが多いといわれている．思春期の合併疾患のメタアナリシスでは児童思春期のうつ病では，不安症のオッズ比(OR)は8.2(95%信頼区間[CI]5.8，12.0)，素行症のORは6.6(95% CI = 4.4，11.0)，ADHDのORは5.5(95% CI = 3.5，8.4)であった．思春期女性のうつ病に限定した研究は少なく，630人の思春期うつ病女性を対象とした研究では，素行症のORは20.0(95% CI = 4.0，99.2)，反抗挑発症/反抗挑発性障害のORは7.3(95% CI = 2.2，24.8)，不安症のORは33.8(95% CI = 13.5，84.4)であった．また，これらの疾患はしばしば，思春期のうつ病との鑑別上も重要な疾患である．

うつ病の原因

現在，思春期うつ病の原因は特定されていない．遺伝要因と環境要因の相互作用が子どものうつ病の発症を理解するうえで重要である，と考えられるようになってきている．しばしば抑うつ症状が，感染症，神経疾患，内分泌疾患など身体疾患の症状の一部や薬物の副作用として認められることもある[7]．DSM-5では，身体疾患でも抑うつ気分や意欲・興味の障害を伴ううつ病が引き起こされると考えられている．身体疾患に伴ううつ病は，身体疾患の治療とともにうつ症状は改善すると考えられている．感染性単核症や甲状腺疾患はとくに，思春期にみられるうつ病の重要な鑑別疾患となる．また，糖尿病，喘息などの慢性疾患にうつ病が合併するという報告もあり，慢性疾患でのうつ病の出現にも思春期領域では注意を払う必要がある．

思春期の抑うつ障害の治療

思春期の抑うつ障害に対するアプローチの基本

　思春期うつ病の理想的な治療は，複数の治療的なアプローチを組み合わせることである．うつ病は，家族，学校および子どものおかれている社会的な環境に影響を与えるが，同時にこれらの要因がうつ病の誘因や増悪因子となっている．したがって，うつ病の子どものみならず，思春期には家族や学校・職場に対して治療的な介入を行うことも重要である．

　とくに，子どものうつ病に関した心理教育を子どもや家族に行うことが重要である．正しい心理教育は，不必要な罪悪感や非難を減らすことにつながる．しばしば，家族は子どものうつ病には学校・職場に責任があると非難し，学校・職場は家族を非難することで，問題の解決をむしろ遅らせることにつながる．学校での治療的な環境づくりも必要である．治療の一部として，学校・職場での負荷を軽減することがしばしば重要である．具体的には，授業時間の短縮，宿題や課題の削減などがあげられる．

　現時点では，女性と男性の抑うつ障害の治療の反応性に関しての明確な違いは報告されていない．

心理的なアプローチ

　心理的なアプローチは思春期のうつ病の治療の際に重要である．治療者が十分な時間をかけて支持的な傾聴を行うことも重要である．一方，成人で有効性が示された認知行動療法，対人関係療法が，思春期でも有効であることがエビデンスとして報告されている．認知行動療法では，うつ病を認知の障害と考えて，うつ病患者の認知の歪みに治療の焦点をあて，うつ病に寄与する思考や行動パターンを明らかにしていく．対人関係療法では，うつ病は対人関係上の問題によって説明できるという基本概念に基づき，対人的葛藤を解消し，患者の対人関係の質の向上によって，うつ状態の改善および健康な対人関係を構築していく．子どもに対してこれらの精神療法を用いる際には，思春期の患者が生物学的，認知的，社会的，情緒的な発達段階にあるため，認知発達過程（計画，思考，他人の立場になって考える能力）や社会的要因を考慮していくことが必要である．成人で実施されている治療技法よりも家族との関係を積極的に治療のなかで取り扱った

り，家族への直接的な関与を含めたり，視覚的な技法を用い非言語的なアプローチを加えるなどの修正が必要である，と報告されている．

薬物療法

現在，思春期のうつ病治療に抗うつ薬が使われることが多くなってきている．しかし，成人と比べて抗うつ薬の効果・副作用の出現に関して違いが認められ，慎重な使用が求められている[14]．現時点では日本で適応のある抗うつ薬は存在せず，抗うつ薬の使用は適応外であることに留意し，リスクとベネフィットを考慮して処方する．その際には有効性と副作用について子どもと保護者に十分な説明を行うことが必要である．さらに，以下のように成人では有効な抗うつ薬が，思春期では有効性がみられないことも報告されており，慎重な薬物の選択が求められる（表3-2）[19]．また，現時点で性差による薬物の反応性の違いについては報告されていない．

三環系抗うつ薬 三環系抗うつ薬は，12のプラセボと比較した試験のメタアナリシスの結果から子どものうつ病に有効ではないと考えられて

表3-2 メタ解析による児童思春期のうつ病に対する抗うつ薬の有効性

薬物のクラスによる違い	臨床試験数	Rate Ratio (RR)	P値	NNT（95% CI）
すべての抗うつ薬	30	1.22	<0.001	9.35(7.09, 13.7)
三環系抗うつ薬	14	1.15	0.092	14.49(∞, 6.85)
SSRI	12	1.23	<0.001	8.85(6.49, 13.9)
その他	2	1.27	0.008	7.81(4.57, 27.0)

年齢による違い	臨床試験数	Rate Ratio (RR)	P値	NNT（95% CI）
思春期群のみ	16	1.27	<0.001	8.33(5.92, 14.1)
児童群のみ	2	1.11	0.596	21.3(∞, 4.74)
混合群	10	1.19	<0.001	10.1(6.76, 20.0)

CI：信頼区間，NNT：number needed to treat，Rate Ratio：率比
(Tsapakis EM, et al : Efficacy of antidepressants in juvenile depression : meta-analysis. Br J Psychiatry 193(1) : 10-17, 2008)

いる．

選択的セロトニン再取り込み阻害薬（SSRI）　　fluoxetine, citalopram, セルトラリン（sertraline）が現在までランダム化比較対照試験によって子どものうつ病に効果があると報告されている（表3-3）．とくにfluoxetineは米国食品医薬品局（Food and Drug Administration：FDA）でも唯一子どものうつ病の治療薬として承認され，複数の臨床試験で効果が示されている．日本では，4種類のSSRI（selective serotonin reuptake inhibitors）が使用可能である．児童思春期への有効性ではセルトラリン，エスシタロプラム（escitalopram）がプラセボ対照試験で有意な抑うつ症状の改善を示している．しかし，この臨床試験でもプラセボへの反応が高く，統計学的な差はあったが，効果量が小さく，臨床的な意義に疑問を示す専門家もいる．パロキセチン（paroxetine）は，効果判定指標ではプラセボ群との有意差を認めなかった．最近の未発表のデータも含めた3調査から，パロキセチンは2.8％のプラセボ群に比べて自殺念慮が5.3％と高いことが報告され，またプラセボと比較しての有効性も否定された．フルボキサミン（fluvoxamine）は子どもに対して行われたプラセボ対照試験がなく，子どものうつ病への有効性が明らかではない．現時点の日本で発売されているSSRIで，FDAが適応承認しているものは12歳以上へのエスシタロプラムのみである．

セロトニン・ノルアドレナリン再取り込み阻害薬（SNRI）　　SNRI（serotonin-noradrenaline reuptake inhibitor）であるミルナシプラン（milnacipran）に関してのプラセボ対照試験はなく，子どもに関しての有効性は明らかではない．また，venlafaxine，デュロキセチン（duloxetine）もプラセボ対照試験での有効性を示す報告はなく，プラセボ二重盲検試験では有効性が認められなかった．

一般に，児童思春期の臨床試験では，成人と比較したときに，抗うつ薬への反応は成人と同等であるが，プラセボに対する反応率が50〜70％と高く，結果的にプラセボと抗うつ薬との間で効果に統計学的な差が認められなくなる．

現在までの臨床試験データでは，子どものうつ病に関してはSSRIが第一選択薬として考えられている[15]．Texas Children's Medication Algorithm Project（CMAP）[16]でもSSRIを第一選択薬とし，もし副作用のために服用が困難であったり，無効であった場合には他のSSRIに変更することを推奨している．複数のSSRIに反応しない場合に，初めて他の抗うつ薬を試すことを推奨している．現在，最近の臨床試験データからCMAP

第3章 思春期女子のうつ病　63

表 3-3　児童思春期のうつ病のプラセボを用いた RTC の結果

	投薬群	対象年齢	投与量	治療期間	結果
fluoxetine					
Simeon ら (1990)	FL 20 PL 20	13〜18歳	20〜60 mg	8週	FL = PL
Emslie ら (1997)	FL 48 PL 48	7〜17歳	20 mg	8週	FL(56%)＞PL (33%)
Emslie ら (2002)	FL 109 PL 110	13〜18歳	20 mg	8週	FL(41%)＞PL (20%)
March ら (2004)	FL 109 CBT 111 COM 107 PL 112	〜17歳	10〜40 mg 10〜40 mg	12週	COM(71.0%)＞FL (60.6%) ＞CBT(43.2%)＝ PL(34.8%)
citalopram					
Wagner ら (2004)	Cit 89 PL 85	7〜17歳	20〜40 mg	8週	Cit(36%)＞PL (24%)
Von Knorring ら (2006)	Cit 124 PL 120	13〜18歳	1〜40 mg	12週	Cit(42%)＞PL (25%)
sertraline					
Wagner ら (2003)	Sert 189 PL 187	6〜17歳	50〜200 mg	10週	Sert(69%)＞PL (59%)
paroxetine					
Keller ら (2001)	Pax 93 IMI 95 PL 87	12〜18歳	20〜40 mg 50〜300 mg	8週	Pax(66.7%)＝IMI (58.5%)＝PL (55.2%)
Emslie ら (2006)	Pax 104 PL 102	7〜17歳	10〜50 mg	8週	Pax(48.5%)＝PL (46.0%)
Berard ら (2006)	Pax 182 PL 93	13〜18歳	20〜40 mg	12週	Pax(60.5%)＝PL (58.2%)
mitrazapine					
Organon (2000) Study 1	Mirt 82 PL 44	7〜18歳	15〜45 mg	8週	Mirt(59.8%)＝PL (56.8%)

表 3-3 つづき

	投薬群	対象年齢	投与量	治療期間	結果
Study 2	Mirt 88 PL 45	7～18歳	15～45 mg	8週	Mirt(53.7%)＝PL(41.5%)
escitalopram Wagner ら (2006b)	Escit 133 PL 133	6～17歳	10～20 mg	8週	Escit(45.7%)＝PL(37.9%)
Emsile ら (2009)	Escit 155 PL 157	12～17歳	10～20 mg	8週	Escit＞PL(CDRS-Rのスコアの減少率)
Findling ら (2013)	Escit 34 PL 40	12～17	10～20 mg	16～24週	Escit(50.6%)＞PL(35.7%)
venlafaxine Mandoki ら(1997)	Ven 20 PL 20	8～17歳	37.5～75 mg	6週	PL＝Ven
Emsile ら (2007)	Ven 169 PL 165	7～17歳	225 mgまで	8週	Study 1 Ven(63%)＝PL(51%) Study 2　Ven(76%)＝PL(67%)
duloxetine Atkins ら (2014)	PL 103 FL 117 Dul 117	7～17歳	20～40 mg 60～120 mg	36週	PL＝FL＝Dul
Emsile ら (2014)	PL 122 FL 117 Dul 116 Dul 108		20 mg 30 mg 60 mg	36週	PL＝FL＝Dul 30 mg＝Dul 60 mg

PL：プラセボ，FL：fluoxetine，CBT：認知行動療法，CDRS-R：children's depression rating scale, revised（子ども抑うつ尺度），COM：combination treatment（併用療法），Cit：シタロプラム，Sert：セルトラリン，Pax：パロキセチン，IMI：イミプラミン，Escit：エスシタロプラム，Mirt：ミルタザピン，Ven：venlafaxine，Dul：デュロキセチン

のアルゴリズムでは，第一選択としてSSRIのなかでも，fluoxetine, citalopram, セルトラリンのみが推奨され，その他のSSRIは第二選択薬とされている（図3-1）[16]．このなかでは，唯一セルトラリンが日本では使用が承認されている[9]．一般に，子どもに対してのSSRIの投与は，通常，成人よりも少量から開始し，副作用の出現を見ながら成人の治療必要量ま

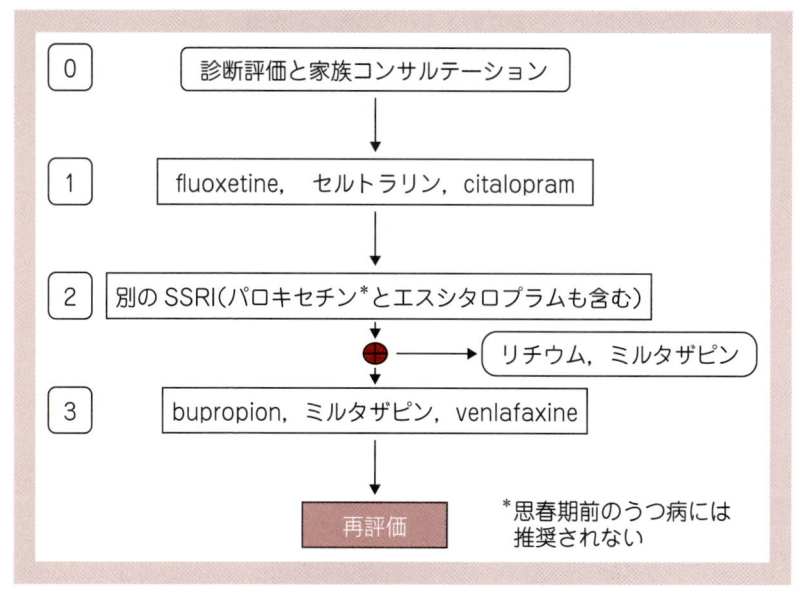

図3-1 児童思春期のうつ病治療のテキサスアルゴリズム

```
0  診断評価と家族コンサルテーション
     ↓
1  fluoxetine, セルトラリン, citalopram
     ↓
2  別のSSRI(パロキセチン*とエスシタロプラムも含む)
     ↓ ● → リチウム, ミルタザピン
3  bupropion, ミルタザピン, venlafaxine
     ↓
   再評価   *思春期前のうつ病には
           推奨されない
```

(Hughes CW, et al：Texas Children's Medication Algorithm Project：up-to date from Texas Consensus Conference Panel on medication treatment of childhood major depressive disorder. J Am Acad Child Adolesc Psychiatry 46(6)：667-686, 2007)

で増量していくことが可能である．セルトラリンは，パロキセチン，フルボキサミンと異なり眠気を引き起こすことが少ないので，朝食後から投与開始できる．セルトラリンが無効であった場合には，その他のSSRIに変更することが考えられる．この時点で，リチウム(lithium)による増強療法が選択肢の1つであるが，成人と比較して思春期のうつ病に対しての増強療法の有効性はまだ確立されていない．SSRIが無効な場合には，SNRIを成人量よりも少量から開始する．子どもへの抗うつ薬の投与時に自殺行動が出現することが報告されており，投与開始後あるいは増量後1か月は毎週診察し，副作用の出現をチェックすることが望ましい．

英国でのパロキセチンの児童思春期のうつ病に対する自殺行動の増加が報告されてから，複数の子どもへのSSRIの使用による危険性に対する分析が行われた．過去の未発表の臨床試験データを含めた再分析では，抗うつ薬が児童期の自殺に関連した行動を増加させることが明らかになった[17]．服薬開始後1～9日までの自殺行動のオッズ比がもっとも高く，時間が経過するに伴い減少し，投与開始後90日以降ではオッズ比は1.00まで低下し，プラセボ群との間に差が認められなくなった，と報告されている．

表 3-4 児童思春期のうつ病に対する抗うつ薬の副作用

症候	自殺行動	アカシジア	躁転	中断症候群	セロトニン症候群	アパシー
反応	自らを傷つける行動	内的なイライラ,落ち着きのなさ	怒り,イライラ,気分の高揚,睡眠の変化	不安,情緒の不安定さ(イライラ,号泣,制止)めまい,感冒様症状,生々しい夢	発熱,発汗,筋緊張の低下,反射の亢進,意識の変化	興味の喪失,喜びの喪失(抑うつ的ではない)
頻度	2%	5〜25%	1〜10%	4〜18%	<1%	約10%
投与期間	1〜4週	2〜6週	2〜4週あるいは増量	1〜7日	複数のセロトニンに関与する薬物の投与	24〜78週
処置	医師へのコンサルト	プロプラノロール,ベンゾジアゼピン系	薬物中止,気分安定薬開始	薬物の再開長い半減期の薬物の投与	入院	減量・中止

　一方で,疫学的な調査ではSSRIの使用と子どもの自殺率の低下に相関が認められ,子どものうつ病への薬物治療の効果に関する傍証として捉えられている.最近の欧米の調査では,抗うつ薬処方の減少とともに子ども,とくに思春期の自殺既遂率が上昇していることが報告されている.今後,子どもへの抗うつ薬の使用に関しては,さらなるリスクとベネフィットを考えた使用が重要となっていくと考えられる.

　思春期へのSSRIを含めた抗うつ薬の使用に関しては,処方時には正確な副作用および処方量についての情報を子どもと保護者に伝えることが重要であり(表3-4,表3-5),自殺行動に関してのインフォームド・コンセントをきちんと行い,慎重な経過観察を要する.

薬物療法と精神療法の比較

　臨床場面では,薬物療法・精神療法が併用されることが多いが,併用療法の有効性,あるいは精神療法と薬物療法の有効性を比較した臨床試験はなかった.最近,薬物(fluoxetine)・精神療法(認知行動療法)併用,薬物

表3-5 現在，児童思春期のうつ病に対して日本で使用可能な抗うつ薬とその推奨度

薬品名	エビデンスのレベル	初期用量	目標量
セルトラリン	B	12.5〜25 mg	100 mg
パロキセチン	B	10 mg	20〜40 mg
フルボキサミン	B	25 mg	100〜150 mg
ミルタザピン	B	7.5〜15 mg	25〜45 mg
ミルナシプラン	C	10〜25 mg	100 mg
エスシタロプラム	A	5〜10 mg	10〜20 mg
デュロキセチン	B	10〜20 mg	30〜60 mg

治療(fluoxetine)，精神療法(認知行動療法)，プラセボの4群間の大うつ病に対する治療効果の比較が米国連邦政府の研究補助によって行われた(Treatment for Adolescents with Depression Study(TADS)Team, 2004)[18]．この研究では，併用療法群と抗うつ薬群は，プラセボ群と比較して有意な改善を示した．この結果からは，併用療法が単独療法よりも子どものうつ病の治療に効果があり，fluoxetineが認知行動療法よりも有効であったことを示している．認知行動療法についてこの報告では，抑うつ症状の軽減に関してはプラセボ群と有意差はなかったが，自殺に関連した行動の軽減に関して効果が認められた．この研究は，子どものうつ病には，薬物と精神療法の併用がもっとも有効であることをエビデンスとして示している．また，TORDIA研究では，第一選択と捉えられているSSRIに反応が十分でない思春期症例に対して，SSRIとSNRIのいずれかに切り替え，同時に認知行動療法と併用を追加した群と比較した[20]．結果としてSSRIとSNRI間で有意差は認められなかったが，認知行動療法を併用した群は有効性が認められた．これらの結果は，思春期における薬物療法，精神療法の重要性を示唆している．

おわりに

　世界保健機関(World Health Organization：WHO)は，2020年までに世界的に子どもの精神科疾患は50%増加し，子どもの重大な健康問題の20%は精神疾患に起因すると予想している．子どもの精神疾患のなかでもうつ病は子どもの日常生活および発達に重大な影響を与えるものの1つで

ある．米国では児童思春期のうつ病が1960年代から一貫して増加している．この現象に関しての明確な説明はなされていないが，子どもたちを巡る社会環境の変化，たとえば離婚の増加，核家族化，虐待の増加などが要因としてあげられている．現在の日本の子どもの生活環境の欧米化は，今後日本でも子どものうつ病が増加していく可能性を示唆している．したがって，今後日本においても子どものうつ病の診断・治療について認識を高めていく必要がある．とくに，日本では児童思春期精神科医の不足が大きな問題になっているなかで，子どもの医療の最前線に立つ小児科医が子どものうつ病についての理解を深めることは，子どもの心身両面からみても非常に重要であると考えられる．

　現在，思春期のうつ病への治療に関するエビデンスは乏しく，一貫していない．したがって，現時点では，もっともエビデンスがあるとされる薬物療法，精神療法とともに，家族への介入，学校・職場などの環境への介入など複合的なアプローチを行っていくことが必要である．

文　献

1) Kessler RC and Wang PS : The descriptive epidemiological of commonly occurring mental disorders in the United States, Annual Review of Public Health 29 : 115-129, 2008.
2) 傳田健三，賀古勇輝，佐々木幸哉ほか：小・中学生の抑うつ状態に関する調査 Birleson 自己記入式抑うつ評価尺度(DSRS-C)を用いて．児童青年精神医学とその近接領域 45(5)：424-436, 2004.
3) Hushin DS, et al : The epidemiology of major depressive disorder : results from the National Epidemiologic Survey on Alcohol and Related Conditions. Arch Gen Psychiatry 62(10) : 1097-1106, 2005.
4) Zisook S, Lesser I, Stewart JW, Wisniewski SR, et al : Effect of age at onset on the course of major depressive disorder. Am J Psychiatry 164 (10) : 1539-1546, 2007.
5) Costello EJ and Anglod A : Developmental Psychopathology and Public Health : Past, present and future. Development and Psychopathology 6 : 599-618, 2000.
6) Cohen P, et al : An epidemiological study of depression in late childhood and adolescence : I, Age and gender specific prevalence. Journal of child and adolescent, Psychology and Psychiatry 34 : 851-867, 1993.
7) Evans LJ and Carbonneau R : Recovering components of varience from differential ratings of behavior and environment in pairs of relatives. Developmental, Psychology 34 : 125-129, 1998.
8) Anglo, Costello, and Worthma : Puberty and depression : The roles of age, pubertal status, and pubertal timing. Psychological Medicine 98 : 51-

61, 1998.
9) Leadbeater BJ, et al : A multivariate model of gender differences in adolescent's internalizing and externalizing problems. Developemtal Psychology 35 : 1268-1282, 1999.
10) Cyranowski F, et al : Adolescent onset of the gender difference in life time rates of major depression. Archives of General Psychiatry 57 : 21-27, 2000.
11) Heim C and Nemeroff CB : The role childhood trauma in the neurology of mood and anxiety disorders, Preclinical and clinical studies. Biological Psychiatry 49 : 1023-1039, 2001.
12) Silberg J, et al : The influence of genetic factors and life stress on depression among adolescent girls. Archives of General Psychiatry 56 : 225-232, 1999.
13) American Psychiatric Association : Diagnostic and Statistical Manual of Mental Disorders 5. American Psychiatric Press, Washington DC, 2013.
14) 齊藤卓弥, 西松能子：児童思春期うつ病の治療　過去10年間の対照試験の結果の検討. 精神科治療学 20(4)：421-433, 2005.
15) Kowach RA, Delbello MP, Mayes T, et al : Pediatric mood disorders p263-284.(Ed) Coffey CE and Brumbach RA, Pediatric Neuropsychiatry, Lippincott Williams & Wilkins. Philadelphia, 2006.
16) Hughes CW, et al : Texas Children's Medication Algorithm Project : upto date from Texas Consensus Conference Panel on medication treatment of childhood major depressive disorder. J Am Acad Child Adolesc Psychiatry 46(6) : 667-686, 2007.
17) Hammad TA, Laughren T, Racoosin J, et al : Suicidality in pediatric patients treated with antidepressant drugs. Arch Gen Psychiatry 63(3) : 246-248, 2006.
18) Treatment for Adolescents with Depression Study (TADS) Team : Treatment for Adolescents with Depression Study (TADS) Team, fluoxetine, cognitive-behavioral therapy, and their combination for adolescents with depression. TADS randomized controlled trial. JAMA 292(7) : 807-820, 2004.
19) Tsapakis EM, et al : Efficacy of antidepressants in juvenile depression : meta-analysis. Br J Psychiatry 193(1) : 10-17, 2008.
20) Drent D, et al : Switching to another SSRI or to venlafaxine with or without cognitive behavioral therapy for adolescents with SSRI-resistant depression. The TORDIA randomized controlled trial. JAMA. 299 : 901-913, 2008.

（齊藤　卓弥）

第4章
成人期のうつ病
20～30歳代女性のうつ病

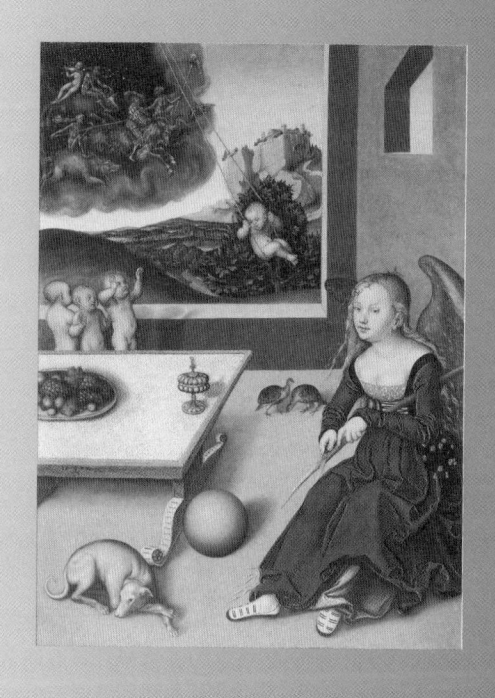

はじめに

うつ病像の男性モデル　日本で論じられる典型的なうつ病像は男性がモデルであった．戦前に提唱された下田の執着性格から，逃避型抑うつ（広瀬）や現代型うつ病（松浪），未熟型うつ病（阿部）[12]を経て，最近のディスチミア親和型（樽味）や新型うつに至るまで，いずれも職場で事例化する男性に焦点を当ててきた．その理由は，「主婦」や「家事手伝い」という役割のある女性の場合は，うつ病になっても，その影響は家庭内にとどまり，社会問題になりにくいことにあったと思われる．

日本と諸外国とのうつ病の性差　他方，諸外国に目を転じると，うつ病の記載は必ずしも男性中心ではない．日本と同様に第二次世界大戦後，高度経済成長を遂げたドイツを例にとってみても，確かにうつ病の病前性格に関しては共通点が多いとはいえ，性差の点では異なる．すなわち，メランコリー親和型（Typus Melancholicus）を導き出したTellenbach[1]の調査では，単極うつ病は中年女性に多いとされていたのである．北中[2]によれば，うつ病は欧米では長らく「女性の病」であり，つい最近まで，欧米の精神科医の抱く典型的なうつ病のイメージは，子どもが巣立った後，虚しさを感じて「眠れぬ中年女性」だったという．実際，諸外国でも日本でもうつ病の生涯有病率は女性が高いのであるが，この典型的なうつ病患者のイメージに関する彼我の差は何に由来するのか，その社会文化的背景は興味深い．

この章の目的　日本では一般に，女性には神経症性うつ病が多く，発病の契機が結婚に始まり，家庭内の人間関係の葛藤や家族の喪失にあることが多いとされるが，最近では，男性のうつ病の非定型化と女性のうつ病の定型化を指摘する声もある[3]．いずれにしても，うつ病像の性差を論じるとしたら，①遺伝の要因，性ホルモンの分泌や月経周期と関連した身体状況に加え，②ライフサイクルにおける社会的な役割の差異を考慮する必要がある．前者（①）については，別項目が立てられているので，ここでは20〜30歳代の成人女性のうつ病に関して，気質や病像，発病状況などに焦点を当てて，男性との差を論じてみたい．

うつ病の概念と病前性格論

　女性のうつ病といっても，その診断基準が男性と異なるわけではないが，病前性格や発病状況，病像には若干の差異がある．まず，それを論じる前提として，「うつ病」概念の歴史的変遷や病前性格論について，性差にも触れながら簡単にまとめておきたい[4]．

　うつ病概念の変遷　　そもそも「うつ病」の意味内容は，とくにここ10数年間で大きく変化した．それは，1980年代に米国の操作的診断基準（DSM-Ⅲ）が日本にも導入され，「depression」に「うつ病」という訳語を当てたことも遠因になっている．このdepression自体は比較的新しい概念で，もともと医学用語ではなく，原義は圧力の低下である．英和辞典を紐解けばわかるように，低気圧や不景気などをも意味する．すなわち，物理的事象から気象，経済，心理的現象に広く使われるもので，その共通する内容は「落ち込み」である．心理的な用例に限定しても，正常な気分変動から精神病レベルまで，さまざまなレベルの抑うつを意味する．そのため，英語の精神医学文献に登場するdepressionは，一昔前であれば，文脈によって，抑うつ，うつ，うつ病などと訳し分けられてきたのである．ちなみに，systemizingとempathizingという人のもつ2つの認知・行動の方向性，およびそのバランスをめぐるモデルを提唱したBaron-Cohen[5]によれば，女性はempathizing優位の認知・行動パターンを取りやすいとされる．すなわち，女性では他者の感情や思考を特定し，それに対して適切な感情で反応する動因が優位なため，一般に感情症状に対して男性よりも親和的であり，ひいては広義の抑うつを抱きやすいともいえる．

　「うつ病」名の変遷　　ドイツ語圏では，①明らかな心理的原因から生じるdepressionと，②身体レベルの抑うつで，バイオリズムの変動を伴い，状況の変化に反応せずに一定期間持続するdepressionとに区別され，後者（②）はendogene Depression（内因性うつ病）とよばれた．戦前にドイツ語圏の精神医学を輸入した日本では長らく，うつ病といえば，主にこの内因性うつ病を指し，心因性の場合は比較的重い状態像に限定されて用いられていた．しかも，うつ病といえば中年期の病とされ，比較的若い人のうつ病はあまり主題化されず，女性の場合も，せいぜい月経周期と関連した病像や神経症レベルの抑うつが取り上げられた程度である．上述したDSM-Ⅲ（1980）の登場以降，「major depression」が大うつ病と翻訳され，

他のdepressionの付く障害名もすべてうつ病とよばれることになった.かつて,症状の重篤度に合わせて,うつ病,抑うつと便宜的に使い分けられていた状態像がすべてうつ病とよばれ,非定型うつ病(atypical depression)や小うつ病(minor depression),閾値下うつ病(subthreshold depression)など,修飾語で区別されるようになったのである.いきおい,「うつ病」の範囲は著しく拡大することになり,あらゆる抑うつ状態が俎上にのぼることとなった.

双極性障害と単極うつ病 このように現代では,「うつ病」の範囲が軽症側へ拡大する一方で,うつ病の経過における軽躁が重視されて,双極性障害も拡大される傾向にあり,双極Ⅰ型障害と単極うつ病との間に,双極Ⅱ型障害をはじめとした**軽微双極性障害**(soft bipolar disorder)[6]や双極スペクトラム障害(bipolar spectrum disorder)[7]が挿入されることとなった.有病率に関しては,双極Ⅰ型障害は男女差がないとされるのに対し,双極Ⅱ型は女性に多いという報告が多く,単極うつ病になると明らかに女性が多くなるといった具合に,うつの要素が強まると女性優位になる.もっとも,この単極うつ病には前述した内因性うつ病と神経症性うつ病の両者が含まれていることに留意しておく必要がある.

次に,これまで指摘された成人の気分障害の病前性格や発病状況について,簡単に振り返っておきたい.

気分障害の病前性格 Akiskal[6]は,Kraepelinの基底状態(Grundzustände)概念を引き継いで,気分障害の基盤に感情気質(affective temperament)を想定している.そのなかでうつ病に親和的なものは,抑うつ気質(depressive temperament)であるが,その記載をみると,Schneider[8]の抑うつ者の特徴とともに,習慣的な過眠傾向や,考え込む傾向,無快楽,精神運動不活発が午前中に悪化するといった日内リズムに触れており,一部の双極うつ病の最軽症表現型といって差し支えない.すなわち,気質から準臨床レベルを経て定型的な双極性障害へと気分変動の振幅が増大するという単純なモデルであり,性格形成や発病状況の視点はない.

一方,Kretschmer[9]も早くから精神疾患と性格との関係に着目していたが,基本的にはスペクトラムモデルである.すなわち,躁うつ病は正常人格の異型の先鋭化として把握され,循環気質(Zyklothymie)—循環病質(Zykloid)—躁うつ病の移行系列が想定された.とはいえ,循環病質は,社交的,善良,親切,温厚という基本特徴をもつとされ,対人面での同調性や状況との共鳴性も重要視される.この特性そのものは必ずしも病的なものとはいえず,ある意味で健全な発達のあり方であるが,同調性が過剰

になると破綻の危険を孕んだ病理的な性格となりうる.

Tellenbach の考え方　気分や感情の変動よりも，几帳面さ，すなわち秩序への親和性や過剰規範性という人格構造をうつ病者の病前特徴として重視したのがTellenbachである．彼の提唱したメランコリー親和型[1]は，秩序結合性と高い自己要求という人格特徴を有する．このため，空間的には自らの秩序の遂行に基づいてこの限界に閉じ込められ，時間的には自分自身の作業への高い要求の背後に取り残される．この2つの状況が極端に先鋭化し，自己矛盾に捉われて出口がなくなると，メランコリーが生じるとされる．

エネルギー的側面と人格構造　このように臨床精神医学的には，①感情・欲動の変動というエネルギー的側面と，②几帳面さ，過剰規範性という人格構造の面から気分障害の病前性格は構想されてきたのである．①に関しては，その基礎はある程度生得的なものと考えられるため，発達との関連では過剰規範性の形成が問題となる．この構想を男女差の観点から補足すれば，エネルギー的側面に関して，女性は生理的に気分変動をこうむりやすく，②の人格構造の形成に関しても，その基盤となる母子関係や父子関係が，男性とは微妙に異なるといえる．

Abraham の考え方　以上は，主に内因性のうつ病を対象にした議論であるが，精神分析では神経症性うつ病と内因性うつ病とを必ずしも区別せず，むしろ「うつ」という共通の心理状態の形成メカニズムや人格構造を問題にする．たとえばAbraham[10]は，うつ病者に潜在する口唇期空想，合体願望を指摘し，肛門愛前期のサディズム段階に固着している前うつ病者が，葛藤状況に陥ると口唇期に退行することでうつ病が発生すると説明した．いずれにしても，病前における対象への過度の一体化と，その喪失による退行が重要視されている．いいかえれば，基底に想定される依存性とその防衛の破綻がうつ病の共通の機制なのである．

心的審級によるうつ病の分類　またBenedetti[11]は，うつ病罹患時に重要な役割を果たす心的審級に従って，超自我・うつ病(Überich-depression)，エス・うつ病(Es-depression)，自我理想・うつ病(Idealich-depression)などと分類している．これも病前の人格構造の有り様と大いに関連しているが，自責の強い超自我・うつ病や自分の理想が実現できなくなったために生じる自我理想・うつ病などはより成熟した人格にみられるのに対し，依存や退行が目につきやすいエス・うつ病は若年者や未熟な人格で目立つ．上述したように，生来性の依存性がどのように防衛されているかによって，うつ病の病像も分かれるのである．

生得的エネルギー水準（躁的因子）　筆者[12]は，飯田ら[13]の研究を参考にすると同時に，生得的なエネルギー水準（躁的因子）も考慮し，うつ病の病前性格の発展と破綻について次のようにまとめた．循環気質において①依存欲求が過度に満たされた群と，②これを抑圧して権威や規範との過度の同一化を経て，几帳面さや強迫性を発展させた群（メランコリー親和型，執着性格）は高リスクである．後者（②）では，強迫的防衛が成人早期までは有効に機能するため，発症が壮年期以降であるのに対し，前者（①）では，庇護の喪失や自立の失敗が発病状況を構成し，発症は成人早期である．①のうち，生得的なエネルギー水準が低く，無力性で物静か，陰うつ，葛藤回避的な群は，軽い制止や逃避を主体としたうつ病像（逃避型抑うつ）を呈し，生得的エネルギー水準が比較的高く，ある程度の熱中性を有する群は，不安・焦燥優位の双極うつ病像（未熟型うつ病）を呈する傾向があると論じた．この図式は，おおむね女性にも当てはまるが，後述する（p.82）ように，うつ病が生じてくる舞台は，職場だけでなく夫婦関係であることも多い．

以上の議論を踏まえて，次項では病型やパーソナリティ，発病状況別に女性のうつ病像を検討していく．

軽微双極性障害

診察時にはうつ病と診断されても，症状や経過をみると軽躁的要素が認められて，単極うつ病とは異なる治療や対応が必要な症例がある．こうした軽微双極性障害では，人格の基底にある気質レベルでの気分変動が病像形成や経過に大きな影響を与える．

双極Ⅱ型障害

とくに20〜30歳代のうつ病女性では，うつ病エピソード以外でも，習慣的な気分変動が観察されることが少なくない．なかには経過中に明らかな軽躁状態を呈する例もあり，明らかな抑うつエピソードと，少なくとも4日間持続する軽躁病エピソードが存在すれば，双極Ⅱ型障害と診断される．軽躁状態では，患者の習慣的な気分変動からの逸脱が生じるが，顕著な障害までには至らないため，それだけであれば，通常は外来受診に至ることもなく，ましてや入院治療の必要もない．確かに行動は高揚した気分，自信，楽観主義に彩られているが，判断能力は躁病に比して保たれている．とはいえ，うつ病と軽躁の循環的な経過は，明らかな機能障害や重大な自

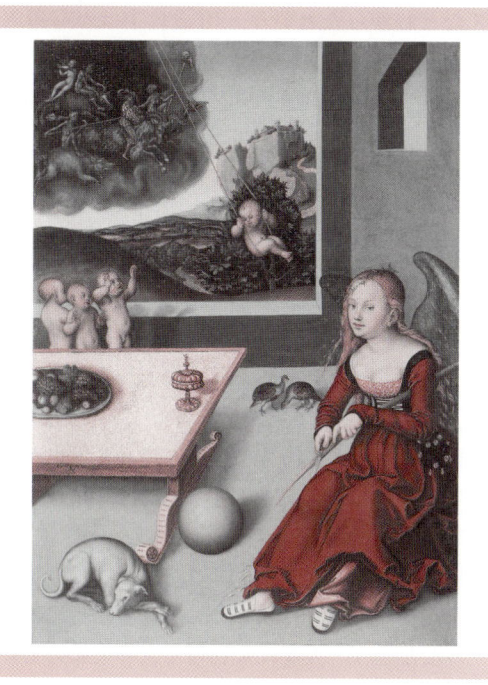

図 4-1 Cranach's melancholia(1533)
Akiskal によれば，双極性Ⅱ型障害のうつ病ないし非定型うつ病を表現している，という．
(Akiskal HS, Akiskal KK : Acta Psychiatr Scand 115(Suppl 433)：44-49, 2007)

殺企図をもたらす可能性がある．以下に Akiskal[14]のあげた代表的な症例を引用する．

症例 1

🄻 双極Ⅱ型障害 🄻

- **患者** 38歳　女性
- **診断名** 双極Ⅱ型障害
- **現症** 初診時に，彼女は鮮やかな赤い帽子を被って現れた．その訴えは，いつも結婚に失敗するというものだった．双極Ⅱ型に関する雑誌記事を見た友達に受診を勧められたのだが，彼女自身も自分が教科

書的なケースだとわかったという．10歳代半ばから過眠・制止型のうつ病が出現し，最初の頃は数週間，最近では4か月くらい続くようになった．明らかな季節性のパターンは認めず，月経周期とのはっきりした関連もなかった．

●**治療歴** これまでに2回の精神科入院歴があった．1回目の入院では，数日間ベッドから出てこない患者を家族が心配して連れてきた．2回目の入院の診断は重度の産後うつ病であった．このときは極端な疲労感と焦燥が交代し，自殺念慮も口にしていた．彼女は作家として成功していて，かなりの富と名声を手に入れていた．年に数回，睡眠欲求が減少し，リビドーが亢進し，歓喜にあふれ，自信過剰で，仕事でも私生活でも活動が亢進する時期があった．この軽躁の時期は数日〜1週間続くことがあった．これはうつ病の終わりに出現することもあれば，うつ病とは関係ないこともあり，徹夜の後，とくに「根をつめた仕事」の後に起こることが多かった．

彼女は恋愛においても活発で，3回の結婚と2回の離婚を経験していた．男性たちに「あまりに情熱的」と思われるために，個人生活が破綻してしまうのだという．彼女は最初の2人の夫には貞節を守っていたが，3番目の夫とは軽躁病エピソード中の（女性との）短期間の不倫が原因となって離婚した．彼女は今になって極度に罪悪感を抱き混乱していた．なぜなら，これは彼女にとって単なる「実験」であり，偶発的，衝動的な行動であり，とくに同性愛的な傾向があったわけではなかったのである．彼女は最後の夫を変わらずに愛していたので，なおさら傷ついていた．この件のせいで，6歳の娘の親権も夫に渡ってしまった．これまで向精神薬を服用したことはなかったが，主治医と十分話し合った上で，炭酸リチウムの投与と個人精神療法を受けることになった．その後，夫婦療法も追加され，6か月で元の鞘に収まった．

症例1の考察 この症例は気分の変動と相まって，生活史自体が波乱万丈にみえる．しかも恵まれた才能があるため，軽躁期のエネルギーが創作への産出性につながって，職業上は成功している．うつ病相は，制止・過眠型に始まり，後に焦燥も出現していて，制止・過眠型うつ—焦燥性うつ—軽躁といった病像変化が特徴である．治療は気分安定薬が主剤となるが，これまでの人生を振り返って，人間関係を再建することも必要であった．

双極Ⅱ1/2型障害

　経過上，うつ病エピソードが目立っていても，1〜3日しか持続しない軽躁状態を伴う例も珍しくない．この場合，厳密に診断すれば双極性の要素をもっていても，多くはDSM-5[15]の双極Ⅱ型の診断基準を満たさないが，一部の患者で短期の軽躁とそれに続く軽うつの反復パターン，すなわち気分循環性障害の基準を満たすことがある．うつ病エピソードが，この微細な気分変動に重畳すると，双極性障害の診断は全く無視されてしまう可能性が高い．

　気分循環症患者の人生における不安定性は，感情病というよりはむしろ「境界性」のレッテルを貼られがちである．このような気分循環症をベースにしたうつ病は，暗い方の(darker)双極Ⅱ型ないし双極Ⅱ1/2型ともよばれる．以下もAkiskal[14]の症例である．

症例2

双極Ⅱ1/2型障害

- **患者**　24歳　女性
- **診断名**　双極Ⅱ1/2型障害
- **現症**　初潮以来，気分が変わりやすいという主訴で来院した．「凧のように舞いあがる」日があれば，翌日はベッドで横になっている，のだという．気分が数日おきに，時には毎日のように変化したものの，高校を卒業しさまざまな職場で受付係として働くことはできていた．

　18歳頃から，いつもより遷延するうつ病エピソードが年に2回，秋と春に始まり，それぞれ3〜4週間持続した．詳細にみると，秋のうつ病エピソードでは過眠と過食が目立ち，春のエピソードは身体運動の緩慢化と易刺激性，精神的な不穏，過剰な性行動とが奇妙に混合していた．両タイプの「うつ病」に対して数多くの抗うつ薬が投与されたが，いずれも効果がなかった．

　彼女はこの抗うつ薬への反応の悪さに失望し，実際に月経前症候群が悪くなったと主張した．fluoxetineを処方されて，3週間後に突然元気になった．自信に満ち溢れ，毎日数人の男性と性的な関係をもった．こうした軽躁のエピソードは2週間続いた．

●**治療歴**　患者は18歳から5回も転居を繰り返していたが，単に人や場所に満足できなかったからであった．過去1年の間に，1回は過食行動で入院し，2回目はタバコの吸殻やヘアカーラーによる自傷行為のために入院した．彼女は覚せい剤も数回試したが，好きになれなかった．家族歴に関しては，母親は治療を受けたことはないものの，生活の派手な人で，4回離婚し，70歳になっても複数の愛人がいた．母方の叔母は，躁うつ病と診断されていて，精神病院で亡くなっていた．父親はアルコール中毒だった．

　診察場面では，自分がやや太めであると訴えていたが，とてもおしゃれな衣装を身にまとい，映画スターのようだった．彼女はたびたび劇的な表現を用いて，自分の生活や気分について説明した．表情からは快活にみえたが，雷に打たれて死ねれば神に感謝するだろうと述べ，「元々それなりの知性をもっていたのに，人生で正しいことができなかった．自分がだれかわからないし，人生で何をすべきか知らない」と語った．彼女によると，妹も似ていて，「あらゆる種類の薬物，とくにアンフェタミンを使っているので，さらにたちが悪い」のだという．面接を終える際に，「自分は『境界性パーソナリティ』である．なぜなら，思春期後に，母親の愛人たちから『口で虐待されてきた』からである」と語った．これに関しては曖昧な記憶しかなかったのに，これまでの治療のおかげで，この結論に到達できたのだという．

症例2の考察　この症例では，思春期から気分の上下動が目立ち，うつ病エピソードがその上に重畳している．双極Ⅱ型の発症は必ずしも青年期に遡るわけではなく，実際には壮年期以降に気分の波が顕在化する症例も少なくないと思われるが，とくに双極Ⅱ型のバリアントである双極Ⅱ1/2型では，10歳代に遡る生き方の不安定性が強調されている．このタイプでは，めまぐるしい恋愛関係や転職，転居のように，人間関係においても仕事や居住環境においても1か所にとどまらない，変化を好む特徴がみられることが多い．

　境界性パーソナリティ障害（borderline personality disorder：BPD）と双極性障害の鑑別についての議論は北米でも盛んだが，かつて筆者[12]はこの病態をBPD様双極Ⅱ型とよび変えて，対応の注意について指摘した．

境界性パーソナリティ障害との鑑別　症例2のように思春期以降から軽い気分の波を認める女性例がある．就職後に職場の対人関係の問題など

を契機に抑うつ的となり，将来に悲観し，手首自傷や大量服薬による頻回の自殺企図に及ぶ．危機介入の目的で入院させてみると，むしろ軽躁的な面も目立ってくる．病棟内で数々の逸脱行為を示して注意される．同時に，治療者の些細な言動に対し見捨てられたと思い込み，行動化に及ぶ．とくに若い女性の患者であれば，男性治療者に向けた陽性転移が陰性転移に変化することもまれではなく，結果的に医師の側も陰性逆転移を抱き，治療構造を揺るがすことになる．このあたりの事情は加藤[16]の指摘するBPDの治療経過と重なる．治療者はどうしても表面上の問題行動に目を奪われがちで，背景にある微細な気分変動を見逃すことになりやすい．とくに若い医師の場合は，人格の問題として突き放し，厳格な限界設定を試みて治療関係がますます悪化することがある．

　本人も自分の病前性格や生活史について正しい評価ができず，「本来の自分がわからない」といった同一性の障害を疑わせる発言をする．また，上述した患者の治療者に対する転移の状況は，背景にある激しい気分変動の波に影響されて，くるくる変わることもあり，「理想化とこき下ろし」といったBPDの診断項目を満たすことになる．こうして，衝動制御の障害，気分の易変性，同一性の障害，対人関係の障害といったBPDの診断項目が揃ってしまう．これらを踏まえて不用意にBPDという告知をし，患者が絶望的になることもまれではない．

　しかし，詳細に病歴を聴取してみると，幼少期の発達や人間関係は問題なく，学校生活への適応も悪くなく，就職まではそれなりに評価されていることも珍しくない．患者の問題行動は，比較的最近あるいは受容的な病棟への入院後に出現していることがわかる．診断の決め手は，家族や友人などの評価である．

　軽微な双極性障害　内海[17]も，同様の臨床像を soft bipolarity（軽微な双極性の特徴）として**表4-1**のようにまとめている．これからもわかるように，気分症状の出現様式や関係念慮，行動化はBPDの臨床特徴[18]と大いに重なる．BPDとの鑑別点は，気分の易変性が本来基底にあることに加え，その他の症状は，この気分の変化から導き出せるということである．

　薬物療法における治療関係　薬物療法としては，気分安定薬ないし非定型抗精神病薬によって気分変動を安定化させる必要がある．抑うつ状態に対する安易な抗うつ薬の使用がさらに病像を悪化させ，それが治療関係の悪化につながることがある．すなわち，潜在的な双極性障害に対して，混合状態を作り出しているのである．とりわけ，職場での葛藤状況を抱えた患者などは，症状が遷延しやすく，抗うつ薬の増量や変更のみにこだ

表 4-1　抑うつ状態の soft bipolarity

抑うつの出現様式 　不全性（症状発現が不揃いになりがち） 　易変性（変動しやすい，とくに endoreactive な変化） 　部分性（抑うつの出現に選択性がある）
比較的特異な症状 　焦燥（イライラ，ピリピリ，不機嫌） 　聴覚過敏 　関係念慮 　行動化（過量服薬，リストカット，飲酒，過食など）
comorbidity が高い 　パニック障害，摂食障害，アルコール依存（アルコール使用障害）など
病前性格 　マニー型成分の混入
抗うつ薬への反応 　しばしば軽躁転，病相頻発 　非定型的な反応

（内海　健：双極Ⅱ型障害という病．勉誠出版，2012）

わっていると，治療関係が膠着し，治療者との間でトラブルが起きやすくなるので注意が必要である．

精神療法　　精神療法的なかかわりとしては，気分変動がベースにあることを指摘し，うつ状態では負荷を最低限にすること，軽躁状態では活動しすぎないことを心がけてもらい，一定の生活リズムを保つように指導する．また気分変動が続く症例には，ある程度の気分変動を，本人も周囲も許容することが重要となる．

双極Ⅱ型障害（未熟型うつ病）

筆者は以前，20歳代後半から40歳代で事例化するうつ病の一型として未熟型うつ病を提示した．これは，双極Ⅱ型（一部はⅠ型に移行する）障害の一様態で，一定の心理社会的アプローチが必要な双極性障害の一群と理解されたい．その臨床特徴は，①青年期までは周囲から庇護されて大きな葛藤なく過ごした20歳代後半～40歳代の男女に生じ，②職業上ないし家庭生活上の挫折を契機としてうつ病に陥り，③自殺念慮の強い不安・焦燥優位の病像を呈し，④他責的で周囲に対して依存と攻撃性を露にするが，⑤状況からのストレスが棚上げされると軽躁状態になりやすい，とまとめ

られる．当初は男性例を中心に報告したが，後に女性例も少なからず存在することが判明した．なお，以下の症例は，それぞれ類似の諸症例を基に創作したものである．

> ### 症例3
>
> ### 双極Ⅱ型障害（未熟型うつ病）
>
> ● **患者** 32歳 女性
> ● **診断名** 双極Ⅱ型障害
> ● **病前性格** 内気 甘えん坊 神経質 心配症 完全主義 几帳面
> ● **家族歴** 精神疾患の遺伝負因は認めず
> ● **既往歴** 特記すべきことなし
> ● **生活史** 4人同胞の末子．実家は自営業．地元の小・中・高校を卒業し，7年間アルバイトをした後，旧家に嫁いだ．1年間仕事を続けた後は2児をもうけ，家業を手伝っていた．
> ● **現病歴** 結婚後，夫の両親と同居したが，姑との折り合いが悪く常にストレスに曝される状態にあった．結婚前までは末娘で甘やかされて育ち，何でも好きなことができていたが，結婚後に細かいことまで指示されることが苦痛であったという．時に情動的に不安定になって泣きじゃくり，不眠のためアルコールに頼るようになった．31歳の4月に姑が体調を崩してからは，さらに患者に厳しく当たるようになり，不安が強まった．耐え切れなくなり，翌年2月には実家に戻った．近医を受診し，抗不安薬や睡眠薬の処方を受け，ある程度落ち着いて過ごせるようになった．しかし実家には姉夫婦も同居していたため，居心地が悪く一旦嫁ぎ先に戻った．同年6月に姑が死亡した．葬儀の際に夫の親戚から主婦としての仕事ができていないと非難された．
> ● **治療歴** 7月上旬にB病院を受診した．抑うつ気分，意欲低下，不安，焦燥，不眠などが認められ，うつ病の診断で治療開始となった．以後も不安・焦燥が強く，8月中旬には姑の初盆に手伝いに行ったが，親戚と口論となり暴れてしまった．興奮状態がおさまらないため，外来でクロミプラミン（clomipramine）やジアゼパム（diazepam）の点滴を受け，休養目的で8月下旬に入院となった．入院直後は，姑の話をしているうちに泣き出してしまうなど情動はかなり不安定だった．し

かし入院翌日からは元気で声もかなり大きく，表情も明るく笑顔がよくみられた．その後次第に調子が上がり，周囲から浮いて他患と衝突するようになった．レクリエーションでも対他配慮はみられず他責的であった．軽躁状態と判断されて，抗うつ薬は減量されて炭酸リチウム（lithium carbonate）が追加された．10月に入っても依然過活動気味であったが，実家への外泊を開始した．家族調整の後で，嫁ぎ先への外泊を繰り返したところ安定していたため，11月下旬には退院となった．

症例3の考察　簡単にまとめると，庇護的な環境で育った女性が結婚して夫の両親と同居することになって，それまでの行動様式が通用せずに，不安・焦燥の強いうつ状態に陥ったが，入院して家庭でのストレスから解放されると軽躁状態を呈している．このタイプは，気質レベルでの気分変動をベースにしたうつ病とは異なり，20歳代前半までの適応は悪くない．本例は上述した未熟型うつ病の特徴を有するが，発病状況が男性例とは若干異なる．男性例では自立を志してうつ病に陥っていくのに対し，女性例では自らの意志とは関係なく不自由な生活状況に押し込められて発症している．また，ほとんどの男性が仕事に関連してうつ病を発症するのに対し，女性では家庭生活の変化がしばしば発症契機になるともいえる．このあたりの事情は，社会的な要請が男女では異なる点を反映しているのかもしれない．

治療的には，気分安定薬や非定型抗精神病薬の継続投与が前提である．急性期には支持的な精神療法で十分であるが，長期的には本人の負荷を取り除く一方で，少しずつ現実に直面させながら，自立を促すような対応も必要である．

うつ病とパーソナリティ

うつ病は，前述したようにその病態が不均一であり，患者のパーソナリティも多様である．筆者[12]は以前，うつ病者のパーソナリティについて論じたことがあるが，本章では女性例に焦点を当てて再考したい．なお，以下にあげるパーソナリティに関しては，必ずしもそれ自体は病的なものではなく，DSM-5で規定されるパーソナリティ障害ではないことをあらかじめお断りしておく．

メランコリー親和型

　上述したように，真面目，仕事熱心，律儀，几帳面，対他配慮といった特徴を示す性格で，最近ではあまり見かけなくなったとされるが，典型とまではいかなくとも，ある程度の真面目さを備え，自らの役割をきちんと果たし，病前までは社会適応の悪くないケースが少なくない．彼らが過剰適応の果てに，あるいはさまざまなストレスを抱えてうつ病に陥ることがある．

　共働きとの関係　Tellenbach の調査では，メランコリー親和型は本来，それほど地位の高くない夫をもつ主婦に多いとされたが，近年の日本では共働きの家庭が増え，女性も会社員としての役割，妻としての役割，母親としての役割などと，同時に多くの役割を担うようになった．すべてを完璧にこなそうとすると，必然的に行き詰まる．真面目な既婚女性であれば，夫のサポートが乏しいと，男性以上に多くの役割間葛藤（Kraus）を抱えて，抑うつを生じさせやすい布置が形成される．主婦は家庭という住まいの秩序と一体化しており，転居などの生活状況の変化も発病契機となる．

　抑うつを深めるわけ　病前から借りをつくらないように周囲に気を配り，社会規範に忠実で，過剰適応の傾向をもつ女性は，たとえうつ病に陥っても，「休んで周囲に迷惑をかけるから休めない」，「病気でもないのに休むのは申し訳ない」といった理由から，さらに無理を重ねる．うつ病に由来する作業能力の低下から，自分に与えた課題と現実の能力との差はますます拡大し，抑うつを深めていく．

　医師の基本的な対応　うつ病を「エネルギーの低下する病気，バイオリズムの病気である」と医学的なモデルで説明し，患者としての役割を新たに与えるとよい．入院すれば，医師の指示によく従い，病棟では他の患者の模範となる．とはいえ，本人の独創性や創造性を要求される芸術療法などは，本人に負担となることもある．むしろ，手本のある単純な作業療法の方が患者には受け入れられやすい．また，あまりにも早く葛藤への直面化や，過剰規範的な傾向の修正を試みることは，うつ病の悪化につながる．なぜなら，こうした作業がうまくできないと，治療者が設定した規範を体現できずに「申し訳ない」と自責的になってしまうからである．治療者のちょっとした一言による些細な食い違いでも，自責へと転換させてしまうので注意が必要である．

　家族の対応が重要　患者の早期の復帰を願う周囲の雰囲気が，患者に

とって「早く元気にならなければいけない」という圧力に感じられることもあるので，急性期後の家族の対応にも注意を促す必要がある．一般に，こうした患者は，早く復帰して遅れを取り戻したいと焦る傾向があるので，社会復帰も段階的に少しずつハードルを上げていくことが望ましい．とはいえ，主婦の場合は，家庭生活でも中心的な役割を担っていることが少なくない．夫がうつ病に陥ると，自宅で妻が介護する形になるが，逆の場合はそうはいかない．周囲も主婦として，あるいは母親としての役割を元通りにこなせることを期待しがちである．したがって，入院治療によって，かなりの日常生活能力を取り戻さないと，本人，家族とも納得できずに，退院できないことがある．実際に同じうつ病で入院しても，男性と比べて女性の入院期間が長いというデータ[19]もある．

自己愛性パーソナリティ

自己愛性といっても，いわゆる自己愛性パーソナリティ障害とは異なり，理想が高く，自分に自信があり，それなりの能力と対人スキルをもった人を指している．その人たちが，自己価値実現の危機からうつ病を発症することがある．たとえば，精力的にキャリアを積み上げることに邁進してきた上昇志向の強い人が，職業上の挫折をしたような場合である．こうした症例は上述した自我理想・うつ病(p.75)にあたり，最近ではキャリアウーマンのうつ病にもこうしたタイプが見受けられる．

頑張り屋の女性に多い　彼女らは規範に忠実なメランコリー親和型とは異なり，自己の理想を実現すべく男性に負けたくないという思いで仕事に熱中する．仕事が順調なうちは周囲からも評価され，満足度も高まるが，一旦挫折し自己実現がかなわなくなると自己を卑下するようになる．とくに，結婚もせずに仕事一筋で頑張ってきた上昇志向の強い女性の場合は，「もう生きる希望もない」などと自己愛的な自殺企図の危機に陥る．

本人の上昇志向を否定しない　急性期には，もちろんうつ病に関する心理的な教育を行った上で，休養と薬物療法が中心となるが，抑うつ症状が軽減してきた段階では，本人の「名誉回復」に焦点を当てた治療者の対応が効果的となる．最初から現実に直面化させたり，患者の妥当な要求や能力に焦点を当てたりすることで，本人の高い要求水準を下げさせてはいけない．そうしないと，患者は自己像を否定したり，治療関係を不安定にさせてしまう．治療上問題になるのは，誇大的な自己愛による怒りが病像全体を支配することであり，患者らがささやかな前進よりも悲劇性の方を好むこともまれではない．そのため，回復期には自殺の危険にも十分な注意

を払う必要がある．この時期に治療者が，患者の要求よりもさらに高い水準を設定すると逆説的に，他人に対して優位に立とうとする努力や競争意識の緩和につながり，現実を受け入れやすくさせることもある．

▌演技性パーソナリティ

自己顕示的な傾向をもつ女性でも抑うつ症状がよくみられる．彼女らは自らの状態を非常に誇張して劇的に語るので，話された内容よりもその表現形式の方が強い印象を与える．病態としては，前述したような双極Ⅱ型障害もあるし，内因性うつ病や神経症性うつ病のこともある．

内因性うつ病　制止が軽いときは，神経症的な葛藤から抑うつ症状が生じていると解釈されがちで，軽症の内因性うつ病は見逃されることがある．確かに，病前から多少顕示的だった人が，うつ病に罹患してさらにその傾向を強めることがある．これは，「うつ病における性格の露出」(Meyer-Gross)ともいえ，制止が進んでくる時期に代償や防衛の働きが無効になる一方で，普段は抑圧されていた本人の否定的な面や神経症的な葛藤が活性化されるためと思われる．たとえば，うつ病に罹患するたびに，「仲の悪い祖母と母親の間に入って辛い」と涙ながらに訴える若い女性が，うつ病が寛解すると，全くそのことを口にしなくなるということがある．治療者は，生活史的な文脈から本人の葛藤を取り上げてその対処能力を向上させるような介入をしがちであるが，うつ病が背景にある場合には，それだけでは抑うつ症状は改善せず，逆に遷延する．むしろ十分な抗うつ薬を使用し，抑うつ症状を改善させてから，本人のもつ葛藤を取り上げるべきである．

神経症性うつ病　その一方で明らかに神経症レベルのうつ病も見受けられる．女性の場合はやはり，仕事よりも愛の領域が大きなテーマとなる．彼女らは往々にして気に染まない結婚をして，夫婦生活に不満を抱いている．夫は真面目でそれなりの経済力を備えているが，男性としての魅力に欠けることが多い．その一方で，結婚できなかった憧れの男性に対して，諦めきれない恋愛感情を抱き続けている．通常の日常生活は臥床傾向で，家事もできないと話すが，「体調のいいとき」には旧友に会いに行けたりする．経済的な不安はあっても離婚して自立する決断をしない限り，抑うつ状態は続く．

▌抑うつ的パーソナリティ

いつも気がふさいだ状態で，喜びを嫌悪し，悲観的な生活態度をとり，

「人生で楽しかったことはない」と考えている人をいう．外見上，それなりの適応はしているが，時に皮肉な態度をとる．この人たちは不満足を許すことができず，攻撃性を隠蔽し，受動-攻撃的に振舞う．精神力動的には，とくに口愛性や依存のテーマ，しがみつきの欲求がみられる．女性では，周囲から勧められる形で結婚し，子どもをもうけるが，現実の生活に不満を抱いていることが多い．彼らは無力性，回避性のパーソナリティ特徴も併せもち，他人に対して共生や依存の傾向があり，なかば意識的に，欲求不満を体験しているのは周囲のせいだという暗黙のメッセージで家族らに罪責感を生じさせ，それによって家族らを操作する．こうした無力的な傾向の人が，疲弊することで生じるうつ状態に対しては，急性期では支持的精神療法が基本であるが，急性期の後に患者の回避戦略に焦点を当てるべきである．不必要な退行や甘やかし，治療環境に依存することを避けさせる必要がある．

患者には自分で問題を解決しようとする態度はなく，治療を医療スタッフからの単なる援助とみなしている印象を受ける．こうした患者には，自己に対する信頼や建設的な自己主張を促進するような対応が必要である．往々にして，彼らの子ども時代には，こうした態度はむしろ否定的に扱われ，両親も何のモデルも提供していなかった可能性がある．対人関係のあり方，自己像について検討すると同時に，夫婦面接や家族療法も考慮すべきである．

発病状況や症状形成の舞台

以下，上記の議論を踏まえながらも，発病状況や症状形成の舞台という視点に立ち，女性のうつ病についてまとめてみたい．うつ病が生起する場所は，大きく職場と家庭に分けることができる．ここでは「職場結合性うつ病」を提唱した加藤[20]に倣い，家庭内の問題を背景に生じるうつ病を家庭結合性うつ病とよぶ．

職場結合性うつ病

現代は女性の能力の活用が叫ばれ，さまざまな職場に女性が進出しているが，サポート体制は必ずしも十分ではなく，仕事の負荷のみならず，職場での対人的な問題からさまざまなうつ病像を呈する．

症例 4

職場結合性うつ病

- **患者** 23歳 女性
- **診断名** 単極うつ病（メランコリー親和型）
- **病前性格** 神経質 心配性 責任感が強い
- **家族歴** 両親にうつ病の既往歴あり
- **既往歴** 特記すべきことなし
- **生活史** 3人同胞の第一子．地方の会社員の家庭に生まれた．地元の小・中・高校を卒業し，大都市の大学に進学．大学卒業後に就職し，一人暮らし．
- **現病歴** 大学卒業後にコンピューター関係の会社に就職．5月までは定時退社であったが，7月からは仕事が忙しくなり深夜まで働いた．土曜・日曜も出勤し，休日は月に数日だった．仕事が忙しいのに加え，上司が自己中心的で自分の提案を全く取り上げてくれなかった．同僚も職場の悪口を言うため，職場への嫌悪感も募っていった．次第に疲弊状態となり，自責の念から泣いていることが増えた．7月下旬には心療内科のクリニックを受診し，選択的セロトニン再取り込み阻害薬（SSRI）が投与された．

　その後も抑うつ状態は続き，希死念慮が出現して，8月には電気コードで首を絞める，ビルから飛び降りようとするなどの自殺企図が認められた．10月に実家に近い総合病院の精神科を受診し，入院となった．抑うつ気分，意欲低下，精神運動制止，食欲低下，中途覚醒などが認められ，薬物は三環系抗うつ薬に変更となった．入院直後は「何もやることができない」と訴えていたが，症状は次第に軽快してきたため，外泊を繰り返した．当初は自宅では仕事のことを考えて落ち着かないと訴えていたが，順調に回復し，2か月後に退院となった．

症例4の考察　本症例はメランコリー親和型に近い病前性格で，子ども時代は長女としての役割を果たし，大学卒業後までは全く問題のない生活を送っている．就職後の過労や職場の悪い雰囲気を背景に，疲弊性のうつ病に陥り，発症後は精神運動制止を主調とするメランコリアの特徴を伴ったうつ病像を呈している．これは，加藤[20]の提唱した「職場結合性う

つ病」に当たり，本人よりは職場の体制に問題がある症例である．比較的若い女性でも，このようなメランコリアの特徴を伴ううつ病は観察される．休養と薬物療法という基本的なうつ病の治療にきれいに反応し，女性特有の症状特徴があまり認められない点で，「定型化」の症例ともいえる．

症例 5

職場結合性うつ病

- **患者** 27歳　女性
- **診断名** 特定不能の双極性障害
- **病前性格** 几帳面　責任感が強い　完全主義
- **生活史** 2人同胞の第一子　大学卒業後大手企業に就職．職場では数少ない理科系の専門職である．
- **現病歴** 入社当初は，新設のポストということもあり，張り切って仕事をしていた．5年たった27歳の9月に，抑うつ気分，不眠，めまい，手の震えなどを主訴に心療内科を受診．「残業が多くて仕事が大変．気分が晴れない，やる気がしない」と抑うつ症状を訴える一方で，「専門知識のない上司はセクハラ的な言動が多くて，仕事の邪魔をする．定期異動の話が出たが，それまで我慢できない」と上司に対する不満を語った．自宅では家事もできず，テレビや雑誌にも集中できなかった．上司の声が一日中耳について離れず，ほとんどうつの状態であると述べ，テンションを上げて無理に出勤するが，「仕事の邪魔をされるとだめになる．帰宅すると何もしたくなくなる」と嘆いた．気分の変動に合わせて出勤も不規則になり，会社でも問題視されるようになった．

　10月の来院時には，「出社したいという気持ちはあるが1週間休んでいる．やる気が出なくてほとんど寝ている」と語った．主治医から勧められ，1か月の休養に入った．1週間で気分は楽になったが，その後は何かをやり出すと止まらなくなり，朝から夕方まで掃除をするかと思えば，翌日は気分が乗らないという調子だった．気分安定薬が処方されていたものの，効果は不十分であった．11月から復帰し，何とか上司と顔を合わせないようにして仕事をこなした．4月に人事異動があり，問題の上司と離れたことで落ち着いた．

症例5の考察　本症例は仕事の忙しさに加え，上司との対人的な問題から生じた抑うつ状態である．こうした職場でのハラスメントは最近珍しくなく，一部は心的外傷後ストレス障害(posttraumatic stress disorder：PTSD)の症状やうつ病を呈する．本症例では，上司に対する恐怖から派生した出勤恐怖，めまいなどの身体症状，抑うつ気分，部分的な軽躁状態を認めたが，人事異動で症状は改善した．

診断的には，軽躁的な要素とうつ病の要素を認めるが，いずれも持続期間が短く，特定不能の双極性障害となる．発病の契機は上司との関係であり，専門職のために周囲のサポートも乏しい．うつ状態は深まらずに軽躁的な面もあり，軽うつ(軽い制止と過眠)と軽躁を短い周期で繰り返す．軽躁のときは仕事がはかどるが，長続きせずに抑うつ状態に移行し，出社できなかった．

このケースは女性会社員の置かれた状況をよく反映している．男性中心の職場で，上司からのハラスメントに始まり次第に孤立していく．本人がその理不尽さを訴えても，自分自身の気分障害の症状のため，継続的な勤務ができなくなってしまう．自分の気分の状態に合わせて不規則な出勤をしていたため，本人の人格にも非があるかのように思われていた．

家庭結合性うつ病

症例3のような姑との関係，あるいは育児など家庭内の問題がうつ病の発症につながることは少なくないが，ここではとくに配偶者との関係を取り上げたい．

症例6

家庭結合性うつ病

- **患者**　30歳　女性
- **診断名**　単極うつ病(抑うつパーソナリティ)
- **病前性格**　神経質　内気　消極的　人に気を使う
- **家族歴**　特になし
- **既往歴**　特記すべきことなし
- **生活史**　3人同胞の末子．両親は仕事に忙しく，祖母に育てられた．高校卒業後は事務系の仕事に従事．22歳で周囲から勧められて結婚．

子どもを 1 人もうけ，夫の両親と二世帯住宅で暮らしている．

●**現病歴**　27 歳の年末から嘔気，下痢などの風邪様症状があり，近医を受診したが改善しなかった．食欲不振，意欲低下もみられたため，翌年 3 月に A 精神科病院を受診し，うつ病と診断されて 2 週間入院したが，改善しなかった．その後も症状に変化がないため，B 病院精神科を受診して 5 月中旬に入院となった．

　抑うつ気分，意欲低下，集中力低下を訴え，焦燥が強い状態であった．睡眠障害は軽度であったが，食欲不振，嘔気が強く，食事摂取が困難であった．抗うつ薬の調整によって食欲は改善し，精神的にも安定してきたが，家事もできないと自責的な傾向が続いていた．8 月からの定期的な家族面接で，患者が夫との間で苦労した様子が判明した．その後，家族調整を行い，外泊中は自宅では何もせずに過ごせるように配慮されたものの，「自分からやる」と言い張って家事を行った．ところが，すぐに倦怠感を訴えて，何もできずに寝込んでしまい，早めに帰院するという繰り返しであった．10 月中旬の面接では，夫からは注意されてばかりで全く評価されないのは当たり前と受け止めて，完璧に家事をこなそうとしたと打ち明けた．12 月には担当医から外泊中の家事は夫が負担するように話した．夫の都合がつくと，突然外泊を申し出て，「夫を信じている．優しい夫が治してくれる」と理想化された夫像を語った．

　翌年 2 月，しばらくは本人を優しく扱ってくれていた夫がいつもの態度に戻ってしまい，「お前が自分の希望を医師に言わせている」と患者を責めるようになった．3 月になると，「調子が悪いなら帰ってくるな」と外泊も咎められるようになった．症状は一進一退で，夫からの連絡票には，治療に対する不信・不満が書かれていた．入院治療では膠着状態となったため，外来治療に切り替えたが，軽うつ状態は続いている．

　症例 6 の考察　本症例は上述した抑うつ的パーソナリティ (p.87) に該当する．自責が前景に出ているが，自分を責めることで周囲の配慮を期待している節がある．ところが，夫は本人の気持ちを十分に受け止められずに，早く家事ができるようになることだけを求めている．本人は主婦としての評価よりも夫の愛が欲しかったのである．そのすれ違いが，抑うつ状態の遷延を招いている．結局は夫婦関係の問題が背景にあるため，医療だけでの解決は難しい面もある．

症例 7

🅛 家庭結合性うつ病 🅛

- **患者** 初診時 34 歳　女性　主婦
- **診断名** 単極うつ病（演技性パーソナリティ）
- **病前性格** 完全主義　人に気を使う
- **家族歴** 特になし
- **既往歴** 片頭痛
- **生活史** 2人同胞の第二子．父親は母親や本人に暴力を振るうことが多く，他に女性をつくっていた．地元の大学を卒業後に高名な画家にあこがれて弟子入りしたが，思ったように修業が進まないことに加え，師に対する思いも満たされず，4年後に実家に戻った．幼馴染と再会して26歳で結婚したものの，体調を崩した状態が続いている．夫と2人暮らしで子どもはいない．
- **現病歴** 結婚後に，激しい頭痛，肩こり，腰痛，強い不眠が続くようになった．もともと結婚は迷っていたが，結婚後，「後悔した」と述懐している．27歳よりメンタルクリニックに通院し，抗不安薬の投与を受けていたが，症状に変化なく，むしろ悪化したという．

32歳のときにA病院でうつ病と診断され，2か月入院して薬物療法や認知療法を受けたが大きな変化はなかった．33歳になって抑うつ状態が悪化し，B病院に転医となった．初診時は抑うつ的な表情で，「自宅ではほとんど動けない，洗顔や歯磨きもできない」と述べた．頭痛，全身倦怠感に加え，不眠も強く，夜中に起きては過食を繰り返していた．夫は忙しいため1人で過ごすことが多く，ほとんど臥床したままで「入浴もできない」と語った．三環系を含むさまざまな抗うつ薬が投与されるも，症状の変化はほとんどないため，35歳で入院となった．

入院時，表情は冴えないものの，きれいに化粧をしてセンスのよい洋服を着こなしていた．抑うつ気分，意欲低下を訴えるが，食事はできていた．患者自身は10年間同じ状態と訴え，「本を1行も読めない，理解できない」と語るが，自己の状態は細かく整然と語っていた．病棟では比較的落ち着いて過ごせており，他患との交流も多かった．入院して1か月後には，数か月に一度あるという「不安定な状態」が1日

半ほど続き,「生きているのが嫌になった」と語った. 1週間後の面接では,「自分は子どもの頃からずっと死にたい気持ちを抱えながら生きてきた」, と述べている. 薬物に対する反応は不良で, 大きな改善のないまま2か月で退院となった.

症例7の考察　上述した演技性パーソナリティに該当する. もともと結婚を迷っていたと述懐しているように, 彼女にとって結婚は必ずしも望んだものではなく, 居心地の悪い実家から早く逃れようという意図がみえる. 現実の父親のイメージは悪く, 父親を介した社会的規範の取り入れも不十分である. むしろ画家に理想の父親のイメージを投影し, 恋愛感情を抱いている. 夫は真面目で堅実な性格であるが, 女性を引き付けるようなタイプではない. 愛の領域が最大の関心事である彼女にとっては不遇の人生であるが, 経済的不安, 身体的困難などの差し迫った危機にはない.

基本的には現状を受け入れるか, 離婚して新たな人生を送るしかないのだが, 就労の不安があるし, 実家との折り合いが悪いとなれば, 少なくとも衣食住が保証されている現状に甘んじるしかない. 夫の方が, 彼女の状態を不憫に思い, 甲斐甲斐しく介護すればするほど, 抑うつ状態は長引く. こうしたケースでは, 夫に患者の本心を話すことも難しく, 遷延する病状に対して夫の側から医療者に対する不信感が述べられることもまれではない. こうした病像は, 女性に比較的固有であるといえよう.

おわりに

DSM-5などの診断基準やうつ病治療のアルゴリズムをみても, とくに性差に関した記述はない. とはいえ, 改めて20〜30歳代の女性のうつ病症例を集めてみると, 発病状況や症状形成に男性とは微妙な違いがあるだけでなく, より多様で, 一般化できない. しかも, 休養と投薬のみで改善することは少なく, 夫婦関係を含めた対人的な問題, 人生そのものを積極的に取り上げていかざるをえないケースもある. 今回は, 多様な女性のうつ病の一端しか取り上げられなかった. 夫婦間の暴力や育児など, 論じ残したテーマに関しては, 別の機会に譲りたい.

文　献

1) Tellenbach H : Melancholie. Springer, Berlin, Heidelberg, New York

(1961). 木村　敏訳：メランコリー．みすず書房，東京，1978.
2) 北中淳子：うつの医療人類学．日本評論社，2014.
3) 浅野弘毅：男のうつ病・女のうつ病．高岡　健，浅野弘毅編：うつ病論―双極Ⅱ型障害とその周辺．批評社，2009, 103-113.
4) 阿部隆明：大うつ病概念によるうつ病概念の拡大はなぜ起きたのか．精神科治療学 27：427-435, 2012.
5) Baron-Cohen S, Knickmeyer R, Belmonte M：Sex differences in the brain：implications for explaining autism. Science 310：819-823, 2005.
6) Akiskal HS, Mullya G：Criteria for the "soft" bipolar spectrum：Treatment implications. Psychopharmacology Bulletin 23：68-73, 1987.
7) Ghaemi SN, Ko JY, Goodwin FK：The bipolar spectrum and the antidepressant view of the world. Journal of Psychiatric Practice 7：287-297, 2001.
8) Schneider K：Klinische Psychopathologie. Georg Thieme Verlag, Stuttgart, 1962. 平井静也，鹿子木敏範訳：臨床精神医学．文光堂，1957.
9) Kretschmer E：Körperbau und Charakter. Springer, Berlin, 1955. 相場均訳：体格と性格．文光堂，1960.
10) Abraham K：Anzsätze zur psychoanalytischen Erforschung und Behandlung des manisch-depressiven Irreseins und verwandter Zustände. Zentralblatt für Psychoanalyse und Psychotherapie 2：302-315, 1912.
11) Benedetti G：Zur Psychodynamik der Depression. Nervenarzt 52：621-628, 1981.
12) 阿部隆明：未熟型うつ病と双極スペクトラム．金剛出版，2011.
13) 飯田　眞，横山知行，佐藤　新，ほか：双生児研究からみた躁うつ病の発症モデル．臨床精神医学 32：1339-1347, 2003.
14) Akiskal HS：The psychiatric clinics of North America. Bipolarity：Beyond Classic Mania. WB Saunders Company, Philadelphia, 1999.
15) American Psychiatric Association. Quick reference to the diagnostic criteria from DSM-5. Washington DC, 2013.
16) 加藤　敏：転移の諸相をふまえた境界性パーソナリティ障害の治療的対応―治療者の欲望と転移性外傷―．精神科治療学 19：719-727, 2004.
17) 内海　健：双極Ⅱ型障害という病．勉誠出版，2012.
18) Kernberg O：Borderline personality organization. J Am Psychoanal Assoc 15：641-685, 1967.
19) 松本卓也，小林聡幸，加藤　敏：高齢初発の大うつ病性障害患者の在院を長期化させる因子について．精神医学 56(12)：1045-1052, 2014.
20) 加藤　敏：職場結合性うつ病．金原出版，2013.

（阿部 隆明）

第5章

月経前不快気分障害

月経前不快気分障害(PMDD)の診断基準(DSM-5)

基準A. ほとんどの月経周期において，月経開始前最終週に少なくとも5つの症状が認められ，月経開始数日以内に軽快し始め，月経終了後の週には最小限になるか消失する

基準B. 以下の症状のうち，1つまたはそれ以上が存在する
 (1)著しい感情の不安定性(例えば，気分変動：突然悲しくなる，または涙もろくなる，または拒絶に対する敏感さの亢進)
 (2)著しいいらだたしさ，怒り，または対人関係の摩擦の増加
 (3)著しい抑うつ気分，絶望感，または自己批判的思考
 (4)著しい不安，緊張や「高ぶっている」とか「いらだっている」という感覚

基準C. さらに，以下の症状のうち1つ(またはそれ以上)が存在し，上記基準Bの症状と合わせると，症状は5つ以上になる
 (1)通常の活動(例えば，仕事，学校，友人，趣味)における興味の減退
 (2)集中困難の自覚
 (3)倦怠感，易疲労性，または気力の著しい欠如
 (4)食欲の著しい変化，過食，または特定の食物への渇望
 (5)過眠または不眠

はじめに―月経前不快気分障害とは―

　月経前不快気分障害(premenstrual dysphoric disorder：PMDD)を一言で表現するならば，「月経の前ごとに(非定型)うつ病を呈する疾患」[1]である．

　PMDDの患者は，月経前以外の時期には，PMDDではない他の女性と同様の質の高い生活ができるが，月経前の数日〜2週間にわたり，抑うつエピソード患者と同様の重篤な精神症状が出現することにより，仕事(職場)，学校，家庭などでの日常生活や人間関係に，大きな支障をきたしている．

　後述するが，PMDDでみられる抑うつ症状は，そのほとんどが，通常のメランコリー型の特徴を伴ううつ病とは異なり，過食や過眠(睡眠過多)などの，非定型の特徴を伴うものであることが一般的である．

　しかし，これらのPMDDの症状は，月経が始まるとともに，すべてが速やかに改善し，月経の後の1週間は，ほぼ完全に症状が消失していることが特徴である．そして，次の月経前にも，同様のPMDDの諸症状を呈する．適切な治療を行わなければ，これらのサイクルが1年以上にわたって続く疾患がPMDDである．

　なお，DSM-5[2]においては，PMDDは抑うつ障害群のカテゴリーに分

表5-1　DSM-5の抑うつ障害群

296.99	：重篤気分調節症
296.2x	：うつ病(DSM-5)/大うつ病性障害，単一エピソード
296.3x	：うつ病(DSM-5)/大うつ病性障害，反復エピソード
300.4	：持続性抑うつ障害(気分変調症)
625.4	：月経前不快気分障害
___.__	：物質・医薬品誘発性抑うつ障害
293.83	：他の医学的疾患による抑うつ障害
311	：他の特定される抑うつ障害
311	：特定不能の抑うつ障害

(日本語版用語監修：日本精神神経学会，監訳：髙橋三郎・大野　裕．DSM-5 精神疾患診断・統計マニュアル．医学書院，DSM-5の分類，2014から抜粋)

適応症に関して，SSRIなどの抗うつ薬は「うつ病，うつ状態」の適応があることと，PMDDの症状がうつ状態にあたることより，適応外とはしなかった．実際の処方にあたっては「うつ状態」と症状表記する必要がある．

類され，抑うつ障害群のなかの一疾患という位置づけになっている（**表5-1**）．

月経前不快気分障害の症状

月経前に認める PMDD の症状は，精神症状と身体症状に大別される[1]．

● 精神症状

PMDD の精神症状では，病的なレベルの抑うつや不安などが問題となる．もっとも特徴的な精神症状は，著しい抑うつ気分である．空虚感を強く感じ，「気分が憂うつである」，「何もかもがつまらない」などと訴えることが多い．また，絶望的な気持ちや，「自分は周りの人間と比べて劣っている」，「自分はくだらない人間である」といった自己卑下の観念におそわれることもある．通常，著しい病的不安も出現し，強い緊張感やイライラ感も自覚する．

感情面では，情緒が著しく不安定になり，悲しくなるような場面ではないにもかかわらず，突然，悲しくなったり，ふだんよりも涙もろくなったりする．他人から，少し否定的なことを言われただけでも敏感に反応して，泣きわめいたりするようになることもある．

また，怒りっぽくなり，あるいは些細なことで他人と口論をしたりすることが多くなる．感情のコントロールが不能になってしまった，と感じることもある．

さらに，集中力低下，気力の低下，易疲労感も認める．精神運動制止が強くなり，社会生活上も能率が低下し，仕事や家事ができなくなることもある．

● 身体症状

PMDD でよく認められる身体症状は，睡眠の障害と食欲の異常である．睡眠の障害は，昼夜を問わず，1日中眠くて仕方がないといった「過眠（睡眠過多）」が出現する．一部の PMDD 患者では不眠になることもある．昼間は過眠を，夜間は不眠を，それぞれ認めることもある．

食欲は，一般的には過食となる．異常に食欲が出たり，また間食（甘いものや炭水化物のみを欲することが多い）が増えたりすることで，体重増加を認めることもある．一部の PMDD 患者では，食欲不振を認めることもある．

その他の身体症状としては，乳房の疼痛や膨満感，頭痛，関節痛，筋肉

痛，腹痛，下腹部の疼痛や膨満感，便秘や下痢，冷えやのぼせ，浮腫，「膨らんでいる」感覚などがみられることがある．

月経前不快気分障害の歴史

　PMDDという概念は，おそらく1980年代以前にはなかったものと考えられる．しかし，月経前症候群(premenstrual syndrome：PMS．後述するように，この概念も実は新しいものである)のなかに，重症例があるという程度の認識はあったようである．

　歴史的には，1931年にFrankが，黄体期後期(月経前の約1週間)に出現する症状のために日常の社会生活に支障をきたしている15例を「月経前緊張症(premenstrual tension)」として報告した[3]のが始まりである．Frankが報告した症例の多くは，現在の診断ではPMSであったと考えられているが，一部にPMDD患者が含まれていた可能性がある．ちなみに，PMSという名称は，1953年にGreeneとDaltonによって初めて用いられた[4]．それ以降は，世界的にはPMSという名称が一般的となったが，日本では，いまだに月経前緊張症という言葉を用いている医師やマスメディアが多いようである[5]．

　DSM-Ⅲ-R(1987年)において初めて，DSM-Ⅲ(1980年)に入れるように提案されていた診断として，「黄体期後期の不機嫌性障害(late luteal phase dysphoric disorder：LLPDD)」という診断名と診断基準が，巻末の「付録A」の「提案中の診断カテゴリーで今後の研究を要するもの」として掲載された．LLPDDは，気分障害のカテゴリーには含まれておらず，「特定不能の精神障害」の1つとして分類されていた．DSM-Ⅲ-RのLLPDDの診断基準は，「圧倒される，または制御不能という自覚」という項目がないことを除けば，言い回しなどに若干の相違はあるものの，DSM-Ⅳ(DSM-Ⅳ-TR)のPMDDの研究用基準案とほぼ同じである．

　DSM-Ⅳ(1994年)以降はPMDDと改称して現在に至っているが，DSM-Ⅳ(DSM-Ⅳ-TR)で初めて，気分障害のカテゴリーに分類された．しかし，DSM-Ⅳ(DSM-Ⅳ-TR)では，「特定不能のうつ病性障害」の1つに分類されており，診断基準に当たる研究用基準案は，巻末の「付録B」の「今後の研究のための基準案と軸」に掲載されているにすぎなかった．

　DSM-5(2013年)[2]になって初めて抑うつ障害群のカテゴリーに分類され，抑うつ障害群の下位疾患の1つ，すなわち独立した疾患として本文中

に診断基準が記載されるようになった.

月経前不快気分障害の疫学（発病時期や有病率など）

● 発症時期

　PMDDの発病時期には個人差があるが，おおむね20歳代で始まることが多い．筆者の経験でも，多くのPMDDの患者が20歳代に発病している．後述するが，さまざまなライフイベントを契機に発病することが多いような印象をもっている．未治療であれば，妊娠中や授乳中を除き，通常は閉経するまで，月経の前ごとにPMDDの症状が繰り返し出現することが多いとされている．

　DSM-5[2]によれば，PMDDの発病時期は，初潮以降であればどの時点でもありうるが，40か月の経過観察における新規症例の発症率は2.5%——95%信頼区間は1.7〜3.7%——であるという．症状は通常，閉経まで続くとされているが，閉経に近づくにつれて症状が増悪したことを報告する患者も多い．閉経後は症状は消失するが，周期的ホルモン代替療法（ホルモン補充療法）が症状再発の引き金になりうる，とされている．

　各国で行われた疫学調査の結果によると，PMDDは生殖可能年齢の女性の3〜8%に認めるとされている[1]．

● 有病率

　DSM-5[2]によれば，月経のある女性におけるPMDDの12か月有病率は1.8〜5.8%であるという．しかし，前方視的な評価に比べて，後方視的な評価では，有病率の推定値が相当に上がることや，もっとも重篤な症状がある患者では評定の手順を続けられない可能性があるために，1〜2か月間の毎日の症状記録に基づく推定有病率が，実際よりも低い値になっている可能性もあると指摘している．PMDDのもっとも厳密な推定有病率の値としては，症状は基準を満たしているが機能の障害を伴わない女性が1.8%，症状は基準を満たして機能の障害も伴っているが，他の精神疾患による併存症状を認めない女性は1.3%であるという．

　日本の調査結果によると，20〜49歳の日本人女性の1.2%がDSM-ⅣのPMDDの研究用基準案を満たすという報告[6]，日本の女子高校生の3.2%がDSM-ⅣのPMDDの研究用基準案を満たすという報告[7]などが知られている．

● 発症誘因

　PMDD 発病前には，何らかのライフイベント(入学，独居，就職，転勤，転職，転居，結婚，離婚，出産，介護，親との死別など)があることが多い(むろん，発病前にライフイベントを認めない例もある)．DSM-5[2]は PMDD の発現に関連した環境因子として，ストレス，対人関係での外傷体験，季節の変化，および一般的な女性の行動に関する社会文化的側面，とりわけ女性の社会的役割に関するものをあげている．

　PMDD の遺伝率は知られていないが，DSM-5[2]によれば 30～80％と見積もられている．また，経口避妊薬を使用している女性では，使用していない女性と比較して月経前の症状が出現しにくいようである．

月経前不快気分障害の診断

　DSM-5[2]によれば，PMDD は，「抑うつ障害群」のカテゴリーのなかの独立した疾患として分類(**表 5-1** 参照)され，本文中に診断基準(**表 5-2**)が記載されている．それゆえ，今後，PMDD を診断する際には DSM-5 の診断基準に基づいて行うのが妥当であると考えられる．

　以下に，DSM-5 の PMDD の診断基準を紹介する．

　診断基準の A として，ほとんどの月経周期において，月経開始前最終週に少なくとも(以下の診断基準の B および C にあげられた症状のうち)5つの症状が認められ，月経開始数日以内に軽快し始め，月経終了後の週には最小限になるか消失することがあげられている．

　診断基準の B として，1．著しい情緒不安定性(例えば，気分変動：突然悲しくなる，または涙もろくなる，または拒絶に対する敏感さの亢進)，2．著しいいらだたしさ，怒り，または対人関係の摩擦の増加，3．著しい抑うつ気分，絶望感，または自己批判的思考，4．著しい不安，緊張や「高ぶっている」とか「いらだっている」という感覚，のうちのいずれか1つ以上の存在があげられている．

　診断基準 B の 4 項目にある「著しい」というのが，どの程度の症状を指すかについては，議論のあるところである．しかし，通常は当該症状によって対人関係を含めた社会生活に何らかの支障をきたしているのであれば，「著しい」と判断してよいと思われる．

　診断基準の C として，1．通常の活動(例えば，仕事，学校，友人，趣味)における興味の減退，2．集中困難の自覚，3．倦怠感，易疲労性，または

表 5-2　月経前不快気分障害(PMDD)の診断基準(DSM-5)

基準 A. ほとんどの月経周期において，月経開始前最終週に少なくとも 5 つの症状が認められ，月経開始数日以内に軽快し始め，月経終了後の週には最小限になるか消失する
基準 B. 以下の症状のうち，1 つまたはそれ以上が存在する
　(1) 著しい感情の不安定性(例：気分変動；突然悲しくなる，または涙もろくなる，または拒絶に対する敏感さの亢進)
　(2) 著しいいらだたしさ，怒り，または対人関係の摩擦の増加
　(3) 著しい抑うつ気分，絶望感，または自己批判的思考
　(4) 著しい不安，緊張および/または"高ぶっている"とか"いらだっている"という感覚
基準 C. さらに，以下の症状のうち 1 つ(またはそれ以上)が存在し，基準 B の症状と合わせると，症状は 5 つ以上になる
　(1) 通常の活動(例：仕事，学校，友人，趣味)における興味の減退
　(2) 集中困難の自覚
　(3) 倦怠感，易疲労性，または気力の著しい欠如
　(4) 食欲の著しい変化，過食，または特定の食物への渇望
　(5) 過眠または不眠
　(6) 圧倒される，または制御不能という感じ
　(7) 他の身体症状，例えば，乳房の圧痛または腫脹，関節痛または筋肉痛，"膨らんでいる"感覚，体重増加
　注：基準 A〜C の症状は，先行する 1 年間のほとんどの月経周期で満たされていなければならない
基準 D. 症状は，臨床的に意味のある苦痛をもたらしたり，仕事，学校，通常の社会活動または他者との関係を妨げたりする(例：社会活動の回避；仕事，学校，または家庭における生産性や能率の低下)
基準 E. この障害は，他の障害，例えばうつ病，パニック症，持続性抑うつ障害(気分変調症)，またはパーソナリティ障害の単なる症状の増悪ではない(これらの障害はいずれも併存する可能性はあるが)
基準 F. 基準 A は，2 回以上の症状周期にわたり，前方視的に行われる毎日の評価により確認される(注：診断は，この確認に先立ち，暫定的に下されてもよい)
基準 G. 症状は，物質(例：乱用薬物，医薬品，その他の治療)や，他の医学的疾患(例：甲状腺機能亢進症)の生理学的作用によるものではない

(日本語版用語監修：日本精神神経学会，監訳：髙橋三郎・大野　裕：DSM-5 精神疾患診断・統計マニュアル．医学書院，171-172，2014)

気力の著しい欠如，4. 食欲の著しい変化，過食，または特定の食べ物への渇望，5. 過眠または不眠，6. 圧倒される，または制御不能という感じ，7. 他の身体症状(例えば，乳房の圧痛または腫脹，関節痛または筋肉痛，「膨らんでいる」感覚，体重増加)，のうちのいずれか 1 つ以上の存在

があげられている．さらに，この診断基準Cは上の診断基準Bの症状と合わせて，合計で5つ以上の症状に達していなければならないとしている．

診断基準のCの後に，「注」として「基準A～Cの症状は，先行する1年間のほとんどの月経周期で満たされていなければならない」という一文が挿入されている．

診断基準のDとして，これらの症状が，臨床的に意味のある苦痛をもたらしたり，仕事，学校，通常の社会活動または他者との関係を妨げたりする(例えば，社会活動の回避：仕事，学校，または家庭における生産性や能率の低下)ことがあげられている．

診断基準のEとして，この障害が，うつ病，パニック症/パニック障害，持続性抑うつ障害(気分変調症)，パーソナリティ障害などの他の障害の症状の単なる悪化ではない(ただし，併存していてもよい)という条件があげられている．

診断基準のFにおいて，診断基準Aは，2回以上の症状周期にわたり，前方視的に行われる毎日の評価によって確認されるべきであるとしている．ただし，PMDDの診断は，この確認に先立ち，暫定的に下されてもよいとしている．

診断基準のGとして，症状は，物質(例えば，乱用薬物，医薬品，その他の治療)や，他の医学的疾患(例えば，甲状腺機能亢進症)の生理学的作用によるものではないという条件があげられている．

DSM-5では，以上の診断基準A～Gのすべてを満たす場合にPMDDと診断する．

月経前不快気分障害の鑑別診断

PMDDと鑑別すべき疾患として，月経前症候群(PMS)や他の精神疾患の月経前の悪化がある[1]．ちなみに，DSM-5[2]の本文では，PMDDとの鑑別を要するものとして，PMS，月経困難症，双極性障害，うつ病，持続性抑うつ障害(気分変調症)，ホルモン治療の使用をあげている．

月経前症候群

黄体期のうちの数日(通常は月経前にもっとも症状が強いことが多い)にわたり，多彩な身体症状や精神症状を呈することがあり，これらの症状群をPMSという．PMSの症状は，月経の数日前(一部ではさらに前からの

こともある)から始まり，月経の開始後まもなく消失するが，次の黄体期にはふたたび同様の症状を呈することが多い．症状には個人差を認めるが，きわめて多彩である．PMSの女性は実に多く，生殖可能年齢の女性(月経のある女性)の20〜50％にみられるとされているが，軽症者も含めると，生殖可能年齢の女性の80％に及ぶという報告もある[1]．PMSの一症状として抑うつを認めることがあるが，通常は軽症であり，とくに治療を行わなくとも，日常生活に支障をきたすことは少ない．

● 月経前不快気分障害との比較

それに対してPMDDは，月経時の抑うつがうつ病に匹敵するほどに重症化し，日常生活に支障をきたす疾患である[1]．既述のように，PMSとPMDDの鑑別は，現在のところ，DSM-5[2]のPMDDの診断基準を満たすか否かによって判断する．しかし，重症のPMSでは，PMDDとの鑑別が困難となることもある．実際の臨床現場においては，月経前の諸症状が「臨床的に意味のある苦痛をもたらしたり，仕事，学校，通常の社会活動または他者との関係を妨げたりする(例えば，社会活動の回避：仕事，学校，または家庭における生産性や能率の低下)」のか否かによって判断することが多い．すなわち，月経前の抑うつや不安，情緒不安定，過眠などによって，「学校や仕事を休んでしまう」，「勉強や仕事の能率が極端に落ちる」，「他人との口論や人間関係上のトラブルが多くなる」など，日常生活に支障をきたしている場合には，PMSではなく，PMDDである可能性が高いといえよう．

● 月経前症候群の治療

PMSの治療は，症状が軽症であれば治療は行わないことが多い．また，有酸素運動(エアロビクス)，食生活の改善，カルシウムやマグネシウム，ビタミンB_6などのサプリメントの補給で，改善することも多い．PMSであっても重症の場合には，何らかの治療を行うことが多い．具体的には，選択的セロトニン再取り込み阻害薬(selective serotonin reuptake inhibitor：SSRI)などの抗うつ薬，低用量ピル(経口避妊薬)，漢方薬による治療を行う(筆者の経験上，効果の確実性は，SSRI＞低用量ピル＞漢方薬の順である)．SSRIによる治療は，黄体期にのみ服用させる間欠療法や，PMSの症状の出現日にのみ服用させる症状出現日服用療法を行うことが多い．また，浮腫に対しては利尿薬を，頭痛などの疼痛に対しては鎮痛薬というように，PMSの症状に応じた対症療法を行う場合もある．

月経前の悪化を伴う他の精神疾患

　すでに精神疾患に罹患している患者では，月経前に抑うつ症状が悪化することが多い．これらは「原疾患名＋PMS」と診断すべき状態である[1]．PMDDとの鑑別点は，「月経終了後の1週間の間に精神症状を認めるか否か」にある．月経終了後にも何らかの精神症状を認める場合は，PMDDではなく，精神疾患の月経前の悪化である．

　いずれの精神疾患であっても，生殖可能年齢の女性では，月経前に症状の増悪を認めることが知られている．代表的な精神疾患は，持続性抑うつ障害（気分変調症）とうつ病（DSM-5）/大うつ病性障害であるが，双極性障害，パニック症/パニック障害，統合失調症なども，月経前には症状が悪化することが多い．また，境界性パーソナリティ障害の患者も，月経前には問題行動などが，より出現しやすくなることが多い．これらの疾患とPMSの併存を，PMDDと誤診しないことが重要である．

● 持続性抑うつ障害（気分変調症）

　持続性抑うつ障害（気分変調症）は，程度の軽い抑うつ症状が，2年以上（小児や青年では1年以上）にわたって慢性的に続く疾患である．持続性抑うつ障害患者では，月経前には抑うつ症状が悪化することにより，PMDDとの鑑別が必要となることがある．生涯有病率が約6％と比較的高いことや，診断閾値下の患者が多いことが知られていること，PMDDと同様に20歳前後で発病することが多いことなどから，鑑別が重要となる．

● うつ病，双極性障害

　生殖可能年齢の女性では，月経前にうつ病がさらに増悪することが多い．軽症例では，月経前以外の時期の抑うつ症状が目立たない可能性があることから，鑑別が重要となる．また，とくに10～20歳代の若年者の場合には，双極性障害との鑑別も重要である．

● 境界性パーソナリティ障害

　生殖可能年齢の女性の境界性パーソナリティ障害患者においては，月経前にむちゃ食いやリストカットなどの問題行動を起こす頻度が高くなるため，PMDDとの鑑別が必要となることがある．PMDDの患者でも，月経前にはむちゃ食いやリストカットなどの問題行動を起こすことがあるが，それ以外の時期には問題行動を起こすことはない．しかし，境界性パーソナリティ障害の患者では，月経前よりは軽症化する可能性はあるものの，月経前以外の時期にも，問題行動を起こすことが多い．

● その他の精神疾患

そのほか，パニック症，統合失調症，注意欠如・多動症/注意欠如・多動性障害(attention-deficit/hyperactivity disorder：ADHD)なども，月経前には症状が悪化することが多い．

月経前不快気分障害の治療

治療薬のエビデンス

PMDDの治療に用いられる可能性がある薬物に関して，ランダム化比較対照試験(randomized controlled trial：RCT)などのエビデンスレベルの高い報告を有するものを中心に紹介する[8]．

● 選択的セロトニン再取り込み阻害薬

選択的セロトニン再取り込み阻害薬(SSRI)のfluoxetine(日本では未発売)，パロキセチン(paroxetine．とくにCR錠)，セルトラリン(sertraline)，エスシタロプラム(escitalopram)が，プラセボと比較して有意にPMDDの症状を改善させるという，複数のプラセボ対照RCTによる報告が知られている．それゆえ，これらのSSRIは有効性の面で質の高いエビデンスをもつ薬物群であるといえる．また，これらのSSRIは，安全性の面でも，ほとんど問題はないと考えられる．フルボキサミン(fluvoxamine)に関しては，症例集積報告しかないものの，作用機序的に他のSSRIと同系統の薬物であるため，同様な有効性と安全性をもつと考えられる．

● セロトニン・ノルアドレナリン再取り込み阻害薬

セロトニン・ノルアドレナリン再取り込み阻害薬(serotonin-noradrenaline reuptake inhibitor：SNRI)のvenlafaxine(日本では未発売)が，プラセボと比較して有意にPMDDの症状を改善させるという，プラセボ対照RCTによる報告が知られている．それゆえ，venlafaxineは，有効性の面で質の高いエビデンスをもつ薬物であるといえる．またvenlafaxineは，安全性の面でもほとんど問題はないと考えられる．ミルナシプラン(milnacipran)とデュロキセチン(duloxetine)に関しては，症例集積報告しかないものの，作用機序的にvenlafaxineと同系統のSNRIであるため，同様な有効性と安全性をもつと考えられる．

● 三環系抗うつ薬

三環系抗うつ薬のなかでもっともセロトニンに選択的であるクロミプラ

ミン(clomipramine)は，有効性の面において，いずれも小規模ではあるものの，2つのプラセボ対照RCTの結果によるエビデンスをもち，安全性の面でもほとんど問題はないと考えられる．

また，もっともノルアドレナリンに選択的であるdesipramine(日本では未発売)は，無効であるという1つのプラセボ対照RCTの結果により，PMDDの治療薬としては推奨されないと考えられる．同様に，ノルアドレナリンへの選択性が高いマプロチリン(maprotiline)，アモキサピン(amoxapine)，ノルトリプチリン(nortriptyline)なども，PMDDの治療薬としては推奨されないと考えられる(しかし，ノルトリプチリンに関しては，PMDDに対して有効であったという症例集積報告もある)．

● その他の抗うつ薬

その他の抗うつ薬〔ミルタザピン(mirtazapine)など〕に関しては，データがない．bupropion(日本では未発売)は無効であるという報告がある．

● ベンゾジアゼピン系薬物

アルプラゾラム(alprazolam．適応外処方)は，有効性の面において，いずれも小規模ではあるものの，2つのプラセボ対照RCTの結果によるエビデンスをもつ．しかし，1つのプラセボ対照RCTの結果では無効であったことと，安全性の面で，依存などの若干の問題があると考えられることから，PMDDの治療薬としての推奨度は低いと考えられる．

アルプラゾラム以外のベンゾジアゼピン系薬物に関しては，データがない．

● 低用量ピル(経口避妊薬)

月経困難症の治療薬であるエチニルエストラジオール(ethinylestradiol) + ドロスピレノン(drospirenone．適応外処方)は，1つのプラセボ対照RCTよるプラセボと比較して有意にPMDDの症状を改善させたという報告が知られている．それゆえ，エチニルエストラジオール + ドロスピレノンは，有効性の面で質の高いエビデンスをもつ薬物であるといえる．しかし，安全性の面では，血栓症などの有害作用を起こしうる〔日本では，死亡例が報告されていることから，安全性速報(ブルー・レター)が出されている〕といった若干の問題があると考えられることから，PMDDの治療薬としての推奨度は高くはないと考えられる(しかし，婦人科領域では，現在でも広く処方されているようである)．

また，日本で利用可能な同系統の低用量ピル(経口避妊薬)には，エチニルエストラジオール + ノルエチステロン(norethisterone)，エチニルエストラジオール + レボノルゲストレル(levonorgestrel)，エチニルエストラ

ジオール＋デソゲストレル（desogestrel）がある．しかし，これらの薬物は，すべてが薬価未収載であり，適応外処方であるうえに，PMDD に対する有効性を示すエビデンスに乏しく，血栓症などの有害作用を起こしうることから，PMDD の治療薬としては推奨されないと考えられる．

● その他の薬物

L-トリプトファン（L-tryptophan．薬価未収載）は，有効性の面において，1 つのプラセボ対照 RCT の結果によるエビデンスをもつ．植物製剤（ハーブ）の vitex agnus castus は，有効性の面において fluoxetine（日本では未発売）と同等であったという，RCT の結果によるエビデンスをもつ．

そのほか，症例集積報告によるエビデンスしかない薬物として，加味逍遙散（適応外処方），レベチラセタム（levetiracetam．適応外処方），セロトニン受容体拮抗薬の metergoline（日本では未発売）などが知られている．

● 非薬物療法

認知行動療法は，fluoxetine と同等の効果を有していたという RCT の結果はあるものの，効果発現時期は遅かったという報告がある．

光療法は，有効であるという報告と無効であるという報告が混在している．

■ 月経前不快気分障害の治療ガイドライン

2011（平成 23）年 2 月，PMDD の薬物治療ガイドラインの作成を目的として，「平成 20～22 年度厚生労働省精神・神経疾患研究委託費（20 委-1）気分障害の治療システムの開発と検証に関する研究」の分担研究の 1 つとして，MEDLINE（平成 20 年 12 月 1 日まで）を用いて検索した 504 文献（改訂版では 599 文献）より抽出した，エビデンスレベルの高い報告，系統的レビュー，治療ガイドラインを検討し，さらに日本を代表する専門家の意見を加味した，日本独自の「エビデンスに基づいた月経前不快気分障害（PMDD）の薬物治療ガイドライン」（初版）が作成された．その後，いくつかの薬物が日本においても利用可能となったことから，2013（平成 25）年 5 月 17 日，それらの薬物に関する情報や初版以降（平成 23 年 8 月 22 日まで）に MEDLINE に収載されたエビデンスレベルの高い報告を追加した改訂版（表 5-3）が作成され，現在に至っている[8]．

● 薬物の推奨レベル

この治療ガイドラインでは，PMDD の治療に用いられるさまざまな薬物の有効性と安全性の検討を行い，それぞれの薬物の推奨レベルを，レベ

表 5-3　月経前不快気分障害(PMDD)の薬物治療ガイドライン(2013 年)

第一選択薬：以下の選択的セロトニン再取り込み阻害薬(SSRI)のうちのいずれか 1 剤
- セルトラリン 50 〜 100 mg/日*(レベル A)
- パロキセチン(CR 錠) 12.5 〜 50 mg/日(通常錠の場合は 10 〜 40 mg/日) (レベル A)
- エスシタロプラム 10 〜 20 mg/日(レベル A−)
- フルボキサミン 50 〜 150 mg/日(レベル A−)

※原則として間欠療法(黄体期のみの服用)による治療を行うが，月経が不規則である者や，間欠療法にて効果不十分の場合には，適宜，継続療法を行う(第二選択薬以降も同様)

※ 24 歳以下の患者では，抗うつ薬の投与により，自殺念慮や自殺企図のリスクが増加するという報告や，SSRI の投与により攻撃性が高まる恐れがあるという報告があるため，これらの患者に SSRI を投与するに当たっては，リスクとベネフィット(有益性)を考慮する

→第一選択薬に効果が認められなかった場合や，有害作用によって服用できなかった場合には，第二選択薬を用いる

第二選択薬：第一選択薬として選択しなかった SSRI のうちのいずれか 1 剤

※ SSRI により，重篤な有害作用を認めた場合に限り，クロミプラミンまたはデュロキセチンまたはミルナシプランを選択する

→第二選択薬に効果が認められなかった場合や，有害作用によって服用できなかった場合には，第三選択薬を用いる

第三選択薬：第一，二選択薬として選択しなかった SSRI，またはクロミプラミン，またはデュロキセチン，またはミルナシプラン
- クロミプラミン 25 〜 75 mg/日(レベル B)
- デュロキセチン 20 〜 60 mg/日(レベル B−)
- ミルナシプラン 50 〜 100 mg/日*(レベル B−)

→第三選択薬に効果が認められなかった場合や，有害作用によって服用できなかった場合には，セルトラリン，パロキセチン，エスシタロプラム，フルボキサミン，クロミプラミン，デュロキセチン，ミルナシプランのうち第一〜三選択薬で選択しなかった薬物，経口避妊薬(レベル B/B−)，アルプラゾラム(レベル C)のなかから 1 剤を選択する．なお，経口避妊薬とアルプラゾラムは適応外使用である．また，利用可能であれば，光療法や認知行動療法を考慮してもよい

*軽症例で PMDD の症状が十分にコントロールされている症例に関しては，25 mg/日でも可とする

(山田和男，神庭重信：エビデンスに基づいた月経前不快気分障害(PMDD)の薬物治療ガイドライン(2013 年改訂版)．神庭重信編：難治性気分障害の治療，エビデンスレビュー 2013．アークメディア，130–141，2013)

ルA(もっとも推奨度の高い治療法)，レベルA－，レベルB，レベルB－，レベルC，レベルC－，レベルD(もっとも推奨度の低い治療法)の7段階に分類している．

レベルAはもっとも推奨度の高い治療法である．レベルAの治療は，大規模プラセボ対照RCTや複数の中規模プラセボ対照RCTの結果に裏打ちされた，有効性の面で質の高いエビデンスをもつもののうち，安全性の面でもほとんど問題がないと考えられるものである．なお，レベルAで推奨されている薬物と作用機序的に同系統の薬物は「レベルA－」としている．

レベルBは次に推奨度の高い治療法である．レベルBの治療は，中規模プラセボ対照RCTや複数の小規模のプラセボ対照RCTの結果によるエビデンスがあるもののうち，安全性の面でもほとんど問題がないと考えられるものである．また，有効性の面ではレベルAであるが，安全性に若干以上の問題があると考えられる薬物もレベルBとした．なお，レベルBで推奨されている薬物と作用機序的に同系統の薬物は「レベルB－」としている．

レベルCは三番目に推奨度の高い治療法である．レベルCの治療は，小規模のプラセボ対照RCTの結果によるエビデンスがあるもののうち，安全性の面でもほとんど問題がないと考えられるものである．また，有効性の面ではレベルBだが，安全性に若干以上の問題があると考えられる薬物もレベルCとした．なお，レベルCで推奨されている薬物と作用機序的に同系統の薬物は「レベルC－」としている．

レベルDはもっとも推奨度の低い治療法であり，「レベルC－未満」のすべての治療法を指す．

さらに，以上の推奨レベルをもとに，日本の実情に合ったエビデンスに基づいたPMDDの薬物治療ガイドラインの作成を行っている．

● 治療薬別の推奨度

fluoxetine，パロキセチン，セルトラリンなどのSSRIは，有効性の面で質の高いエビデンスをもち，安全性の面でもほとんど問題はないと考えられることから，レベルAとしている．エスシタロプラムとフルボキサミンに関しては，それぞれ中規模のプラセボ対照RCTと症例集積報告しかないものの，作用機序が他のSSRIと同系統の薬物であるため，推奨度はレベルA－としている．

venlafaxineは，有効性の面で1つの中規模プラセボ対照RCTの結果によるエビデンスをもち，安全性の面でもほとんど問題はないと考えられ

ることより，日本で利用可能であれば，推奨度はレベルBであると考えられる，としている．ミルナシプランとデュロキセチンに関しては，症例集積報告による報告しかないものの，作用機序はvenlafaxineと同系統のSNRIであるため，推奨度はレベルB-としている．

三環系抗うつ薬のクロミプラミンは，有効性の面で2つの小規模プラセボ対照RCTの結果によるエビデンスをもち，安全性の面でもほとんど問題はないと考えられることから，レベルBとしている．desipramine（日本では未発売）は，無効であるという1つの中規模プラセボ対照RCTの結果から推奨されないとしている．desipramineと同様に，ノルアドレナリンへの選択性が高いマプロチリン，アモキサピン，ノルトリプチリンなども，推奨されないと考えられるとしている．

アルプラゾラム(alprazolam．適応外処方)は，有効性の面で2つの小規模プラセボ対照RCTの結果によるエビデンスをもつが，1つの小規模プラセボ対照RCTの結果では無効であったことと，安全性の面で，依存などの若干の問題があると考えられることから，推奨度はレベルCとしている．

低用量ピル（経口避妊薬）のエチニルエストラジオール＋ドロスピレノン（適応外処方）は，有効性の面で1つの大規模プラセボ対照RCTの結果によるエビデンスをもつものの，安全性の面では，血栓症などの有害作用を起こしうるといった若干の問題があると考えられることより，推奨度はレベルBであると考えられる，としている．

L-トリプトファン(薬価未収載)は，有効性の面で1つの小規模プラセボ対照RCTの結果によるエビデンスをもち，安全性の面でもほとんど問題はないと考えられることから，レベルCとしている．加味逍遙散(適応外処方)は，2つの症例集積報告によるエビデンスしかないため，推奨度はレベルDとしている．

光療法は，有効であるという2つの小規模プラセボ対照RCTの結果があるものの，メタアナリシスの結果では無効であるという報告もあることより，推奨度は保留としている．認知行動療法に関しては，fluoxetineと同等の効果を有していたというRCTの結果はあるものの，効果発現時期が遅かったことから推奨度は保留としている．

国外では複数の系統的レビューが報告されているが，レビューの元となっている文献はPMSを含む報告も多く，DSM-ⅣまたはDSM-Ⅳ-TRのPMDDの研究用基準案を満たす症例群のみを対象にした研究から結果を導いた報告はなかった．また，コクラン・レビュー(Cochrane Review)

では，PMSを扱った報告は2本あったが，PMDDに関しては報告がなかった．また，いくつかの系統的レビューでは，治療アルゴリズムの作成を行っているが，すべての治療アルゴリズムにおいて，SSRIを第一選択薬としていた（しかし，一部の治療アルゴリズムでは，SSRI以外の薬物も第一選択薬として併記しているものがあった）．以上の点も，ガイドラインを作成する際の参考にしている．

● 日本の実情にあったエビデンスに基づいたPMDDの薬物治療ガイドライン

　以上の結果をもとに，日本の実情にあったエビデンスに基づいたPMDDの薬物治療ガイドラインの作成を行っている（表5-3）．

　第一選択薬は，エビデンスの豊富さと安全性に基づき，SSRIのうちのいずれか1剤としている．推奨度は，セルトラリンとパロキセチンがレベルA，エスシタロプラムとフルボキサミンがレベルA-である．原則として間欠療法（黄体期のみの服用）による治療を行うが，月経が不規則である患者や，間欠療法で効果不十分の場合には，適宜，継続療法を行うこととしている（第二選択薬以降も同様）．セルトラリンの1日用量は，エビデンスに基づけば50 mg/日以上が推奨されるが，経験上は25 mg/日でも十分に効果がある症例も認められる．それゆえ，軽症例でPMDDの症状が十分にコントロールされている症例に関しては，25 mg/日でも可としている．

　なお，24歳以下の患者では，抗うつ薬の投与により，自殺念慮や自殺企図のリスクが増加するという報告や，SSRIの投与によって攻撃性が高まる恐れがあるという報告があるため，これらの患者にSSRIを投与する際には，リスクとベネフィット（有益性）を考慮するとしている．第一選択薬に効果が認められなかった場合や，有害作用によって服用できなかった場合には，第二選択薬を用いるとしている．

　第二選択薬は，第一選択薬として選択しなかったSSRIのうちのいずれか1剤としている．SSRIに重篤な有害作用を認めた場合に限り，クロミプラミンまたはデュロキセチンまたはミルナシプランを選択するとしている．第二選択薬に効果が認められなかった場合や，有害作用によって服用できなかった場合には，第三選択薬を用いるとしている．

　第三選択薬は，第一，第二選択薬として選択しなかったSSRI，またはクロミプラミン，またはデュロキセチン，またはミルナシプランを選択するとしている．推奨度は，クロミプラミンがレベルB，デュロキセチンとミルナシプランがレベルB-である．第三選択薬に効果が認められなかっ

た場合や，有害作用によって服用できなかった場合には，セルトラリン，パロキセチン，エスシタロプラム，フルボキサミン，クロミプラミン，デュロキセチン，ミルナシプランのうち第一～第三選択薬で選択しなかった薬物，経口避妊薬（レベル B/B－），アルプラゾラム（レベル C）のなかから1剤を選択することとしている．

なお，経口避妊薬とアルプラゾラムは適応外使用である．また，利用可能であれば，光療法や認知行動療法を考慮してもよいとしている．

間欠療法

抗うつ薬（とくに SSRI）を用いて PMDD の治療を行う際には，全月経周期を通して薬物を服用させる「継続療法」と，黄体期のみ（通常は，次の月経開始日の 14 日前～月経開始日まで）に薬物を服用させる「間欠療法」がある．

間欠療法の投与開始日は，基礎体温を測定している患者では高温期に入った1日目であるが，通常は次の月経開始予定日の 14 日前としている．間欠療法の投与終了日は，通常は月経開始日であるが，一部に PMDD の症状が月経開始 3～4 日後まで続く患者もいるため，適宜，延長することもある．

● 間欠療法と継続療法の比較

PMDD の治療における間欠療法と継続療法の2つを比較したランダム化比較対照試験（RCT）（多くはプラセボ投与群，間欠療法群，継続療法群の3群で比較している）の結果が知られている．fluoxetine，セルトラリン，パロキセチンの間欠療法群と継続療法群を比較した研究結果によれば，2群間で有効性に有意な差を認めなかった．また，セルトラリンの間欠療法を行うことで「中止後症候群」の出現率の有意な増加は認められなかったという報告も知られている．

一方，セルトラリンによる間欠療法は，忍容性の点で継続療法に劣るという報告がある．また，パロキセチンによる間欠療法は，PMDD のイライラや情緒不安定性などの症状の面で，継続療法と同等の効果を示すが，抑うつ気分や身体症状に関しては，継続療法に劣るという報告もある．

以上のように，黄体期のみに薬物を服用させる間欠療法と，全月経周期を通して薬物を服用させる継続療法とを比較した研究によれば，有効性に有意な差を認めなかったという報告が多い一方で，間欠療法は忍容性の点で継続療法に劣るという報告もある．

実際の臨床では，多くの PMDD に間欠療法が有効である一方，継続療

法を行わなければPMDDの症状がコントロールできない患者も少なからず存在する．また，月経が不規則かつ基礎体温を測定していない患者では，次の月経の予測がしにくく，やむをえず継続療法を行うことがある．さらに，投薬再開のたびごとに不快な有害作用（多くは消化器症状）が出現する場合にも，継続療法を行った方がよいことがある．それゆえ，PMDDには原則として間欠療法を行い，一方，無効例や部分寛解例，薬物再開のたびごとに不快な有害作用が出現するような忍容性の低い症例にのみ，継続療法を行うとよいと思われる．

また，PMDDの症状が出現したその日にのみ服用する方法（症状出現日服用療法）もある．症状出現日服用療法と通常の間欠療法（黄体期の期間中を通した服用）を比較したRCTの結果が知られている．しかし，エスシタロプラム，パロキセチン（CR錠），fluoxetine（腸溶錠．日本では未発売）の症状出現日服用療法と間欠療法の比較研究の結果によれば，症状出現日服用療法の効果は間欠療法と比較して不確実であり，とくにPMDDの重症例では間欠療法よりも有意に効果が劣ることが報告されている．

それゆえ，PMDDの症状が出現した日にのみ服用する症状出現日服用療法の効果は，一部の軽症例を除けば不確実であるので推奨されないであろう．

月経前不快気分障害の治療はいつまで続けるべきか？

SSRIによる治療をどの程度の期間にわたって継続すべきかについて，いまだ定説がない．妊娠中や閉経後は月経が消失するため，PMDDの治療は中止・終了してもかまわないと考えられる．しかし，分娩後にはふたたびPMDDの症状が出現するので，治療の再開を余儀なくされることも多い．

PMDD治療継続期間に関する質の高いエビデンスは少ないが，セルトラリンによる治療を4か月後に中断してプラセボに切り替えた症例群（短期間治療群）と，12か月後に中断してプラセボに切り替えた症例群（長期間治療群）とを比較した報告[9]がある．この報告は，短期間治療群では長期間治療群と比較して，PMDDの再発率が有意に高かった（60％対41％）としている．それゆえ，PMDDに対する薬物療法は，少なくとも1年程度は継続する方が無難であろう．継続治療を終結した後に，PMDDが再発した場合には，治療を再開すべきであろう．

症例 1

月経前不快気分障害（PMDD）

- **患者** 33歳 女性
- **診断名** PMDD
- **主訴** 月経前のイライラ感，落ち込み，過食など
- **現病歴** 18歳頃より，月経前にはイライラしていることが多かったが，22歳で就職をした頃より，月経前のイライラ感が強くなった．イライラ感は，月経10日前頃から始まり，月経前日にピークに達する．また，この時期には，気分がふさぎ込み，家事・育児・パートなど，何をするのも億劫になる．情緒が不安定となり，家庭では，夫のちょっとした一言に対しても口論となり，ヒステリックに当たり散らすことが多くなるので，夫の心が離れていってしまうのではないかと心配になることがある．些細なことで子どもを怒り，せっかんしてしまうこともあるので，今後の子どもの発達に影響しないか心配である．怒った後に子どもが泣いているのをみると，後で必ず後悔するのだが，月経前になるとコントロールがきかなくなってしまう．パート先でも，仕事の能率が極端に落ち，ミスを連発する．自制がきかなくなり，上司や同僚と口論することも多くなる．さらに，夜間は10時間以上も寝ているにもかかわらず，昼間も眠く，イライラのためか，極端に過食になる．また，月経前には，頭痛がひどくなり，乳房が張り，全身が「膨らんでいる」感じがする．しかし，これらの症状は，月経が始まった次の日には，ほとんど消失している．ちなみに，子どもを妊娠した5年前から，出産後に月経がふたたび始まるまでは，これらの症状は全く出現しなかった．以前，同じ主訴で産婦人科を受診した際に，PMSと診断され，ホルモン療法を勧められたが，副作用が怖かったため断ったことがある．同様に，内科を受診した際に，甲状腺機能亢進症を疑われて，TSH（甲状腺刺激ホルモン），fT_4（遊離トリヨードサイロニン），fT_3（遊離チロキシン）の検査を行うも基準値であった．漢方薬による治療を勧められて，6か月ほどの間，いくつかの種類の漢方薬を服用したことがあったが，月経前の症状はほとんど改善を認めなかった．

　初経13歳．月経は整（28日周期），持続5日．妊娠歴1回，出産歴

1回. 既婚. 特記すべき既往歴なし. 大学卒. 一般企業で事務をしていたが, 6年前に結婚を契機に退職した. 現在は, 公務員の夫と長男（4歳）との3人暮らし. 近所のスーパー・マーケットで, パートタイマーとして勤務している.

●**治療歴**　問診などにより, DSM-5のPMDDの診断基準を満たしていたことから, PMDDと診断した（厳密には, 初診時に診断基準Fを満たしていないため, 暫定診断である）. 基礎体温の測定は行っていなかったが, 月経が整（28日周期）であったことから, 次回の月経予定日の14日前（同日より黄体期に入ると推定される）から, セルトラリン25 mg/日の服用を開始したところ, 月経予定日の10日前になっても, イライラ感や落ち込みなどの出現は認めなかった. しかし, 月経予定日の3日前頃から, 若干のイライラ感と軽度の抑うつ気分が出現した. セルトラリンの服用は, 月経の発来日にいったん中止とした. PMDDの症状は軽減していたものの, 月経前の3日間程度は軽度の精神症状を認めたことから, 次の月経周期に, 月経予定日の14日前からセルトラリンを50 mg/日に増量して経過を観察したところ, 月経前にイライラ感や落ち込みなどの出現を全く認めず, 月経の発来を迎えた. 以後は, 月経予定日の14日前から月経開始日までの間のみ, セルトラリンを50 mg/日服用する「間欠療法」を行っている.

おわりに

月経前不快気分障害（PMDD）という病名の初出はDSM-Ⅳ（1994年）と比較的新しいことから, 日本では, 精神医学を専門とする臨床医にも, PMDDを月経前症候群（PMS）と混同するといった診断に関する誤解が, いまだに多いのが現実である. また, PMDDの適切な治療法を熟知している精神科医も少ないと思われる. しかし, 国外に目を向ければ, PMDDは精神科医にとってはありふれた疾患という認識が, すでにあるようである. 米国では, すでに複数の薬物がPMDDの適応症を取得している.

筆者が診察してきたPMDDの具体例（もちろん他の精神疾患を併存していない場合）として, 月経前にPMDDの諸症状によって,「学校や仕事を休んでしまう」,「勉強や仕事の能率が極端に落ちる」,「家事が全くできない」,「子どもを虐待してしまう」,「恋人, 夫, 子ども, 友人らに言葉の暴力をぶつけてしまう」,「他人との口論や人間関係上のトラブルが多くな

る」,「職場の上司や同僚との関係が悪化してしまい,職場にいづらくなる」,「夫やパートナーとの喧嘩が増える」などの問題が発生し,離婚や退職を余儀なくされることも稀ではない.

　このような PMDD に SSRI の間欠療法を行うことで,PMDD の諸症状(苦痛)の緩和のみならず,全般的な生活の質(quality of life : QOL)の改善を認めている.それゆえ,PMS を PMDD と誤診(過剰診断)しないという条件のもとに,「PMDD であれば何らかの薬物療法を行うべきである」,というのが筆者の主張である.

　現時点の日本において PMDD は,過剰診断(PMS レベルの患者を PMDD であると評価)と過少診断(PMDD の患者を PMS であると誤診)が混在している状態にある.したがって,前者に対しては過剰治療が,後者に対しては不十分な治療が行われていると考えられる.

　また,月経前の悪化を伴う他の精神疾患を PMDD と誤診している例も,とくに産婦人科領域ではみられるようである.表5-4 は,ある月の筆者の外来を受診した初診患者のうち,産婦人科医からの紹介状を持参した4症例の内訳である.産婦人科医からの紹介患者のうち,PMS と診断されていた3症例は,実際には月経前の悪化を伴う他の精神疾患(2例)と PMDD(1例)の患者であった.また,産婦人科医に PMDD と診断されていた症例(症例4)は,実際には PMS のレベルの患者であった.すなわち,全例が誤診であった.治療に関しても,うつ病に対してセルトラリンの間欠療法しか行っていなかったり(症例1),双極Ⅱ型障害に対してホルモン(エチニルエストラジオール+ドロスピレノンの合剤)療法しか行っていなかったり(症例2)といった,不十分もしくは不適切な治療が行われていた.

　それゆえ,PMDD の診断と治療は,精神疾患や精神症状の評価に関す

表5-4　ある月の初診患者のうち,産婦人科医からの紹介状を持参した4症例の内訳

症例	年齢	紹介状の病名	治療薬	実際の診断
1	28	PMS	セルトラリン(間欠療法)	うつ病+PMS
2	29	PMS	E-D	双極Ⅱ型障害+PMS
3	38	PMS	(なし)	PMDD
4	43	PMDD	E-D(現在は中止)	PMS

PMS(月経前症候群),PMDD(月経前不快気分障害),E-D(エチニルエストラジオール+ドロスピレノンの合剤)

る経験が豊富な精神科医（もちろん，PMDD患者の診断・治療経験が豊富である者に限る）が行うべきであると考えている．PMDDと，PMSや月経前の悪化を伴う他の精神疾患の鑑別能力は，さまざまな精神疾患を見慣れている分だけ，産婦人科医よりも精神科医に一日の長があるようである．筆者の経験では，PMDDと他疾患との鑑別能力を高める最良の方法は，多くの双方の患者を診ることに尽きる．今後，マスメディアの影響などにより，「自称PMDD」患者が精神科医を受診する機会が増えれば，PMDDの診断能力も向上する可能性が期待できよう．

本稿が，PMDDを診断（鑑別診断を含む）・治療する際の一助となれば幸甚である．

文　献

1) 山田和男：月経前不快気分障害．久保田俊郎，松島英介編，女性医療とメンタルケア．創造出版，34-46, 2012.
2) American Psychiatric Association：Diagnostic Statistical Manual of Mental Disorders, Fifth Edition, DSM-5. Washington DC, American Psychiatric Press, 2013.
3) Frank RT：The hormonal causes of premenstrual tension. Arch Neurol Psychiatry 26：1053-1057, 1931.
4) Greene R, Dalton K：The premenstrual syndrome. Br Med J 9：1007-1014, 1953.
5) 山田和男：性ホルモンと気分障害関連障害．臨床精神医学 27：1105-1112, 1998.
6) Takeda T, Tasaka K, Sakata M, Murata Y：Prevalence of premenstrual syndrome and premenstrual dysphoric disorder in Japanese women. Arch Womens Ment Health 9：209-212, 2006.
7) Kitamura M, Takeda T, Koga S, Nagase S, Yaegashi N：Relationship between premenstrual symptoms and dysmenorrhea in Japanese high school students. Arch Womens Ment Health 15：131-133, 2012.
8) 山田和男，神庭重信：エビデンスに基づいた月経前不快気分障害（PMDD）の薬物治療ガイドライン（2013年改訂版）．神庭重信編：難治性気分障害の治療，エビデンスレビュー 2013．アークメディア，130-141, 2013.
9) Freeman EW, Rickels K, Sammel MD, Lin H, Sondheimer SJ：Time to relapse after short- or long-term treatment of severe premenstrual syndrome with sertraline. Arch Gen Psychiatry 66：537-544, 2009.

〔山田　和男〕

第6章

妊娠期うつ病

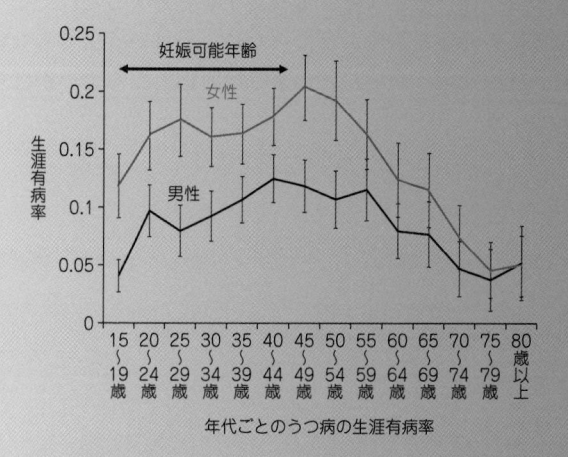

年代ごとのうつ病の生涯有病率

はじめに

　精神疾患のなかでも，うつ病/大うつ病性障害は不安症群/不安障害群とともに女性に多くみられる疾患といわれており，その有病率は男性に比べ2倍前後と報告されている．また，うつ病の生涯有病率を年代ごとにみると，図6-1のように，いわゆる妊娠可能年齢といわれる15〜45歳にほぼ重なって高くなっていることがわかり[1]，妊娠期に新たにうつ病が発症したり，すでに寛解しているうつ病が再燃・再発したりする可能性も高いといえよう．さらに，妊娠期うつ病の治療に当たっては，単に患者の精神症状に対する有益性や身体に対するリスクを考慮するだけでなく，胎児に対する安全性にも注意しなければならないことはいうまでもない．こうしたことから，妊娠期のうつ病にどのように対応したらよいかは重要な課題であるといえよう．

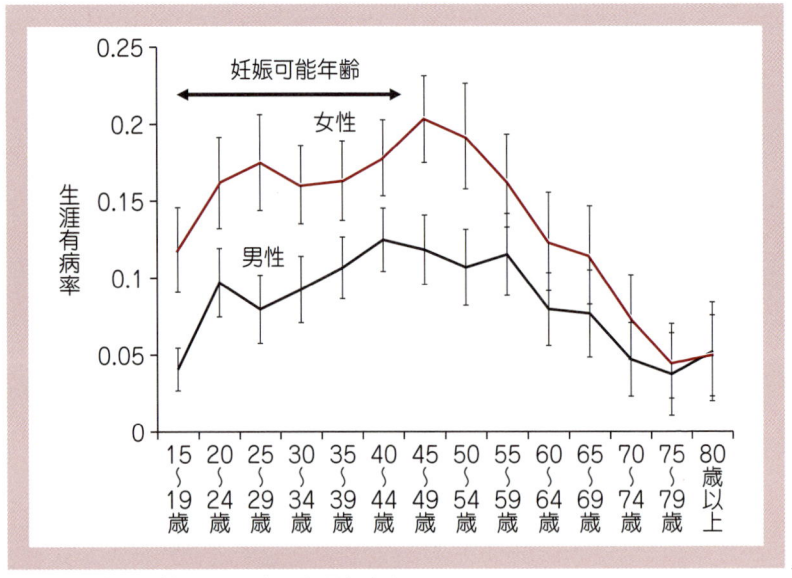

図6-1　年代ごとのうつ病の生涯有病率.
2002年のカナダの地域健康調査のデータから，各年代ごとのうつ病の生涯有病率を算出した．15〜45歳の妊娠可能年齢にほぼ重なって高いことがわかる．
(Patten SB, et al：Simulation studies of age-specific lifetime major depression prevalence. BMC Psychiatry 10：85, 2010. Bio Med Central を一部改変)

臨床的特徴

　従来は，妊娠することで精神状態が安定し，うつ病になりにくくなるといわれていたが，決してそうではないことがわかってきた．妊娠期うつ病の発症率は10〜16％で，妊娠していない女性と同程度であり，妊娠初期と後期に多い[2]（これについては妊娠初期に多い，あるいは中期と後期に多いという報告もある）．

　リスクファクターとしては，うつ病の既往，不十分な社会的支援や親密な人間関係の乏しさ，一人暮らしあるいは子どもが多い，夫婦間の葛藤や夫の家庭内暴力，妊娠に対する両価性，若年，小児期の親との離別や死別体験，無計画な妊娠などがあり，より心理社会的要因が強い[2]．そもそも妊婦のおかれた背景として，妊娠初期は悪阻（つわり）など身体的に不安定な状態，出産・育児に伴う現実生活の諸問題（経済的負担，住居の狭さ，職業の制限），夫や姑との人間関係の変化などが考えられ，また妊娠後期には行動の制限，分娩への不安，出産後の生活に対する心配などがあげられている．

　経過は通常，軽症なものが多く，分娩後に軽快するものから増悪するものまでさまざまであるが，分娩までに症状が消失することが多いといわれている．

治　療

　妊娠期のうつ病の治療については，うつ病の程度や既往などを考慮に入れて，認知行動療法などの精神療法のみを選択するのか，あるいは抗うつ薬を主体にした薬物療法（向精神薬）を使用するのかの方針を立てる必要がある．もちろんその際には，患者や家族の不安をいたずらに掻き立てることなく，妊婦や胎児に対する向精神薬の影響について，また向精神薬を使用しなかったときの影響についても，併せて総合的に起こりうるエビデンスを説明することが大切である．そして，最終的な判断はあくまで患者本人および家族の合意で決められるように十分話し合うことであるが，くれぐれも妊婦や家族が自己判断で内服を中断しないようにすることが重要である．

治療指針

治療方針を決める際，基準となるものに米国産婦人科学会と米国精神医学会が合同でまとめた『うつ病妊婦の治療指針』があるので，ここで簡単に紹介しておく[3]．

妊娠を希望している服薬中のうつ病患者　まず，服薬中で妊娠を検討しているうつ病患者については，
- 突発的な自殺の恐れや精神病症状がない
- 中等度〜重度のうつ病の症状がない
- 6か月以上抗うつ薬を服用している
- 反復性のうつ病の既往がない

の4つの条件が揃ったときにのみ服薬量を漸減し，妊娠する前に中断することが適切と考え，その他の場合は服薬を継続する．

服薬していないうつ病妊婦　次に服薬していないうつ病妊婦については，その患者が薬物療法を望んでいない場合は，突発的な自殺の恐れや精神病症状がなければ精神療法を試みる．また患者が薬物療法を望んでいる場合でも，過去に精神療法だけでは効果がなかったという病歴がなく，突発的な自殺の恐れや精神病症状がなければ精神療法を試みる．

逆に過去に精神療法だけでは効果がなかったことがあったり，突発的な自殺の恐れや精神病症状があったりすれば，母児に対するリスクとベネフィット（恩恵）を十分に考慮して適切な抗うつ薬を用いる．

服薬しているうつ病妊婦　さらに服薬しているうつ病妊婦については，患者が薬物療法の中止を望んでいない場合は，母児に対するリスクとベネフィット（恩恵）を十分に考慮して薬物療法を継続する．

また患者が薬物療法の中止を望んでいる場合は，
- 中等度〜重度のうつ病の症状がない
- 精神療法だけで失敗した病歴がない

の2つの条件が揃ったときのみ服薬量を漸減し，症状が発現しなければ中止する．この条件を満たさないときは服薬を継続する．

これらから判断すると，うつ病の妊婦が抗うつ薬を中止する条件としては，
- 軽度のうつ病であること
- 反復性でないこと
- 十分な精神療法を受けられる

ことなどがあげられよう．

服薬の中断

この指針のなかで臨床上で一番問題となるのは，すでに服薬しているうつ病妊婦の場合で，その服薬の中断についてはさまざまな報告がある．

● 再発のリスク

Cohen ら[4]はうつ病の既往があり，妊娠16週未満で，精神的に安定しており，抗うつ薬の治療を受けている患者を対象に，抗うつ薬を中断した群65人と継続した群82人の2群に分けて経過を追った．中断群では44人（67.7%）が再発し，その60%は妊娠終了前に抗うつ薬を再開していたこと，一方，継続群では21人（25.6%）が再発しただけであったことを報告し，さらに両群とも再発した時期は妊娠初期であったことを考え合せて，服薬継続の重要性を論じている．

また Yonkers ら[5]はうつ病の既往がある妊婦778人について，妊娠中あるいは産後に新たなうつ病が再発するリスクを調べた．その結果，抗うつ薬を服用していたかどうかは再発には関係がなく，むしろ妊娠前の6か月の間にうつ病であったか否かや，妊娠前にうつ病相が4回以上あったかどうかがリスクファクターになることがわかった，と報告している．そして妊娠中のうつ病の再発は服薬の有無よりも，直前のうつ病の罹患やその反復性に関係していることを指摘している．

この2つの報告は一見正反対の結果のように思われる．Cohen ら[4]の症例は精神医療センターでの症例で，発症が14歳未満であったり，他の精神疾患が併存したりしている比較的重症のうつ病を含んでいる．一方，Yonkers ら[5]の症例は地域あるいは病院の産科外来の症例であることから，むしろ両研究に共通した所見，すなわち反復性のうつ病患者や重症のうつ病患者の服薬中断による再発のリスクの高さに注目すべきであると考えられる．

● 離脱症状

さらに Einarson ら[6]は，妊娠を知って抗うつ薬や抗不安薬を急に断薬した妊婦37人について経過を追っている．離脱症状と思われる精神身体症状が出現した患者が26人（70.3%），同じく精神症状のみの離脱症状が出現した患者が11人（29.7%），自殺念慮が出現した患者が11人（29.7%），また入院することになった患者が4人（10.8%）であった．

そして，断薬後36人についてさらに経過を追った．22人（61.1%）は数日で服薬を再開し，14人（38.9%）は授乳中も服薬したが乳児に副作用はなかったと報告しており，中断時の離脱症状などにも注意するようよびかけ

妊娠中の抗うつ薬服用の実態

それでは実際，どのくらいのうつ病患者（妊婦）が抗うつ薬を中断し，どのくらいが継続しているのか，その実態を紹介する．

Jimenez-Solem ら[7]は，1997〜2010年のデンマークにおける全国規模のコホート研究で，妊娠中のいずれかの時点で抗うつ薬を服用した19,740人の妊婦について実態を調べた．

その結果，抗うつ薬の使用割合は調査した13年間で妊婦全体の0.2%から3.2%に増加した．また，図6-2のように妊娠時に単剤の抗うつ薬を服用していた16,962人(1.86%)の妊婦のうち，51%が出産時も服用を継続していた．つまり，妊娠時に抗うつ薬を服用していた妊婦の半分がそのまま抗うつ薬を継続するか，あるいは一時中断しても途中からまた服用していたことになる．

しかし，この図に示すように妊娠中の服用は常に一定しているわけではなく，第1三半期に一番多く，妊娠が進むにつれて少なくなる傾向がうか

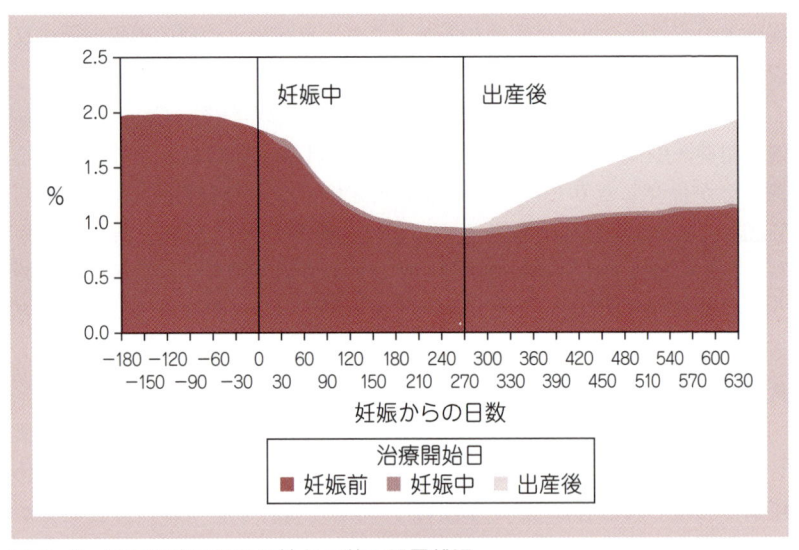

図6-2 妊娠前後における抗うつ薬の服用状況
1997〜2010年のデンマークにおける全国規模のコホート研究で，妊娠中のいずれかの時点で抗うつ薬を服用した妊婦について調べた．妊娠時に単剤の抗うつ薬を服用していた16,962人(1.86%)の妊婦のうち，51%が出産時も服用を継続していた．(Jimenez-Solem E, et al：Prevalence of antidepressant use during pregnancy in Denmark, a nation-wide cohort study. PLoS One 8：e63034, 2013)

がわれた．このことは，第3三半期の服用が新生児不適応症候群と関係していると考えられることから配慮された可能性がある[8]．

米国先天異常予防研究(National Birth Defects Prevention Study：NBDPS)においても，1998〜2005年に登録された妊婦6,582人のうち298人(4.5％)が抗うつ薬を使用しており，また抗うつ薬使用率の年次推移では，1998年に2.5％であったのが，7年後の2005年には8.1％に増加していたという．

上記した治療，服薬中断，服薬の実態について総合すると，
- 重症うつ病は抗うつ薬を中断せずに注意深く経過を追うこと
- 逆に軽症うつ病は治癒したばかりか，反復性の経過でなければ，服薬を中断し精神療法で対応できる可能性が高いこと
- 中等度うつ病は初発で精神病症状や自殺念慮がなく，十分に家族のサポートが得られる環境の下で，服薬を中断するか否かを本人や家族と相談して決める

ということが結論づけられよう．

妊娠中のうつ病治療薬の薬物動態

妊娠に伴う薬物動態の変化についても念頭において対応する必要があり，とくに臨床的に重要な報告を紹介する[9]．

抗うつ薬は全般に，肝臓におけるチトクロムP450によって代謝されることが多いが，妊娠後期にこれらの代謝酵素の活性が高まると，それぞれの薬物血中濃度は低下するため，薬物を増量しなければならない場合がある．選択的セロトニン再取り込み阻害薬(selective serotonin reuptake inhibitor：SSRI)のなかではフルボキサミン(fluvoxamine)がCYP1A2，CYP2D6の基質であり，第3三半期にCYP2D6の活性が亢進すると薬物血中濃度が低下し，フルボキサミンの効果が減弱する可能性がある．しかし，妊娠中を通じてCYP1A2の活性は低下するため，相殺されるかもしれない．

パロキセチン(paroxetine)はCYP2D6，CYP3A4の基質であり，主にCYP2D6によって代謝されるため，一般には妊娠中に酵素活性が亢進してパロキセチンの血中濃度が低下し，抑うつ症状が出現する可能性がある．

セルトラリン(sertraline)はCYP2C9，CYP2C19，CYP2D6，CYP3A4などの基質であるが，第2三半期から第3三半期に薬物代謝が亢進し，第

3 三半期の早期から増量しないと抑うつ症状が出現したり，正常な気分を保てなかったりすることがある．

三環系抗うつ薬のなかではイミプラミン(imipramine)やクロミプラミン(clomipramine)がCYP1A2, CYP2C19, CYP2D6, CYP3A4の，またノルトリプチリン(nortriptyline)がCYP2D6の基質であり，やはり第3三半期に血中濃度が低下する可能性がある．

気分安定薬のなかではリチウム(lithium)が，悪阻による嘔吐や妊娠の進行による母体の腎クリアランスの増加などによって血中濃度が低下し，精神症状が悪化することがあるため，定期的な血中濃度の測定が必要である．また，出産後から1〜2週間は母体の腎クリアランスが急激に低下するため，リチウムの血中濃度が中毒レベルにまで上がる危険性もあり，配慮が必要である．

ラモトリギン(lamotrigine)は，グルクロン酸転移酵素の1つであるUGT1A4などの活性が強まることで，妊娠後期にはクリアランスが250%増加し，血中濃度が下がるため注意が必要である．

治療が行われていない患者が受ける影響

妊娠中にうつ病の治療が行われていなかった，あるいは行われていても不十分な患者では，本人のセルフケアが不十分であるのはもちろん，胎児へのケアも行き届かなくなり，喫煙や飲酒あるいは他の物質乱用が増え，家族や他の支援から孤立し，自殺や産後うつ病をきたす恐れがある[8]．また，さまざまな産科的合併症や新生児の所見〔子癇前症，流産，未熟児出生，早産，胎児の成長不全や低出生体重，アプガー(Apgar)スコアの低値〕をきたす可能性があると報告されている[8]．さらには，母子の愛着障害や出生児の発達困難とも関係することがあると指摘されている[8]．

さらに，小児期の発達遅延，言語発達の障害，知能指数の低値のリスクファクターとなることや，情緒制御の悪化，抑うつ・不安症状の出現の増大など，社会心理的発達の不足などきたすこともあるという[8]．

うつ病と抗うつ薬の妊娠に対する影響の比較

Chaudron[10]は，妊娠中のうつ病患者の抗うつ薬の影響と，うつ病その

表 6-1 出生時にみられる抗うつ薬とうつ病の影響の比較

出生時の比較	抗うつ薬	うつ病
流産	妊娠初期の服用でリスクが1.45倍高くなる	症例数が少なく，方法論的な問題もあり，結論に達していない
発達への影響	頭囲増大が遅延するリスクが高くなる	胎児の身体発達および頭囲増大が遅延するリスクが高くなる
低出生体重	SSRIないしTCAの使用でリスクが高くなる	リスクが高まるという研究もあるが，結論に達していない
胎齢より小さい	SSRI使用で抗うつ薬未使用よりもリスクが高くなる	リスクが高まるという研究もあるが，結論に達していない
早産（< 37週）	リスクが高まるという研究もあるが，結論に達していない	リスクが高まるという研究もあるが，結論に達していない
形態奇形	TCA，SSRI（とくにパロキセチン）で両方の報告がある	研究報告がない

SSRI：選択的セロトニン再取り込み阻害薬，TCA：三環系抗うつ薬
(Chaudron LH：Complex challenges in treating depression during pregnancy. Am J Psychiatry 170：12-20, 2013)

ものの影響を比較して概説している．まず，出生時の比較では**表 6-1**のように，抗うつ薬で流産や頭囲増大の遅延，低出生体重，胎齢よりも小さい児，早産，そして形態奇形などについて，いずれもリスクが高くなるという報告があるが，確定的な結論には至っていない．

一方，うつ病そのものの影響は，形態奇形を除き，胎児の身体発達および頭囲増大の遅延をはじめ，それぞれのリスクが高くなるという報告があるが，やはり結論には至っていない．

次に新生児の比較では，**表 6-2**のように妊娠後期の抗うつ薬によって新生児不適応症候群や，とくにSSRIで新生児遷延性肺高血圧症のリスクが高まるという報告がある一方，うつ病そのものによっても新生児の活動性低下や被刺激性などが報告されている．また，うつ病そのものによって胎児の成長が長期にわたり遅延するという報告もある[11]．

いずれにしても，抗うつ薬の服用とは関係なく，うつ病そのものが妊娠中の胎児や産後の児の成長に大きく影響する可能性があることは注意しなければならない．

表6-2 新生児にみられる抗うつ薬とうつ病の影響の比較

新生児の比較	抗うつ薬	うつ病
行　動	TCAによる被刺激性，神経過敏，けいれん，SSRIによる被刺激性，頻呼吸，低血糖，体温不安定，弱い/無叫声，けいれんのリスクが高くなる	被刺激性，活動性や注意の減弱，表情の乏しさなどのリスクが高くなる
持続性肺高血圧症	妊娠後期のSSRIによりリスクが高まる，あるいは高まらないという両方の報告がある	研究報告がない
長期の成長，IQおよび行動	ほとんどはSSRIないしTCAの使用とは関係ないという報告である	胎齢18〜32週における抑うつ症状により成長が大幅に遅延するリスクが1.34倍高くなるという報告もある

IQ：知能指数，SSRI：選択的セロトニン再取り込み阻害薬，TCA：三環系抗うつ薬
(Chaudron LH：Complex challenges in treating depression during pregnancy. Am J Psychiatry 170：12-20, 2013)

妊婦の肥満とその影響

妊娠に関係して，妊婦の肥満の問題が注目されている．**表6-3**は主なうつ病の治療薬(保険外適応も含めて幅広く取り上げてある)について，6か月以上の長期に服用した際の体重増加のリスクについて示したものである[12]．オランザピン(olanzapine)，リチウム，バルプロ酸(valproate)などが体重増加のリスクが高いものとしてあげられている．

また，妊娠時の肥満が妊娠中あるいは産後のうつ病の発症のリスクを高めることや，妊娠前の肥満が胎児の形態奇形や，児童・思春期になったときの抑うつ障害群の発症のリスクを高めることも報告されている．

表6-3 主なうつ病治療薬の6か月以上の長期服用における体重増加のリスク

向精神薬の種類	リスク	向精神薬の種類	リスク
抗うつ薬		抗不安薬・睡眠薬	
ミルタザピン	◐	ベンゾジアゼピン	○
パロキセチン	◔	ゾピクロン	○
フルボキサミン	○	ゾルピデム	○
セルトラリン	○	エスゾピクロン	○
エスシタロプラム	○	ラメルテオン	○
デュロキセチン	○	気分安定薬	
トラゾドン	○	リチウム	●
抗精神病薬		抗てんかん薬	
オランザピン	●	バルプロ酸	●
クエチアピン	◐	カルバマゼピン	◔
アリピプラゾール	○	ラモトリギン	○

リスクの分類
　●（高）：平均体重増加が5 kg以上か基線からの7％以上の増加例が50％を超えると見込まれる
　◐（中間）：平均体重増加が2.5～5 kgか基線からの7％以上の増加例が25～50％と見込まれる
　◔（低）：平均体重増加が1～2.5 kgか基線からの7％以上の増加例が10～25％と見込まれる
　○（最低）：平均体重1 kg未満の増減か基線からの7％以上の増減例が10％と見込まれる

（Hasnain M, Vieweg WV : Weight considerations in psychotropic drug prescribing and switching. Postgrad Med 125, 2013を参考に作成）

うつ病治療薬が胎児，新生児に与える影響

抗うつ薬

● 形態的催奇形性

　三環系抗うつ薬のイミプラミンやアミトリプチリン（amitriptyline）によると疑われた形態的催奇形性（morphological teratogenicity）の四肢奇形，顔面奇形を含む多発奇形の症例報告があるが，その後のヒトの多数例の調査では否定的なものが多い．しかし，最近のスウェーデンで行われた大規模研究では，三環系抗うつ薬の主にクロミプラミンによる心血管奇形などの重大な奇形が増加していたと報告されている．

選択的セロトニン再取り込み阻害薬(SSRI)のフルボキサミン，セルトラリン，エスシタロプラム(escitalopram)については，とくに奇形が多いという統一した所見はない．しかし，パロキセチンは他の抗うつ薬に比べ，奇形とくに心室中隔欠損をはじめとする心血管系異常の増加の可能性が指摘されたが，その後は否定的な報告もある．Huybrechts ら[13]は米国の大規模研究で，いずれの抗うつ薬でも心奇形のリスクが増えないと結論づけている．

セロトニン・ノルアドレナリン再取り込み阻害薬(serotonin-noradrenaline reuptake inhibitor：SNRI)のデュロキセチン(duloxetine)や，ノルアドレナリン作動性・特異的セロトニン作動性抗うつ薬(noradrenergic and specific serotonergic antidepressant：NaSSA)のミルタザピン(mirtazapine)については，少数例ではあるが形態的催奇形性について否定的な報告があり，SNRIのミルナシプラン(milnacipran)については，まとまった報告がない．

● **機能的催奇形性**

抗うつ薬による機能的あるいは行動的催奇形性(functional or behavioral teratogenicity)についての研究報告は他の向精神薬よりも多いが，まだ十分な結論を導き出すほどには至っていない．最近の研究では，①妊娠中のうつ病のためにSSRIを服用していた母親から生まれた児，②SNRIを服用していた母親から生まれた児，③薬物を何も服用していなかったうつ病の母親から生まれた児，および④健康な母親から生まれた児の4群について知能指数と問題行動を比較したところ，母親の服薬の有無にかかわらず，うつ病の母親の3群(①～③)の間に知能指数には差がなく，またこの3群では，④の健康な母親の群に比べて問題行動が多かった．したがって，知的機能および行動上の機能の問題は，服薬以外の要素が大きいと考えられたという．さらにデンマークで行われたコホート研究では，妊娠中の母親のSSRI服用とその児の自閉症スペクトラム障害発症とは関係がないことが報告されている．

いずれにしても，母体内で抗うつ薬の曝露を受けた児の長期にわたる行動面への影響についての有意な結果は，いまのところ少ない[14]．

● **新生児不適応症候群**

妊娠後期にイミプラミンを服用中の母親から生まれた新生児に筋力低下，チアノーゼ，頻脈，けいれんなどが認められ，またクロミプラミン服用中の母親から生まれた新生児に呼吸困難，四肢振戦，筋緊張異常，哺乳障害，喉頭けいれんや神経過敏，体温降下などが認められ，ノルトリプチ

リン服用中の母親から生まれた新生児に筋力低下，嗜眠，心電図異常などがそれぞれ認められている．さらにSSRIやSNRIについても，新生児が呼吸抑制，無呼吸，チアノーゼ，筋緊張低下または亢進，嗜眠などを呈したという報告があり，これらの新生児不適応症候群（poor neonatal adaptation syndrome：PNAS）にも一定の注意をする必要がある．

抗うつ薬だけではなく，向精神薬の多くは新生児不適応症候群をきたす可能性があるが，妊娠後期にSSRIおよびSNRIに曝露した児では10～30％に認められるといわれている．しかし，ほとんどの症状は軽度で，生後48時間以内に出現して1週間以内に回復することが多い．

これらの症状を最小限にするために，分娩前5～10日間の間に薬物治療の中断を推奨することについての再評価がなされてきた．その結果，薬物を中断することでむしろ代償不全になる可能性が高く，出産後の代償不全もしばしば起こる可能性があることから，分娩前の薬物の中断は母子ともにリスクがあるため，中断しないことが望ましい．

● **新生児遷延性肺高血圧症**

妊娠20週以降にSSRIを服用していた母親が出産した新生児に，新生児遷延性肺高血圧症（persistent pulmonary hypertension of the newborn：PPHN）のリスクが増加したという報告があり，その後のメタアナリシスの結果では，妊娠後期にSSRIに曝露された児は2.5倍リスクの高くなることが認められたが，1,000の出生に対して2.9～3.5と，その絶対数は少ないこともわかった．

気分安定薬

リチウムの催奇形性については，心血管奇形としての症例報告が多くあり，なかでもエプスタイン（Ebstein）奇形の多いことが特徴とされている．しかし近年，これを否定するような調査報告が多くなっており，リスクはごくわずかで，絶対数は他の副作用と比べると少ないといわれている．たとえば，Schouら[15]によれば，一般的なエプスタイン奇形の発生率は1/20,000出生に対して，リチウム服用による発生率は最大で1/1,000出生と報告されている．ただし，日本ではリチウムは添付文書上妊婦に使用禁忌とされている．

機能的催奇形性　機能奇形については，子宮内でリチウムの曝露を受けた15人の児についての前向き研究で，3～15歳の時点での神経学的発達を検査したところ，動作性知能指数が比較的低い児は多かったものの，全体として認知行動的発達は正常範囲内であったという．

中毒症状　また，妊娠後期にリチウムを使用した場合，新生児に筋弛緩，嗜眠，哺乳力低下，呼吸微弱，チアノーゼ，徐脈などの中毒症状が出現することが報告されており，さらに一過性の甲状腺機能低下症や甲状腺腫が認められたという報告もある．

投与上の注意　これらのため，妊娠初期・後期の投与はよく勘案して行い，使用する場合は血中濃度を頻回に測定しながら有効最小限の濃度を維持する必要がある．また，妊娠16〜20週には胎児の心エコーと超音波検査による胎児診断を実施する．

抗不安薬と睡眠薬

抗不安薬

形態的催奇形性　催奇形性について，ジアゼパム（diazepam）などのベンゾジアゼピン系抗不安薬は，ヒトで妊娠第1三半期に使用すると口蓋裂や口唇裂などの奇形を発生するリスクが高くなるという報告があったが，Dolovichら[16]は，ベンゾジアゼピン系抗不安薬の症例対照研究のメタアナリシスでは，大奇形全体および口唇・口蓋裂のリスクは増加したが，コホート研究のメタアナリシスでは両者のリスクがともに認められなかったことから，エビデンスレベルの高いコホート研究の結果を採用し，催奇形性を否定している．

また，最近行われた大規模調査研究でも，口唇・口蓋裂のリスクの増加は認められていない．このように，ベンゾジアゼピン系抗不安薬の催奇形性については，現在は否定的である．

機能的催奇形性　機能奇形について妊娠中にベンゾジアゼピン系抗不安薬を使用していた母親から生まれた児17人と，何の向精神薬も使用していなかった母親から生まれた児29人について前向きに経過を追ってその後の神経発達を比較したところ，抗不安薬を使用していた群では生後6か月と10か月の時点で全体的な運動発達の遅滞がみられたが，18か月の時点ではほぼ正常であったという．ベンゾジアゼピン系抗不安薬による機能奇形についての研究報告は少なく，いまだ十分な結論に至っていない．

新生児不適応症候群　ベンゾジアゼピン系薬物の多くは胎盤の通過性が高く，分娩直前に投与すると新生児に呼吸抑制，筋緊張低下，哺乳困難など，いわゆる筋緊張低下児症候群（floppy infant syndrome）がみられることがある．また，妊娠後期に連用した場合，新生児に産後何日か経ってから，筋緊張亢進，反射亢進，呼吸頻数，神経過敏などの離脱症状がみられることがあり，妊娠後期に大量に使用する場合や多剤併用で用いる場合

には，これらの新生児不適応症候群に注意する必要がある．さらに，ジアゼパム（diazepam）はグルクロン酸と結合して代謝されるので，ビリルビンのグルクロン酸抱合と競合し，新生児黄疸をさらに悪化させる可能性がある．

● 睡眠薬

ベンゾジアゼピン系睡眠薬が妊婦や胎児，新生児に与える影響は，抗不安薬と同じと考えてよい．なお，非ベンゾジアゼピン系のゾルピデム（zolpidem）やゾピクロン（zopiclone）は，少数例ではあるが形態的催奇形性は否定されている．またヒドロキシジン（hydroxyzine）は，日本では添付文書上，妊婦には使用禁忌とされているので，注意が必要である．

非定型抗精神病薬

非定型抗精神病薬の情報は定型抗精神病薬よりも限定されているが，オランザピン（olanzapine），クエチアピン（quetiapine），リスペリドン（risperidone），アリピプラゾール（aripiprazole），パリペリドン（paliperidone）については，使用頻度の割に奇形のリスクが高くなるという報告は少ない．また，非定型抗精神病薬を服用した110人の妊婦の包括的な前向き研究でも，大奇形のリスクの上昇も特異的な奇形の型も見出されなかった．

しかし，妊娠はそもそも第2三半期以降に耐糖能が障害される可能性があり，これらの時期にオランザピンなど非定型抗精神病薬の使用に関係した妊娠糖尿病の症例が報告されているため，十分な注意が必要である．

非定型抗精神病薬による機能奇形に関する報告はない．

妊娠後期に用いられた非定型抗精神病薬によって，新生児に錐体外路症状をはじめ新生児不適応症候群が認められることがあり，注意が必要である．

抗てんかん薬

● 形態的催奇形性

気分安定薬として抗てんかん薬を併用する場合，全体を通じて，口唇裂，口蓋裂，心血管奇形の頻度が高くなるので，気をつけなければならない．また，とくによく用いられるバルプロ酸やカルバマゼピン（carbamazepine）については二分脊椎との関連を示唆する報告もあり，これらの薬物を使用している場合には妊娠16週前後で血清α-フェトプロテインの測定，18〜20週で超音波診断を行う．Kanekoら[17]によれば，てんかん患者の抗てんかん薬単剤による奇形発現率はバルプロ酸で11.1%，カルバマ

ゼピンで5.7％と報告されており，なかでもバルプロ酸は血中濃度に依存して奇形発現率が高くなるため，どうしても用いざるをえない場合には1,000 mg/日以下，しかも日内変動の少ない徐放剤が望ましい．

また，ラモトリギンやレベチラセタム(levetiracetam)は奇形発現率が低く，もっとも安全といわれている．なお日本では，バルプロ酸は添付文書上原則的に妊婦には使用禁忌とされている．

● **機能催奇形性**

機能奇形については，Meadorら[18]が第1三半期に抗てんかん薬を単剤で曝露された児311人についての前向き研究において，6歳の時点での認知機能を測定したところ，バルプロ酸は他の抗てんかん薬に比べて，知能とくに言語および記憶の領域が有意に低かった，と報告している．言語性知能指数の低値については，1日用量800 mg以上が関係するといわれており，高用量のバルプロ酸は避ける必要がある．

さらに，最近ではChristensenら[19]が，妊娠中に抗てんかん薬に曝露された児で，平均8.8歳の時点において自閉スペクトラム症/自閉症スペクトラム障害について検討したところ，バルプロ酸は他の抗てんかん薬に比べ有意に発症率が高かった，と報告している．

一方，これらの結果からカルバマゼピンやラモトリギンは，知能指数の低値や自閉症スペクトラム障害などの機能奇形は起こさないことがわかった．

● **新生児不適応症候群**

妊娠後期に母親が抗てんかん薬を服用していると，児に移行して直接的な鎮静作用が起こり，生下時に異常におとなしく，筋緊張や吸啜力がきわめて弱く，時には呼吸抑制をみることもある．また，生後しばらくして著しい多動や啼泣，睡眠障害などといった行動異常とともに，振戦，ミオクロニー発作，筋緊張や深部反射の亢進，過呼吸，過食，嘔吐などの離脱症状がみられることがある．

いずれにしても，このような新生児不適応症候群については常に注意する必要がある．

修正電気けいれん療法

妊娠中期・後期に病状が悪化し，激しい不安・焦燥感や強い自殺念慮，明らかな精神病症状などが出現した場合や，処方薬を多剤・大量に用いなければ精神症状の安定が保てない場合は，修正電気けいれん療法の適応を

考えなければならないこともある（ただし，妊娠初期の電気けいれん療法は避けた方がいい）．

電気けいれん療法の効果は，寛解および部分寛解がうつ病妊婦の83.8%に認められたという[20]．しかし，母体の早期子宮収縮や早期分娩が3.5%に，また胎児の徐脈性不整脈が2.7%に認められるなどのリスクもあるため[20]，麻酔科医や産科医と連携して十分な管理のもとに実施する必要がある．

症例 1

うつ病

- **患者年齢**　30歳　初産婦
- **診断名**　うつ病
- **既往・家族歴**　本人の既往歴はないが，母親がうつ病で通院歴がある．
- **現病歴**　性格は誠実で，責任感が強い．2人姉弟の第一子で，専門学校卒業後に保育士として保育園に勤務し，仕事ぶりから職場では高く評価されていた．25歳で結婚し仕事はそのまま続け，夫と2人で夫の実家近くのマンションに暮らしていたが，28歳のときに義母が子宮体癌で入院治療を受けることになったのを契機に，夫の実家の家事も手伝わざるをえなくなった．こうして仕事を続けながらも2つの世帯を掛け持ちで切り盛りする生活が続くうち，次第に食欲がなくなり，夜間何回も目が覚め，また朝起きても首から肩にかけて「おもりが入っているかのように凝る」毎日が約2か月続いた．前日の疲れがとれないまま出勤し，今までのように園児に自信をもって接することができなくなり，園児の反応に過敏になって同僚に助けを求めることも多くなった．この頃には保育園の同僚から元気がないことを心配されるようになり，また本人も「こんなに役に立たないのなら，いっそ死んだ方がまし」，と希死念慮を口にするようになった．慌てた夫が実母と相談し，実母が過去に通院していた大学病院精神科を受診することになった．
- **治療経過**　精神科初診時には，不安・焦燥，抑うつ気分，意欲低下，食欲低下，不眠，肩こり，疲労感，自信欠如，思考力や集中力の減退，希死念慮などの症状が認められ，仕事や家事に大きな支障をきたして

いたため，中等度うつ病の診断にて外来通院治療が始まった．保育園は休職し，夫の実家の手伝いも止めて，自宅マンションで十分に休養をとることに専念することを勧め，夫の理解・協力を得た．一方，SSRIを初期投与量から開始し，増量して最終的に初診から4か月あまりの経過でほぼ寛解状態となり，その後SSRIを漸減し初診から半年あまりで元の職場に復帰した．少しして妊娠3か月にあることがわかり，本人は戸惑っていたが，夫の説得もあって妊娠の継続を希望したため，同大学病院の産科にも通院することになった．

精神科主治医から今後の治療の説明がなされ，服薬を中止するか継続するかについて主治医を交えて家族で話し合った．結局，すでに妊娠3か月を過ぎて形態奇形に大きな影響を与える時期を越えていること，直前まで希死念慮を伴う中等度うつ病で治療を受けていたことなどから，本人および実母が中心になって服薬治療の継続を希望した．その後は，精神的に安定した状態が続き，産休を取ってからは実家でほとんど問題なく過ごした後，産科病棟に入院して満期正常分娩で女児を出産した．目立った形態奇形はなく，また新生児不適応症候群も出現せず，本人は産後もそのまま服薬しながら母乳栄養を開始した．産後の睡眠不足などから一時，情動不安定になったため，SSRIを増量するとともに，夫や実母に協力を得て夜間に十分な休息を取れるようにした．その後も実母の強力な応援があり，服薬を終了してからも患者本人はほぼ寛解状態が続き，児も3歳の現在まで神経発達に遅延はない．

● **症例解説**　中等度のうつ病からの回復過程で妊娠し，精神状態はほぼ寛解状態にあったが，その後もSSRIによる服薬を継続するか否かについて，主治医からこれまでの研究報告を説明し，本人ならびに家族で話し合いが持たれた．実母がうつ病の既往があったことから理解を示し，服薬を続けながら家族の支援のもとに出産を迎えた．産後はまた一時的に情動不安定が出現したため速やかにSSRIを増量し，家族のバックアップもあって母子ともに順調に経過している．

まとめ

女性におけるうつ病の有病率からみると，妊娠期に新たにうつ病が発症したり，再燃・再発したりする可能性は高く，母児双方の心身に悪影響を

もたらす．妊娠中にうつ病の治療が行われていなかった患者では，胎児のケアが不十分になったり，産科的合併症や産後うつ病をきたしたりする恐れがある．また，妊娠のために抗うつ薬を中止したうつ病患者では，その半数が妊娠中に再燃，再発する．うつ病が軽症であれば，精神療法や心理・社会的介入を考慮する．一方，中等度〜重症の場合には，抗うつ薬を主体とした薬物療法が必要になることが多く，その目標は最大限の症状コントロールではなく，母児に危険性を有する症状の軽減に留める．実際の臨床に当たっては，妊婦や児に対する向精神薬の影響についての新しく正しい知識をもったうえで，いたずらに不安を掻き立てることなく，患者や家族の相談に対して総合的に事実を説明する．そして，患者本人および家族が納得して最終的な判断を下せるように，十分に話し合っていくことが重要である．

文　献

1) Patten SB, Gordon-Brown L, Meadows G：Simulation studies of age-specific lifetime major depression prevalence. BMC Psychiatry 10：85, 2010.
2) Kornstein SG：The evaluation and management of depression in women across the life span. J Clin Psychiatry 62（Suppl 24）：11-17, 2001.
3) Yonkers KA, Wisner KL, Stewart DE, et al：The management of depression during pregnancy：a report from the American Psychiatric Association and the American College of Obstetricians and Gynecologists. Gen Hosp Psychiatry 31：403-413, 2009.
4) Cohen LS, Altshuler LL, Harlow BL, et al：Relapse of major depression during pregnancy in women who maintain or discontinue antidepressant treatment. JAMA 295：499-507, 2006.
5) Yonkers KA, Gotman N, Smith MV, et al：Does antidepressant use attenuate the risk of a major depressive episode in pregnancy？ Epidemiology 22：848-854, 2011.
6) Einarson A, Selby P, Koren G：Abrupt discontinuation of psychotropic drugs during pregnancy：fear of teratogenic risk and impact of counselling. J Psychiatey Neurosci 26：44-48, 2001.
7) Jimenez-Solem E, Andersen JT, Petersen M, et al：Prevalence of antidepressant use during pregnancy in Denmark, a nation-wide cohort study. PLoS One 8：e63034, 2013.
8) Epstein RA, Moore KM, Bobo WV：Treatment of nonpsychotic major depression during pregnancy：patient safety and challenges. Drug Healthc Patient Saf 6：109-129, 2014.
9) Deligiannidis KM, Byatt N, Freeman MP：Pharmacotherapy for mood disorders in pregnancy. A review of pharmacokinetic changes and clinical recommendations for therapeutic drug monitoring. J Clin Psychophar-

macol 34：244-255, 2014.
10) Chaudron LH：Complex challenges in treating depression during pregnancy. Am J Psychiatry 170：12-20, 2013.
11) Suri R, Lin AS, Cohen LS, et al：Acute and long-term behavioral outcome of infants and children exposed in utero to either maternal depression or antidepressants：a review of the literature. J Clin Psychiatry 75：e1142-1152, 2014.
12) Hasnain M, Vieweg WV：Weight considerations in psychotropic drug prescribing and switching. Postgrad Med 125：117-129, 2013.
13) Huybrechts KF, Palmsten K, Avorn J, et al：Antidepressant Use in Pregnancy and the Risk of Cardiac Defects. N Engl J Med 370：2397-2407, 2014.
14) Suri R, Lin AS, Cohen LS, et al：Acute and long-term behavioral outcome of infants and children exposed in utero to either maternal depression or antidepressants：A review of the literature. J Clin Psychiatry 75：1142e-1152e, 2014.
15) Schou M, Goldfield MD, Weinstein MR, et al：Lithium and pregnancy — I. Report from the register of lithium babies. Br Med J 2(5859)：135-136, 1973.
16) Dolovich LR, Addis A, Vallancourt JMR, et al：Benzodiazepine use in pregnancy and major malformations or oral cleft：meta-analysis of cohort and case-control studies. BMJ 317(7162)：839-843, 1998.
17) Kaneko S, Battino D, Andermann E, et al：Congenital malformations due to antiepileptic drugs. Epilepsy Res 33：145-158, 1999.
18) Meador KJ, Baker GA, Browning N, et al：Fetal antiepileptic drug exposure and cognitive outcomes at age 6 years(NEAD study)：a prospective observational study. Lancet Neurol 12：244-252, 2013.
19) Christensen J, Gronborg TK, Sorensen MJ, et al：Prenatal valproate exposure and risk of autism spectrum disorders and childhood autism. JAMA 309：1696-1703, 2013.
20) Anderson EL, Reti IM：ECT in pregnancy：a review of the literature from 1941 to 2007. Psychosom Med 71：235-242, 2009.

（松島 英介）

第7章

産後うつ病

子ども
・育児不安：育児が大変
　　　　　きちんと育てられるか
　　　　　健康・病気への心配
・育てられず申し訳ない
・かわいいと思わない
・子どもの名前がよくなかった
　（取り返しのつかなさを後悔）

身体
・母乳の出が悪い
　→育児不安へ
・不眠（授乳で夜中に
　起こされる）
・食欲がない
・疲れやすい

夫
・理解してくれない
・協力してくれない
・もともと好きで
　なかった
　（関係性を改めて
　問い直す）

自分自身
・家事ができない
・これから先がみえない
・里帰り出産から,
　自宅に帰るのが不安
・仕事：復帰できるか
　　　　辞めたことを後悔
・自分は親からどう育てられたか
　（過去を改めて問い直す）

その他
・義理の親とうまくいかない
・住まいの環境が不満
・周りに頼れる人がいない

はじめに

　女性の生涯のなかで出産は大きなライフイベントである．心理的な変化をもたらすうえ，具体的に自分を取り巻く環境が大きく変わる．初産婦はもちろんのこと，経産婦であっても，新たな子の誕生により，日常生活や家族関係が変わりやすい．一方，妊娠から産後まではさまざまな身体的変化がある．妊娠により，子宮や乳房が肥大し，循環血液量が増加する．内分泌系ではエストロゲン(estrogen)，プロゲステロン(progesterone)が大量に分泌される．出産後は，これらのホルモンが急激に低下し，非妊娠期の状態に戻っていく．妊娠・出産・産後のメンタルヘルスは，文字通りバイオ・サイコ・ソーシャル(bio-psycho-social)から捉えないといけない．

　妊娠期と産後に分けて精神障害を考えてみると，産後には精神障害の初発や再発が多いことが知られている．①精神疾患の既往のない女性が産後に精神障害を発症する，②うつ病/大うつ病性障害や統合失調症の女性患者が，妊娠期は穏やかに経過していたにもかかわらず，産後に悪化や再発をきたす，などである．

　本章では，まず産後の定義を示した後，産後うつ病の発症時期に先行するマタニティブルーズ(maternity blues)について述べ，次に産後うつ病について解説する．

産後，産褥期とは

　「産後」とはいつまでを指すのかは曖昧である．同じような意味の「産褥期」の方が，定義がはっきりしている．産褥期とは，「分娩が終了してから，妊娠と分娩に伴う母体の生理的変化が，非妊娠時の状態に回復するまでの期間」をいう．期間については，国際疾病分類第10版(International Classification of Diseases-10：ICD-10)で「妊産婦死亡を妊娠中または分娩後42日以内」と定義していることから，産褥期を42日(6週間)とすることが多い．

　「産後」は，産褥期と同義に産後1〜2か月程度の短い期間をとる場合もあれば，産後の数か月を指す場合もある．長い場合は，産後6か月までの発症を「産後うつ病」とみなしている．DSM-5[1]では，特定用語として「周産期発症」があり，この時期は妊娠中または出産4週間以内と定められて

しかし，4週間以降の産後うつ病では，生物学的要因よりも心理社会的要因でうつ病を発症することも多い．バイオ・サイコ・ソーシャルな立場からすれば，これらも産後うつ病と捉えた方が臨床的に有用である．

マタニティブルーズ

概　念

出産直後に起こる，一過性の軽度の抑うつ状態をいう．1973年に英国のPitt[2]がマタニティブルーズという名称でまとめた．maternityは「妊婦の，産婦の」，bluesとは「憂うつ，気のふさぎ」という意味である．maternity bluesは「産婦の憂うつ」と訳せるが，日本では原語のまま用いている．なお，マタニティブルーという場合もあるが，正式にはマタニティブルーズである．

頻度は欧米では26〜85％である[3]．日本でも50％以上という報告はあるが，7〜30％の報告が多い[4]．調査方法の違いによる幅があり，高頻度に起こる病態であることは間違いない．

症状と経過（表7-1）

症状は①抑うつ気分，②涙もろさ，③不安，④集中力低下がみられる．とくに，涙もろさはマタニティブルーズに特徴的な症状である[2]．泣き方は，涙ぐむことから，声をあげて泣くことまでさまざまである．Dalton[5]はマタニティブルーズの古典的な著書のなかで，涙もろさの例を紹介している．産後の母親は産科病棟内で「お見舞いの花を見た」，「夫が面会に5分遅れた」，「看護師が自分に注意を向けてくれない」などささいな理由で泣く．さらに，それを見たほかの母親がまた泣いてしまうという．

このほか，緊張，焦燥感，意欲低下などの精神症状がみられる．疲労感，動悸，不眠などの身体症状も出現しやすい．しかし，産後にこのような身体症状をある程度呈することは生理的範囲内である．診断に当たっては，精神症状の有無が重要になってくる．

発症は，産後10日間以内である．ことに産後2〜5日目に多い．症状持続期間は短く，2週間以内で寛解する．1〜2日で終わることも多い．英国の助産師が本症を「10日間泣き虫」といっている[5]が，この名称は本症

の特徴をよく表している．

　マタニティブルーズから産後うつ病に移行する例もあり，日本の報告ではその割合は5～40％と幅がある[4]．マタニティブルーズの発症率自体に幅があるからこのようになるのだろう．産後うつ病に移行した場合，マタニティブルーズを呈した時点からうつ病が発症していたと考える．以下症例をあげる（一部改変してある）．

症例1

マタニティブルーズから産後うつ病に移行した症例

- **患者**　22歳　女性，専業主婦　明るい性格
- **診断**　マタニティブルーズ後の産後うつ病
- **既往歴**　男児（第一子）を出産後3日目から，涙もろさ，抑うつ気分，不安が出現した．10日目に産科医に相談に行ったところ精神科受診を勧められ，同日精神科病院へ足を運んだ．ところが病院に到着したのが遅く，外来受付時間は過ぎていた．そのことを受付職員が告げたとたん，大声で泣き出した．驚いた職員が医師に連絡して，診察となった．抑うつ状態であり，抗うつ薬，抗不安薬の投与，精神療法を行い，2か月で軽快した．典型的なマタニティブルーズよりも経過が長く，結局は産後うつ病に移行した症例であったが，マタニティブルーズに特徴的な「涙もろさ」の症状を，初診時に実際に示したので印象的な症例であった．
- **考察**　この女性は「できちゃった婚」で，義父母と同居していた．結婚への固い意志ができないまま急に結婚して妻になり，義父母との同居で嫁の立場をいやおうなしに意識させられ，出産して母になってしまった．「妻，嫁，母」という役割が一度にきたことによる心理的負荷や環境の変化が発症に関連していると考えられた．

評価尺度

　マタニティブルーズ自己質問表（Scale for measuring the maternity blues）　自己記入式の尺度である．Stein[6]が作成した尺度を，岡野らが日本語に訳したもので[7]，山下によりスクリーニング検査としての有用性

表 7-1 マタニティブルーズ，産後うつ病，産褥精神病の比較

	1. マタニティブルーズ	2. 産後うつ病	3. 産褥精神病
頻度（日本）	7〜30%	4〜20%	0.1%
症状	軽度のうつ状態（抑うつ気分，涙もろさ，集中力低下など）	軽度〜重度のうつ状態（抑うつ気分，涙もろさ，悲観的思考，意欲低下，行動の減少など）	急性精神病状態（意識混濁，困惑，錯乱思考，幻覚，妄想など）
発症時期	産後10日以内	多くは産後2〜5週	産後4週以内
経過	1〜14日間	数か月	数週〜数か月
転帰	寛解	寛解が多いが，一部は遷延	ほとんどが寛解
治療	とくに必要なし	薬物療法，精神療法，環境調整	薬物療法，精神療法，環境調整
発症に関連する要因	産後のホルモンの低下 心理社会的要因 産科的要因	脳内モノアミンの異常 産後のホルモン低下 心理社会的要因 産科的要因	脳内モノアミンの異常 産後のホルモン低下 心理社会的要因 産科的要因
病態	生理的反応に近い	抑うつ障害	統合失調症スペクトラム障害〜双極性障害圏

(宮岡佳子：妊娠中・産後の精神障害(女性医療とメンタルケア．久保田俊郎，松島英介編)．創造出版，57-69，2012 を改変)

が示されている[8]．憂うつ感，涙もろさ，不安，集中力低下などの精神症状と，疲労感，食欲低下，物忘れなどの身体症状を問う13項目の質問よりなる．今日一日の状態を問う形式になっており，毎日施行できる．症状が強いほど点数が高く，点数の幅は0〜26点である．産後少なくとも一日に8点以上あった場合に，マタニティブルーズと判定する．

産後うつ病の項目であげる(p.152)エジンバラ産後うつ病自己評価票（Edinburgh Postnatal Depression Scale：EPDS）も用いられる．

発症に関連する要因

産後の内分泌系の変化を基盤として，産科的要因や心理社会的要因が影響して発症するといわれる．

● 生物学的要因

まず正常な周産期の内分泌系動態について述べる．エストロゲン，プロゲステロンの分泌は妊娠中はそれまでの視床下部－下垂体系から胎児－胎盤系に移行し，産後はふたたび視床下部－下垂体系に戻る．妊娠中は胎盤が重要な内分泌器官となる．胎盤からエストロゲン，プロゲステロンが大量に分泌され，妊娠末期には最高値になる．分娩後は胎盤の排出とともに，分泌量は急速に低下する．

胎盤からは，そのほかヒト絨毛性ゴナドトロピン（human chorionic gonadotropin：hCG），ヒト胎盤性ラクトゲン（human placental lactogen：hPL）が分泌されているが，これらも胎盤排出によって分娩後には急速に消失する．副腎皮質は妊娠中に亢進状態となるためコルチゾール（cortisol）が増加し，分娩後は低下する．下垂体からのプロラクチン（prolactin）は妊娠中に漸増し，末期に最高値となり，分娩でやや漸減した後，高値のまま持続し，乳汁分泌を促進させる．

このように妊娠中は大きなホルモンの変動があり，9か月にもわたる変化である．しかし，産後ことに胎盤から分泌されていたホルモンはわずか1～2週間でその逆の変化が起こる．「内分泌系の嵐」といえる時期である．ホルモンが急激に低下する時期に現れたマタニティブルーズの精神症状は，ホルモンの離脱症状（withdrawal symptom）の現れ，とも捉えられる．

産後の抑うつ気分の発症には，エストロゲン，プロゲステロンの大幅かつ急激な低下，およびコルチゾールの低下が関連しているといわれている．Harris ら[9]の報告では，マタニティブルーズの女性は，出産1日前の唾液中プロゲステロンの高値と，出産10日目のプロゲステロンの低値がみられた．つまりプロゲステロンの出産前から出産後にかけての低下幅と低下速度が大きい人ほど，マタニティブルーズを発症しやすいことが示唆されている．この結果は，マタニティブルーズが前述のホルモンの離脱症状の現れとして捉えることと合致する．プロゲステロンの誘導体である血中アロプレグナノロン（allopregnanolone）が，マタニティブルーズでは低下しているという報告もある[10]．

● 産科的・心理社会的要因

産科的要因では，初回妊娠，妊娠合併症，帝王切開がマタニティブルーズに関連するといわれるが，否定的な報告もある．不妊治療や早産の有無では関連がみられなかったという報告もある[4]．

心理社会的要因では，①神経質な性格，②妊娠期に抑うつや不定愁訴（不眠，頭痛など）があった，③妊娠期に妊娠自体への不安があった，④家族

からのサポートが少ない，などが発症に影響している[4]．

疾病学的位置づけ

　Pitt[2]はこのマタニティブルーズを「軽微で，ありふれた，正常とみなせる現象」と述べている．持続期間の短さ，症状の軽さ，発症頻度の高さは，精神障害と生理的反応の間に位置するものといえるかもしれない．本症の定義を試みた山下[11]もこのマタニティブルーズは精神障害とはいえないと考えている．彼はマタニティブルーズの概念を次の3つにまとめている．
　①出産から産褥10日頃までに，一過性(ほとんどは1～2日)に現れる精神状態で自然に寛解する．
　②はっきりした理由もなく泣くこと，抑うつ気分あるいは易変性などの気分の障害と精神機能低下，自律神経および身体症状や愁訴を主な症状とする．
　③頻度は高く，その症状は一過性であるので，いわゆる従来の精神障害とはいえない．
　マタニティブルーズを，1か月以内に寛解した群(典型群)と，1か月以上続いた群(遷延群)を比較検討した研究[12]では，遷延群に，(実の母親でなく)義理の母親から援助を受けている，児のアプガー(Apgar)スコアが高い，児の合併症が多いなどの心理社会的，産科的要因を有するものが多かった，としている．この結果は，心理社会的，産科的要因がマタニティブルーズの症状を遷延させ，産後うつ病を発症させる誘因になっている可能性を示している．
　逆に言えば，一過性で終わるような典型的なマタニティブルーズは，心理社会的，産科的要因がより少なく，生理的反応により近い，といえる．
　DSM-5[1]では，抑うつ障害群の特定用語「周産期発症」の解説中にマタニティ・ブルー(注：ブルーズと訳されていない)について，「妊娠中の気分および不安症状は，『マタニティ・ブルー』と同様，産後の抑うつエピソードの危険を増す」と述べられている．このようにDSM-5では，マタニティブルーズを気分症状と同列の扱いにし，疾患単位とはみなしていない．症状が軽く一過性であることや，出産直後に受診行動をとることは物理的に困難なことから，精神科でマタニティブルーズを診ることは少ないであろう．しかし，マタニティブルーズの一部は次項の産後うつ病に移行する点で，精神科医にとって知っておくべき状態像である．

治療

マタニティブルーズでは症状は軽度であり,症状の持続期間も短いため,特別な治療もすることなく治ってしまうことが多い[13].症状が強い場合には,不安,抑うつ症状,不眠などに対して抗不安薬,抗うつ薬,睡眠薬を投与することもある.授乳を中止するか否かなどについて患者の希望を聞きつつ,十分に説明する必要がある.

産後うつ病

概念

産後に発症したうつ病をいう.厳密には,産後における初発である.すでにうつ病の既往のあるものは,あえて産後うつ病とはいわず,うつ病の再発として捉える.

頻度は,欧米では約13%,おおよそ10回の出産に1回の割合である.日本では4〜20%の報告が多い[4].

症状と経過(表7-1)

● 症状

産後に発症したうつ病を産後うつ病といい,産褥うつ病とよぶこともある.症状は一般的なうつ病と同様である.うつ病は,気分,思考,行動の3領域に症状がみられる.

気分の面 抑うつ気分,不安,焦燥感がみられる.顔の表情は感情をよく表すが,表情は乏しく,生気がなくなる.マタニティブルーズと同様に,産後うつ病を疑う場合には注目すべき症状である.

思考の面 思考が遅くなり,集中力や決断力が低下し,悲観的,自責的な考え方になる.産後うつ病では,子どもの健康や母乳の出が悪いことが患者の訴えになりやすい.重度の場合は「自分は子どもを育てる資格がない」,「私のせいで皆に大変な迷惑をかけている」,「私の治療費で家のお金がなくなってしまう」などと極端な思考になり,妄想様の陳述がみられることもある.

妄想とは「現実にはないことの訂正不能の確信」をいい,うつ病の三大妄想として,微小妄想,罪業妄想,貧困妄想がある.妄想かどうかの診断に

際して，患者の確信性を吟味する．

行動の面　集中力・意欲が低下し，行動量が減少する．家事や育児ができなくなり，外出や人と話すことが億劫になる．声も小さく，会話も少なくなる．

そのほか，疲労感，食欲不振，不眠（ことに夜間の授乳できたしやすい），頭痛，筋肉痛，胃部不快感，めまいなどの身体症状も出やすい．

希死念慮　気をつけるべき症状である．危険なのは，希死念慮から，自殺，心中を図る可能性があることで，希死念慮の有無は必ず確認する．「ある」と答えた場合は，自殺企図の有無も聞く．希死念慮，自殺企図があった場合は，「今はうつという病気で，そのような気持ちが起きている．しかし，病気がよくなればそのような気持ちもなくなる．だから絶対に自殺という行動を起こしてはいけない」と強く伝える．

子殺し　産後うつ病で子殺しをした症例では，ほとんどに育児不安が認められる．「母乳の出が悪い」，「アトピーが治らない」，「自分の育児法が悪い」などと，よくみられる不安が過度になり，「正常に育たない」などといった悲観的，妄想的になり，犯行に及んでいる．衝動的に枕を子どもに当てるなど，子どもに対する傷害の危険性もある．「子どもが泣くときなどに，子どもに腹を立てることはないか」と尋ねることも危険性の目安となる．

以上みてきたように，産後うつ病の基本的症状は一般のうつ病と同じであるが，表現型としての訴えの内容は育児に関するものが多い．また，出産を機に，夫や自分自身，親との関係を改めて問い直し，悲観的な色づけをして訴えることもある．産後うつ病特有の訴えの例を図7-1にまとめた．

● 経　過

発症時期は，産後2～5週までの産後早期の発症が多い．DSM-5[1]では，抑うつ障害群の診断の特定用語として，産後4週間以内の発症には「周産期発症」が付記されるようになっている．DSM-5に従えば，産後4週間以内の発症となる．経過は通常のうつ病と同様に数か月であるが，なかには1年以上遷延する場合もある．

産後という特殊な時期には，うつ病であることに自分も周囲も気づきにくい．本人が悲観的なことを言っても，「育児は大変だから当然」，「よくある育児のストレス」と考えてしまう危険性がある．不眠（子どもの夜泣きや授乳などによる），疲労感，気力低下，食欲不振，性欲減退，体重減少などのうつ症状は，産後の身体的な変化でも起こりうる．うつ病の身体症状

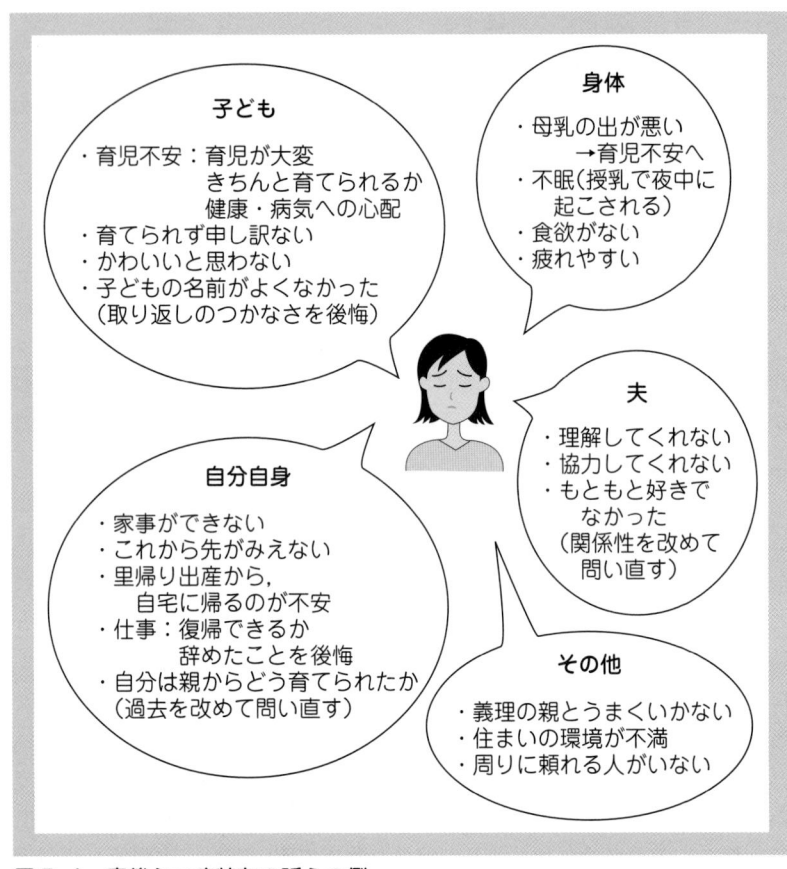

```
┌─────────────────────────────────────────────────┐
│          子ども                    身体          │
│  ・育児不安：育児が大変      ・母乳の出が悪い    │
│          きちんと育てられるか     →育児不安へ   │
│          健康・病気への心配  ・不眠（授乳で夜中に│
│  ・育てられず申し訳ない        起こされる）      │
│  ・かわいいと思わない        ・食欲がない        │
│  ・子どもの名前がよくなかった ・疲れやすい       │
│    （取り返しのつかなさを後悔）                  │
│                                                  │
│                                      夫          │
│                              ・理解してくれない  │
│          自分自身            ・協力してくれない  │
│   ・家事ができない           ・もともと好きで    │
│   ・これから先がみえない       なかった          │
│   ・里帰り出産から,            （関係性を改めて  │
│       自宅に帰るのが不安       問い直す）        │
│   ・仕事：復帰できるか                           │
│       辞めたことを後悔              その他       │
│   ・自分は親からどう育てられたか                 │
│    （過去を改めて問い直す）  ・義理の親とうまくいかない│
│                              ・住まいの環境が不満│
│                              ・周りに頼れる人がいない│
└─────────────────────────────────────────────────┘
```

図7-1 産後うつ病特有の訴えの例

を産後のよくある身体症状とみなしてしまう危険性もある．

　筆者の症例でも，抑うつ気分が強く，子育ても楽しめないほどのうつ病であったが，家族は全く気づいていなかった．本人が周囲に自分の状態を話すことなく，淡々と育児をこなしていたため，「疲れている様子だが育児のせいだろう」と家族は考えていた．

　以下に症例（一部改変あり）を提示する．

症例2

🔲 産後うつ病 🔲

- **患者** 38歳　女性，元パート社員　真面目で内気な性格
- **診断** 授乳の心配を契機に発症した産後うつ病
- **既往歴** 高齢出産のため，妊娠を契機に退職した．妊娠中毒症で高血圧になる．里帰り出産で女児（第一子）を出産した．産後3日目に，きちんと授乳できるか不安になる．産後5日目，このことを産科医に相談するが，「マタニティブルーズなので心配いらない」と言われ，抗不安薬が処方された．しかし，投薬のために授乳ができなくなったことで，ますます不安を強め，不眠も始まった．産後2週間目に精神科クリニックを受診し，抗うつ薬，抗不安薬の投薬を受ける．さらに，うつ状態は悪化して育児ができなくなり，子どもを見てもうれしさを感じなくなった．このため産後2か月目に精神科病院に入院となる．

　入院時，焦燥感や自責感が強かった．静養のために子どもを保育園に預ける方法もあると言った主治医の言葉に対して，「私が治らないから先生はそう言ったのか？」と疑念をもち，「入院費が払えない」と貧困妄想様の発言もあった．抗うつ薬，抗精神病薬，睡眠薬を投与された．入院5日目より「気分がすっきりした」と述べ，急速に改善した．焦燥感はほとんど消失して2週間で退院となった．

　その後は，外来にて通院を継続した．抑うつ気分と意欲低下のため，当初は育児のほとんどは両親が行っていた．しかし，産後4か月目から表情に明るさが戻り，育児も徐々に行えるようになった．ただ，抑うつ気分の改善と入れ替わるように，頭重感を訴えるようになった．

　産後7か月目，離乳食を作り，子どもを公園にも連れて行けるほど意欲や体力が向上し，頭重感も消失した．実家から自宅に戻る自信もつき，自宅近くの精神科に転院となった．

- **考察** 高齢出産であること，妊娠中に妊娠中毒症になったことから，妊娠中から出産に対する心配が強かった．出産直後にマタニティブルーズの病状で始まった．この時点の病像は，普通の産婦でもみられる育児不安であったが，急激に病状が悪化した．入院時は病状がもっとも激しく，自責感，不安焦燥，貧困妄想様の言動がみられた．しかし，激しい症状は1か月でおさまり，回復も急速であった．

退院後の外来通院では，抑うつ気分と意欲低下が徐々に改善した．状態評価に，育児をどの程度しているかを聞くことが指標として役立った．首が座る，一人座り，ハイハイなどの乳児の発達の変化は早い．育児も，それに合わせて，授乳の回数，離乳食の開始，外出など，新しいこと，変わることが絶えず起きてくる．うつ状態の女性にとって，子どもの発達をみつつ，それに合わせて育児をすることは心理的にも体力的にも負担である．それだけに，育児を一人でこなせるようになることは，うつ状態が改善したと評価できる．

評価尺度

　産後の経過が正常であっても，疲労感などといった身体の不調や，授乳のために不眠をきたすことも多い．そのため既存のうつ病尺度では偽陽性に出てしまう可能性があるので，その点を考慮した尺度がエジンバラ産後うつ病自己評価票（Edinburgh Postnatal Depression Scale：EPDS）である．前述のマタニティブルーズの判定にも用いられている．Coxら[14]によって開発された．

　エジンバラ産後うつ病自己評価票（EPDS）　日本語版は岡野らによって作成され，妥当性・信頼性も確認されている[15]．過去7日間のうつ状態を問う尺度であり，疲労感，やせなど出産後の生理的な身体変化を除外するために，身体症状の質問は不眠以外はない．不眠の項目も「不幸せなので，眠りにくかった」というような質問にし，授乳による不眠が除外されるようにできている．項目数も10項目と少なく，健診の場で簡単に記入できる．症状が強いほど点数が高く，点数の幅は0〜30点である．うつ病の可能性があるとみなされる区分点は13点以上であるが，日本では9点以上と低目に設定した方がスクリーニングとして有用である．

　母子保健の国民運動計画『健やか親子21』（2001〜2014年．2015年から第2次開始），乳児家庭全戸訪問事業（こんにちは赤ちゃん事業）（2007年〜）が開始されて以降，産後うつ病の啓発と早期発見のために，出産後の母親に対し，保健所，自治体，医療機関などでEPDSを施行する機会が増加している．

　評価尺度を用いる注意点　自己評価抑うつ尺度（self-rating depression scale：SDS）など，一般的なうつ病評価尺度を用いることもある．ただし，通常でも産後は疲労感や授乳による不眠がある．これらが，うつ病の身体症状として抽出され，偽陽性率が高くなるリスクがあることに注意

する．

発症に関する要因

産後うつ病は，マタニティブルーズと同様，生物学的要因と，産科的・心理社会的要因が関与している．

生物学的要因

一般的なうつ病と同様に脳内モノアミン（ことにセロトニン，ノルアドレナリン）が関係しており，さらにマタニティブルーズと同様に産後の内分泌系の変動も関係している．早期発症（産後2～6週以内の発症）であるほど，産後の内分泌系の要因が強く影響している．エストロゲン，プロゲステロンのほかにも，プロラクチン，コルチゾール，エンドルフィン（endorphin），インヒビン（inhibin），甲状腺ホルモンなどと産後うつ病の関連が研究されてきている．しかし，明確な結論は得られていない．甲状腺自己抗体陽性あるいは甲状腺機能障害をもつ産褥期女性の一部にうつ病を合併する者がおり，産後の甲状腺機能が産後うつ病と関連することも示唆されるが，エビデンスは得られていない[16]．

産科的・心理社会的要因

産後うつ病は，マタニティブルーズと同様に，さまざまな産科的・心理社会的要因の関与が考えられる．しかし，産科的要因については一定の見解はない．心理社会的要因に関しても同様に見解が一致しないものが多いが，うつ病の既往，妊娠中のうつ症状は発症リスク要因として一定の見解を得ている．

そのほか，不安になりやすい性格，（自身が）親から十分な養護（ケア；care）を受けなかった体験，ストレスフルなライフイベント，ソーシャルサポートの不足，夫への不満があげられている[16,17]．

以上のように個々の要因を述べたが，忘れてならないことは，「出産」それ自体が心理社会的要因となることである．この大きなライフイベントは，喜ばしいことではあるが，さまざまなストレスとなる出来事でもある．とくに初産婦には，出産で「母親になる」という新たな役割が加わる．自分のことを中心に考えていればよかった生活から，「自分がケアをしなければ生きていくことのできない児」をもつ生活へと転換する心理的な意味は大きい．世界や価値観が一変するような出来事である．

以上の要因を時系列にまとめて図7-2に示した．

```
┌─妊娠前──────┐   ┌─妊娠中──────┐   ┌─出産──────┐
│・うつ病の既往 │→ │・初回妊娠    │→ │・初回出産  │
│・神経質・不安に│   │・妊娠合併症  │   │・帝王切開  │
│ なりやすい性格│   │・妊娠中のうつ・│   │・児の合併症│
│・親からの不十分│   │ 不定愁訴    │   │・出産というラ│
│ な被養護体験 │   │・妊娠に対する不安│ │ イフイベント│
└────────┘   │・ストレスフルな │   └───────┘
              │ ライフイベント │
              └────────┘

                        ┌─出産後──────────────┐
                        │・エストロゲン・プロゲステロンの│
                        │ 急激な低下              │
                        │・脳内モノアミン異常        │
マタニティブルーズ  ←     │・甲状腺ホルモン異常        │
  ↓（一部は移行）         │・産後の疲労，育児疲れ      │
産後うつ病              │・母乳不安，育児不安        │
                        │・母になるというライフイベント │
                        │・ソーシャルサポート不足      │
                        │・夫への不満              │
                        │・ストレスフルなライフイベント │
                        └──────────────────┘
```

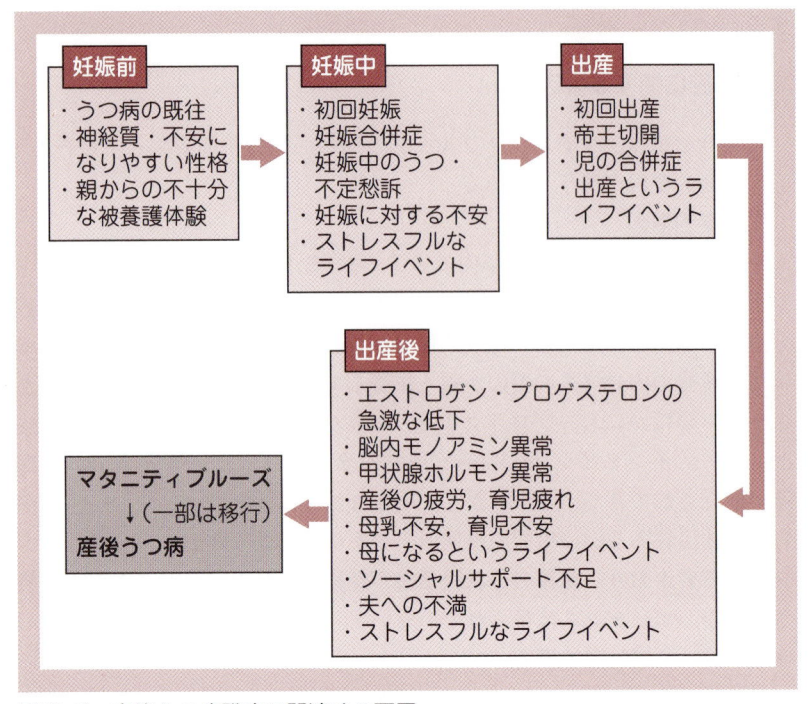

図7-2 産後うつ病発症に関連する要因
(宮岡佳子：妊娠中・産後の精神障害(女性医療とメンタルケア．久保田俊郎，松島英介編)．創造出版，57-69, 2012 を改変)

鑑別診断

 鑑別診断として，産後にうつ状態を呈する疾患がある．①マタニティブルーズ，②産褥精神病，③産後神経症性障害，④既存の精神障害の悪化ないし再発，⑤身体因性うつ病がある(**表7-2**)．

● **マタニティブルーズ**(表7-1 参照)

 前述のように，症状が軽度で一過性であることで鑑別する．しかし，マタニティブルーズから産後うつ病に移行する例もあるので，注意が必要である．また，産後うつ病の患者を診るときは，参考のためにマタニティブルーズ様の症状があったか否かを確認する．

● **産褥精神病**(表7-1 参照)

 産褥期に精神病症状を呈する病態をいう．頻度はおよそ1,000回の出産に1回で，頻度は少ないものの，症状が激烈で病態が重く，入院が必要なことが多いため注意すべき疾患である．軽度の意識混濁があり，困惑状態

表7-2 産後うつ病の鑑別診断〜産後にうつ状態をきたす疾患〜

- マタニティブルーズ
- 産褥精神病
- 産後神経症性障害(不安症群，強迫症など)
- 既存の精神障害の悪化ないし再発
- 身体因性うつ病

を示す「**アメンチア**(Amentia)」が特徴的である．加えて，錯乱思考，情緒不安定，興奮，幻覚，錯覚，妄想などをきたす．これらの精神病症状とともに躁状態あるいはうつ状態が併存していることもある．衝動的に自殺，心中，子殺しを図る危険性もある．病初期に，抑うつ，不安，焦燥感，不眠などで始まると，マタニティブルーズや産後うつ病との鑑別が難しい．

発症時期 産褥精神病は，ほとんどが産後2週間以内に急性に発症する．予後は良好で，多くは数週間から数か月で寛解する．しかし再発しやすく，50%はいったん寛解しても再発する．10%は寛解しないで症状が持続する．幻覚，妄想，意欲低下が目立つ場合は，統合失調症に移行したと考える．DSM-5[1)]では，統合失調症スペクトラム障害圏ないし双極性障害圏の診断名がつけられる．短期精神病性障害(症状持続は1か月未満)と双極性障害では，産後4週間以内の発症の場合「周産期発症」の特定用語が付記される．

ホルモンの影響 エストロゲンはドパミンに対して抑制的に働くため，産後のエストロゲンの急激な低下がドパミンの過剰興奮を誘発するのではないか，と考えられている．コルチゾールや甲状腺ホルモンとの関連も指摘されているが，一定の見解はない．

心理社会的な要因による影響 心理社会的な要因では，ソーシャルサポート不足，夫との関係の悪さ，初産婦などが報告されている．産科的要因については，一定の見解は得られていない[16)]．統合失調症様の症状を呈する点からも，産後うつ病に比較して，より生物学的な関与が大きい病態であろう．

治療 治療は，薬物療法が中心となる．統合失調症の治療に準じて抗精神病薬を投与する．双極性障害圏の病像があれば，気分調整薬も投与する．精神療法，環境調整も併用する．入院治療が必要なことが多い．

● 産後神経症性障害

産後は，全般不安症/全般性不安障害，パニック症/パニック障害，強迫

症/強迫性障害などが産後に発症し，うつ症状を呈する場合がある．Reckら[18]の報告では，産後3か月における不安障害の有病率は11%で，一方うつ病の有病率は6%であった．

● 既存の精神障害の悪化ないし再発

産後は精神障害が悪化しやすい時期として知られている．一方，妊娠期は比較的安定した時期，といわれる．精神障害を有する者が妊娠，出産に至った場合には，とくに産後に慎重な経過観察が必要である．しかし，再発であっても広義の産後うつ病とみなす考え方もある．

● 身体因性うつ病

出産を契機に身体疾患が出現することも多く，なかにはうつ状態を呈する疾患もある．ことに出産後は，出産後バセドウ（Basedow）病，潜在性自己免疫性甲状腺炎が出産後増悪した甲状腺機能異常として出現しやすい．甲状腺機能低下では，易疲労感，抑うつ感，意欲低下，集中力低下などの症状を呈し，甲状腺機能亢進では，心悸亢進，イライラ，不眠，疲労感などを呈する．シーハン（Sheehan）症候群は分娩時の出血により，下垂体機能低下をきたす疾患で，意欲低下，疲労感，食欲不振などの症状を呈する．

治　療

産後うつ病の治療は，一般的なうつ病の治療と同様に，薬物療法，精神療法，休養，環境調整が基本となる．

● 薬物療法

抗うつ薬投与の注意点　選択的セロトニン再取り込み阻害薬（selective serotonin reuptake inhibitor：SSRI），セロトニン・ノルアドレナリン再取り込み阻害薬（serotonin-noradrenaline reuptake inhibitor：SNRI）などの抗うつ薬を投与する．副作用に，悪心，食欲不振などの胃腸症状が多い．焦燥感が高まる賦活症候群（activation syndrome）がみられることもある．日本の薬物添付文書では，向精神薬投与中，授乳は中止ないし避けることと記載されている．

エストロゲン投与の注意点　抗うつ薬にエストロゲンを加えて産後うつ病に有効であったという報告がある．出産後，月経が発来するまではエストロゲンは低値であるので，この間にエストロゲンを補完療法として投与するという理屈である．しかし，エストロゲンのレベルとうつ病の関連についてはいまだ不明な点が多い．さらに，副作用として子宮内膜増殖症，子宮体癌，血栓症などのリスクを高め，授乳中女性の乳汁分泌を減少させる．このためエストロゲン療法は制約が多く，広くは行われていない．プ

ロゲステロン投与もかつては試みられたが，有効性に乏しく，うつ病をかえって悪化させるという報告もあり，推奨されない．

● **精神療法**

支持的精神療法　精神療法は薬物療法と並んで重要である．軽度のうつ状態で授乳のために薬物が使用できない場合には，第一選択の治療にもなりうる．基本は支持的精神療法である．患者が語る状況や感情に共感を示し，受容的に接する．うつ状態にあると，現実の問題を必要以上に深刻に悩んだり，抑うつや不安が強まったりする．このような思考の歪みがあることを伝え，うつが改善すれば，現在の悲観的な思考もよくなることを保証する．

傾聴だけに留まらない　通常の外来診療では，時間的制約もあり，認知行動療法のようなプログラム化された精神療法を行うのは難しい．そこに支持的精神療法が多用される一因があるわけだが，単に傾聴だけに留まらないように注意する．産後は，育児，日常生活，家族との関係など，家庭にまつわるさまざまな問題が生じており，傾聴するだけは改善に至らないことも多い．うつ状態にあればなおのこと，深刻に悩んだり，抑うつや不安が強まったりする．きめ細やかな対応が必要である．問題の対処方法などについて助言する．解決困難な問題であっても，患者と一緒に考える姿勢を示すことは治療的に働く．

認知行動療法　時間的制約や適応の問題で，すべての患者に行うことは難しいが，認知行動療法（cognitive behavior therapy：CBT）や対人関係療法（interpersonal therapy：IPT）も産後うつ病で有効性が示されている[19]．認知行動療法では集団療法の有効性も示されている．しかし，短所として，最初のセッションで具合が悪くなりやすい，1対1の精神療法よりも患者が技法を習得するのが難しい，状態の悪い人の話を聞くことでかえって具合が悪くなることがあげられている[20]．しかし，これは認知行動療法のみならず，他の集団精神療法にも当てはまることであろう．

対人関係療法　対人関係療法では，妊娠中に集団療法を行って，産後うつ病の予防効果が示されている．しかし産後うつ病の対人関係療法では，ドロップアウト率が高いことが指摘されている．ただし，育児を行いながらの治療は，対人関係療法ならずともドロップアウトしやすいのかもしれない．

● **休養と環境調整**

休養　休養はうつ病の大事な治療である．できるだけ休養をとるように伝える．しかし，乳児を抱えて母親が家で休養をとるのは難しい現実も

ある．

たとえば，昼夜を問わず乳児の世話をしなければならない．頻回の授乳やおむつ替えは身体を消耗させる．夜泣きは浅眠をきたす．育児の一方で家事もこなさなければならない．健常な母親であっても産後の育児は大変な仕事であるが，うつ状態にあればなおのこと，負担感を過度に認知し，十分に遂行できないことで自責的になり，うつ状態が悪化する可能性がある．休養をとる難しさに対し，周囲の理解が必要である．

環境調整　上記のため，夫や親が患者の家事や育児を援助し，休養をとらせる体制づくりを行う環境調整が重要になる．ストレスになるような具体的な問題を軽減するために，治療者はさまざまな工夫を患者や家族と相談して，勧めるべきである．

家での休養をとるのが難しいならば，入院も1つの方法である．また母親の病気を理由に，子どもを保育園に入れるための入園措置をとることもできる．子どもが園にいる間は母親は休養をとることができる．育児困難が強度の場合は，乳児対象の児童福祉施設である乳児院に預ける方法もあるが，一時的にせよ子どもから離れることになり，十分な説明が必要である．

外来診療で心がけること　外来診療においては，小さい子どもがいる患者であることを意識する．子どもを連れての受診なのか，1人で来ているのか，家族が同伴なのかを確かめる．子どもを連れての受診では，家を出るまでの準備，通院までの移動，外来の待ち時間などの負担が大きい．子どもを保育園や知り合いに預けて受診している場合でも，子どもの「お迎え」が遅くなることに患者は気をもんでいる．通院が困難なため，なかなか受診できないケースもあるはずで，まずは受診してくれたことをねぎらう．外来で長時間待たせないようにする配慮も必要である．

予防―むすびにかえて―

妊娠・出産は喜ばしい出来事であるが，同時に心身への負担も大きく，患者や家族がこのことを理解することが大切である．最後に予防や対応のために大切な点をあげる．

● 早期に発見する

不眠，気力低下，食欲不振，性欲減退，体重減少などは，妊娠中や産後の通常の身体的変化でもみられる．したがって，通常のことであると周囲

も本人も考えて，発見が遅れる危険性がある．

ちょっとしたことも見逃さない　産後精神障害では「母乳の出が悪い」ことをきっかけに発症する例が少なくない．また，精神的に不安定になると，子育てに自信がなくなり，自責的になりがちである．ところが，健康な産婦でも母乳不安や育児不安はしばしば認められるため，軽く考えて精神障害を見逃す可能性がある．早期に発見し，治療につなげることが重要である．

国レベルの支援体制　国レベルの支援体制は進んできている．2007年に始まった乳児家庭全戸訪問事業（こんにちは赤ちゃん事業）は，生後4か月までの乳児のいるすべての家庭を訪問する事業である．面接や心理尺度〔EPDS（エジンバラ産後うつ病自己調査表）など〕によって，産後うつ病のリスクの高い母親を早期にスクリーニングしている．問題のある家庭には「養育支援訪問事業」などによって踏み込んだ支援を行っている．医療機関とも十分な連携をとれるさらなる体制づくりが望まれる．

● ソーシャルサポートを高める

　ソーシャルサポートの不足は，発症リスクを高める要因になりやすい．また，発症後もソーシャルサポートが低いままであると，症状が軽快しにくい．夫や親からのソーシャルサポートを高めるように治療者は働きかけるべきである．①家事や育児を手伝う，②なるべく一緒にいるようにする，③暖かい言葉かけをするなどが，患者の心身の安定につながっていく．

文　献

1) American Psychiatric Association：Diagnostic and Statistical Manual of Mental Disorders fifth edition. American Psychiatric Association, 2013.（DSM-5 精神疾患の診断・統計マニュアル．日本精神神経学会監修，高橋三郎，大野　裕監訳，医学書院，2014）
2) Pitt B："Maternity blues". Br J Psychiatry 122：431-433, 1973.
3) Grigoriadis S：Postpartum and its mental health problems. Romans SE, Seeman MV（editors）：Women's mental health：a life-cycle approach, Lippincott Williams & Wilkins, Philadelphia, 2006, 283-296.
4) 宮岡佳子：マタニティブルーズ．中山和彦編，脳とこころのプライマリケア　7 食事と性．シナジー 467-475, 2011.
5) Dalton K：Depression after childbirth. Susan Hill, London, 1993（上島国利，児玉憲典訳：マタニティ・ブルー［新版］─産後の心の健康と治療，誠信書房，2000.）
6) Stein G：The pattern of mental change and body weight change in the first post-partum week. J Psychosom Res 24：165-171, 1980.

7) 岡野禎治, 野村純一, 越川紀子, ほか：Maternity blues と産後うつ病の比較文化的研究. 精神医学 33：1051-1058, 1991.
8) 山下 洋. マタニティブルーズの診断と, 自己評価スケールによるスクリーニングについて. 平成5年度厚生省心身障害研究「妊産婦をとりまく諸要因と母子の健康に関する研究」, 169-173, 1994.
9) Harris B, Lovett L, Newcombe RG, et al：Maternity blues and major endocrine changes：Cardiff puerperal mood and hormone study Ⅱ. BMJ 308：949-953, 1994.
10) Nappi RE, Petraglia F, Luisi S, et al：Serum allopregnanolone in women with postpartum "blues". Obstet and Gynecol 97：77-80, 2001.
11) 山下 洋：産褥期の精神症状の評価方法と産科臨床における有用性について（マタニティブルーズの定義と評価尺度の一試案）. 平成5年度厚生省心身障害研究「妊産婦をとりまく諸要因と母子の健康に関する研究」, 158-161, 1994.
12) Tsukasaki M, Ohta Y, Oishi K, et al：Types and characteristics of short-term course of depression after delivery：using Zung's self rating depression scale. Jpn J Psychiatry Neurol 45：565-576, 1991.
13) Daniel MN, Heather AF：Psychiatric symptoms and pregnancy. Spiers MV, Geller PA, Kloss JD(ed), Women's Health Psychology. John Wiley & Sons, 2013, 389-413.
14) Cox JL, Holden JM, Sagovsky R：Detection of postnatal depression. Development of the 10-item Edinburgh Postnatal Depression Scale. Brit J Psychiatry 150：782-786, 1987.
15) 岡野禎治, 村田真理子, 増地聡子, ほか：日本版エジンバラ産後うつ病自己調査票（EPDS）の信頼性と妥当性. 精神科診断学 7：525-533, 1996.
16) 宮岡佳子：妊娠中・産後の精神障害（女性医療とメンタルケア. 久保田俊郎, 松島英介編）. 創造出版, 57-69, 2012.
17) Choi H, Yamashita T, Wada Y, et al：Predictors for exacerbation/improvement of postpartum depression—A focus on anxiety the mothers' experiences of being cared for by their parents in childhood and borderline personality：A perspective study in Japan. J Affect Disord 150：507-512, 2013.
18) Reck C, Struben K, Backenstrass M, et al：Prevalence, onset and comorbidity of postpartum anxiety and depressive disorders. Acta Psychiatri Scand, 118：459-468, 2008.
19) Stuart S, Koleva H：Psychological treatments for perinatal depression. Best Practice & Research Clinical Obstetrics and Gynecology 28：61-70, 2014.
20) Scope A, Booth A, Sutcliffe P：Women's perception and experiences of group cognitive behavior therapy and other group interventions for postnatal depression：a qualitative synthesis. J Advanced Nursing 41：1909-1919, 2012.

（宮岡 佳子）

第 8 章

更年期うつ病

- 同年代の友人の大病
- 夫婦の関係性の変化
- 子供との関係性の変化
- 親の介護，看取り，死別
- 子供の成長・巣立ち
- 定年後の経済状況・生活変化
- 定年前のキャリアの限界

・喪失感
・人生への不満，疑問
・老年を迎える実感
・身近となる死
・将来の生活不安

はじめに

● 更年期とは

　更年期とは「女性の加齢の過程において，生殖期（reproductive stage）から非生殖期（non-reproductive stage）へ移行する期間」と定義されており（国際閉経学会），閉経の前後10年ほどの期間を指している．日本の平均閉経年齢は50〜51歳と報告されている[1]ので，おおむね45〜55歳の年代が更年期といえる．

　生物学的特徴　女性更年期の生物学的特徴は，卵巣機能低下に基づくエストロゲン，プロゲステロンの分泌低下と，フィードバック機能に基づく下垂体からの性腺刺激ホルモン〔卵胞刺激ホルモン（follicle stimulating hormone：FSH），黄体化ホルモン（luteinizing hormone：LH）〕の上昇という，内分泌学的変化である[2]．エストロゲンの分泌量によって，女性のライフスタイルを小児期，思春期，成熟期，更年期，老年期とに分ける考え方がある．小児期を経て思春期にエストロゲンレベルが上昇し，20〜30歳代の成熟期に分泌は最高となる．40歳代後半からエストロゲン分泌が急速に減少して迎える更年期は，卵巣機能が完全に停止する老年期の前段階とみることもできる．

　心理学的特徴　心理学的には，更年期は成人期から老年期への移行期間である中年期と重なり，人生の転換期の1つと捉えられている．更年期は，近づいてくる老年期を見据えながら，思春期から築いてきたアイデンティティを見直さざるをえなくなる，いわゆる中年期危機（mid-life crisis）の可能性をはらむ時期でもある．

● 更年期障害

　定義　日本産科婦人科学会では「更年期障害」を，更年期に現れる多種多様な症候群で，器質性変化に相応しない，自律神経失調症を中心とした不定愁訴を主訴とするもの，と定義している．したがって，更年期障害の診断に当たって，婦人科ではまず月経の状態（不順あるいは閉経から5年以内）と血中ホルモン濃度測定によって更年期であることを確認する．加えて，患者の訴えが器質因によらない不定愁訴であると判断した場合に，更年期障害と診断している．

　エストロゲンの影響　更年期障害の症状のうち中心となるのは，エストロゲンの減少あるいは欠乏が直接的にもたらす心身の症候である．更年期に入りエストロゲンが減少すると，まず現れるのは月経異常（周期の乱

れ），顔面の紅潮やのぼせ（いわゆるホットフラッシュ），そして異常発汗，動悸など自律神経失調による血管運動神経症状である．

閉経後，長期のエストロゲン欠乏によって徐々に増強する症状としては，性交時痛，腟炎，尿失禁など泌尿生殖器の症状，脂質代謝異常，動脈硬化など心血管系の症状，そして骨粗鬆症があげられる．また，エストロゲン低下が抑うつ，イライラ感，不安，無気力などの精神症状や不眠を引き起こすことも知られている．

そのほかの要因による更年期障害　更年期の女性は，卵巣機能低下を中心とする生物学的変化ばかりでなく，特有の社会的環境の変化，中年期危機を含む心理学的問題を抱えている．更年期障害とは，これら生物学的要因，社会的環境要因，心理学的要因，そしてさらには個人の認知様式を形成している性格傾向の要因も加わって生じる，実に多彩な不定愁訴を指している（図8-1）．

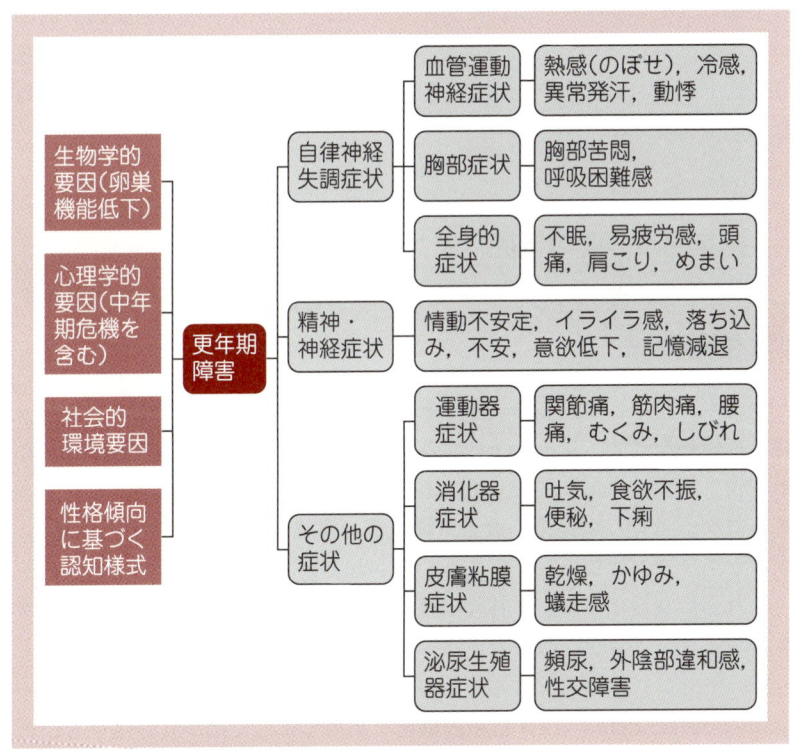

図8-1　更年期障害（更年期症候群）の要因と症状

● **更年期に出現する精神障害**

　うつ病は，40歳代半ばから閉経までの期間（更年期の前半に当たる時期）に発症しやすいことが指摘されており[3]，更年期障害との鑑別が重要である．

　婦人科外来において更年期障害と診断されたケースの約半数に何らかの精神障害の診断がついたという報告がある[4,5]．精神障害の内訳としては，いずれの報告でもうつ病を中心とする気分障害（26～28％），不安障害（9～13％）が高頻度であったとしている．

　更年期の女性が，不安，落ち込み，イライラ感などの精神症状や，自律神経失調を主訴とするケースで受診するのは，婦人科ではなく精神科と考えられる．精神科では，更年期障害という診断は用いられず，各ケースの精神症状に応じて，一般の精神疾患診断基準を満たす場合に，（更年期に生じた）うつ病/大うつ病性障害，不安症群/不安障害群，身体症状症，適応障害などと診断される．つまり，精神科において，「更年期うつ病」という独立した疾患概念があるわけではない．

　本稿では更年期年代の女性に，ホルモン低下という生物学的要因，あるいは中年期危機という心理学的要因に関連して出現するうつ病を「更年期うつ病」としたうえで，発症に関連する要因，症状，治療についてまとめたものである．

更年期うつ病の要因

生物学的要因

　女性ホルモンには，次のような薬理作用が知られている．エストロゲンは免疫機能を高め，血栓を予防する．プロゲステロンは妊娠中の体液・血液貯留，授乳の準備に関連している．また精神薬理学的作用としては，エストロゲンは抑うつ状態の改善，満足感・幸福感を高めることと関連し，プロゲステロンは抗不安作用をもつとされている[6]．

　これらは女性ホルモンと神経伝達物質のレギュレーションの関係によるもので，エストロゲンはセロトニン系，ノルアドレナリン系へのブースト作用，さらに抗ドパミン作用をもち，プロゲステロンはγ-アミノ酪酸（γ-aminobutyric acid：GABA）系の機能を高めることで抗不安作用をもつ可能性が指摘されている．

うつ病の成因としてモノアミン（セロトニン，ノルアドレナリン，ドパミン）の関与を考えると，更年期の女性ホルモン低下は，直接的にうつ病を引き起こす要因となっている可能性が考えられる．

■ 心理・社会的要因

更年期の女性に起こる環境変化は，さまざまな意味で喪失体験であることが多く，それらの喪失体験が抑うつ症状を引き起こしていると考えられる[7]．

子どもの自立という喪失体験　子どもをもつ女性の多くは，子どもの成長と自立を迎える時期である．子どもに多くの時間，エネルギーを注いできた女性であればあるほど，生活変化は大きい．また，これまで自分が庇護してきた子どもが，自分と対等な存在となってくるという関係性の変化もある．しかしDennersteinら[8]のように，子どもの巣立ちは抑うつ気分を有意に減下させ，幸福感や健康度を有意に増加させるが，一度自立した子どもが戻ってくるというエピソードは幸福感を減じさせる，と指摘しているものもある．

老年期への移行　夫婦の関係も年代ごとに変化する．若い頃の性愛的対象としての夫婦関係，子どもをはさんで家庭内で父親・母親としての役割を分担する夫婦関係，そして，子どもが成長した後の，更年期以降は新たな夫婦関係を設定していくことを迫られる．更年期の年代は，自身の親の病気とその介護，親の死を体験する年代でもある．親の介護，看取りを体験するなかで，自身もいずれ訪れる死を考えることになる．また，同年代の知人・友人の病気や死という体験からも，自らに迫りくる老いを自覚するきっかけとなる．

老後の生活不安　仕事をもつ女性にとっては，職場で年齢の壁にぶつかる時期である．定年が近づくと，キャリアの限界がみえてきて，新しい仕事に取りかかることが困難になる．仕事上で自身の体力，意欲の低下を自覚することも多い．また，夫あるいは自身が定年を迎えることで，互いの生活リズムが変化する．定年後の新しい過ごし方を模索し，家庭内の役割を調整する必要が出てくる．さらに退職後の経済状態の変化があり，老後の生活不安につながることもある．

更年期の課題　上述した更年期の環境変化，社会的役割の変化（図8-2）は，いずれも人生を見直すきっかけとなる出来事である．場合によっては安堵や解放感につながることもあるが，これまでの人生に強い疑問や不満を抱くきっかけとなることも想像できる．いずれにしても，老年期に

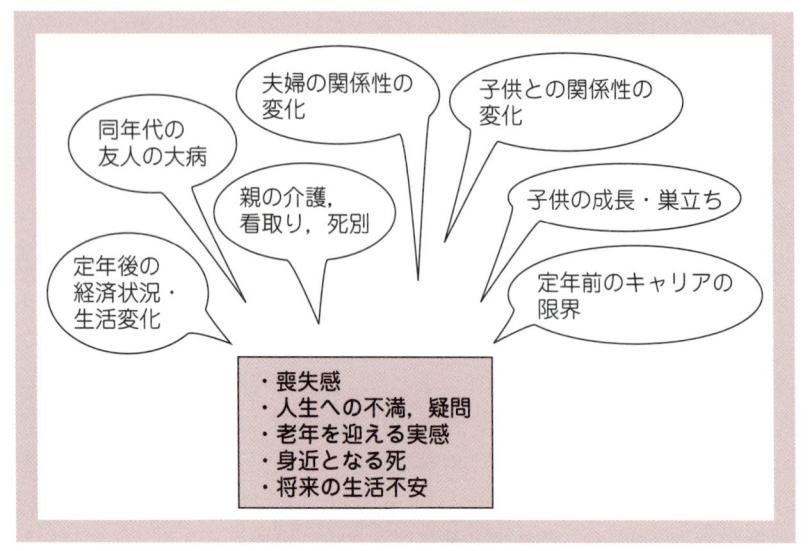

```
          夫婦の関係性の         子供との関係性の
          変化                 変化
 同年代の
 友人の大病
              親の介護,              子供の成長・巣立ち
              看取り,死別
 定年後の                          定年前のキャリアの
 経済状況・                         限界
 生活変化

              ・喪失感
              ・人生への不満,疑問
              ・老年を迎える実感
              ・身近となる死
              ・将来の生活不安
```

図8-2　更年期女性が迎える環境変化,社会的役割の変化

向かって大きく変わっていく環境をどのように捉え,どのように受け入れて適応していくか,ということが更年期の課題といえる.そして喪失体験から生じる落ち込みや,葛藤処理の行き詰まりから生じる不安,焦燥が,更年期うつ病に発展しているものと考えられる.

更年期うつ病の症状とリスクファクター

更年期障害との鑑別　更年期うつ病の症状として,特定の症状学的特徴は指摘されていない.しかし,更年期障害症状の併存には常に注意が必要である.更年期障害としては身体症状のみならず,エストロゲン欠乏による抑うつ気分,イライラ感,不眠などが生じるが,これらの精神症状とうつ病症状を鑑別することは難しい.更年期障害と診断されているなかにうつ病が見逃されている可能性を常に念頭において,希死念慮,自責感,アンヘドニア(anhedonia)などうつ病に特徴的な症状を呈している場合,更年期うつ病として積極的に治療を開始すべきと考える.

リスクファクター　Parry[3]は既往に月経前症候群(premenstrual syndrome：PMS),月経前不快気分障害(premenstrual dysphoric disorder：PMDD),産後うつ病など月経に関連する精神障害があった女性は更年期

第8章　更年期うつ病　**167**

女性ホルモンに関連する既往/既存症	生活習慣・健康に関連するリスクファクター	心理社会的リスクファクター
・PMS ・PMDD ・産後うつ病 ・子宮摘出術	・うつ病既往 ・身体疾患の存在 ・喫煙 ・運動不足	・配偶者（パートナー）がいないこと ・一人っ子 ・閉塞に対する陰性的態度 ・社会的ストレス（夫の病気，借金など）

図8-3　更年期うつ病のリスクファクター

うつ病になりやすいことを指摘している．また，Dennerstein ら[9]は，更年期うつ病のリスクファクターとして，うつ病の既往，PMSのほか，閉経に対する陰性的態度，喫煙，運動不足，パートナーがいないこと，一人っ子であること，閉経移行期にみられる社会的ストレス（夫の病気，借金など），自身の健康問題，子宮摘出術の既往をあげている．これらの報告をもとに，更年期うつ病のリスクファクターを図8-3にまとめた．

更年期うつ病の治療

薬物療法

　更年期うつ病に対する薬物療法は，基本的にうつ病の治療ガイドラインから外れるものではない．ここでは更年期うつ病に対する薬物療法として，とくに留意すべき点を取り上げる．

　選択的セロトニン再取り込み阻害薬　まず，女性ホルモンには選択的セロトニン再取り込み阻害薬（selective serotonin reuptake inhibitor：SSRI）の作用を増強する可能性が示唆されている．Thase ら[10]は，50歳以上の女性のうつ病にSSRIを使用した場合，閉経後ホルモン補充療法（hormone replacement therapy：HRT）を併用することで，SSRIの治療効果が有意に上昇することを報告した．

　また Kornstein ら[11]は，セルトラリン（sertraline．SSRI）とイミプラミ

ン（imipramine．三環系抗うつ薬）の治療反応性の男女差を調べている．女性の治療反応性はセルトラリンがイミプラミンよりも優位であるが，男性はイミプラミンが優位であったという報告のなかで，閉経前後の女性では治療の反応が異なり，閉経前の女性はセルトラリンに対してより良好な反応を示したが，閉経後はセルトラリンもイミプラミンも同等であったとしている．この結果も女性ホルモンがSSRIの作用を増強する可能性を支持するものである．

閉経後ホルモン補充療法　このように女性ホルモンが抗うつ薬の効果増強作用をもつと考えると，更年期うつ病の場合，症例によっては，HRT併用が有益な選択肢であるといえる．HRTには，抗うつ薬の効果増強作用ばかりでなく，直接的にうつ病症状改善に有効であったという報告もある[12]．実際のHRT併用に際しては，まず患者のホルモン分泌状況を見極め，HRTの適応を確認する必要がある．また，HRTの有害事象を理解しておかなければならない．

HRTの有害事象としては，米国の大規模研究で乳癌発症のリスクを高めると指摘されて注目を集めたが，この点については，その後の国際閉経学会などの再解析により，乳癌発症リスクは当初の指摘よりかなり低く，「初産年齢が35歳以上である」，「出産経験がない」などの一般的な乳癌罹病リスクと比べてもHRTによるリスクは低いことがわかってきている．もちろんHRTは乳癌既往のある患者には避けるべきであるし，腫瘍性有害事象のほかにも，代謝性の問題としてとくに血栓形成傾向については注意が必要であり，リスクとベネフィットを評価したうえで選択しなければならない．

このようにHRT併用に関しては，ホルモン分泌状況の確認という点からも，有害事象の把握という点からも，婦人科との連携が必要である．

向精神薬の副作用　更年期うつ病は，向精神薬の副作用について次のような点に注意が必要である[13]．まず向精神薬の副作用には，更年期に生じやすい脂質代謝異常をはじめとするメタボリックシンドロームを増強する可能性がある．これは体重増加ばかりでなく，高血圧，動脈硬化，冠不全，脳卒中など心血管系疾患につながる深刻な問題である．向精神薬による体重増加は，体形変化を気にする女性の服薬アドヒアランスに影響する可能性がある．

また，向精神薬による性欲減退は，エストロゲン低下による性交時痛，腟炎などと相まって，夫（パートナー）との関係性に影響を及ぼす可能性があり，留意しなければならない．

第8章 更年期うつ病　169

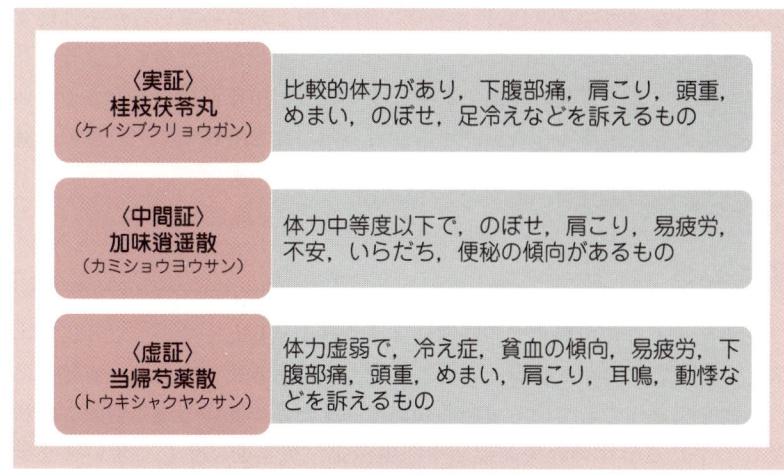

〈実証〉桂枝茯苓丸（ケイシブクリョウガン）	比較的体力があり，下腹部痛，肩こり，頭重，めまい，のぼせ，足冷えなどを訴えるもの
〈中間証〉加味逍遥散（カミショウヨウサン）	体力中等度以下で，のぼせ，肩こり，易疲労，不安，いらだち，便秘の傾向があるもの
〈虚証〉当帰芍薬散（トウキシャクヤクサン）	体力虚弱で，冷え症，貧血の傾向，易疲労，下腹部痛，頭重，めまい，肩こり，耳鳴，動悸などを訴えるもの

図8-4　更年期障害に用いられる漢方薬処方例

漢方薬　婦人科では，更年期障害への治療として，一般的に漢方薬が用いられている（図8-4）．更年期うつ病にも，更年期障害症状が合併していることが多いことを考えると，漢方薬の併用も検討する必要がある．漢方薬は副作用が少なく，患者にも抵抗なく受け入れられることが多い．

精神療法

うつ病の心理的ケアでは，傾聴，共感を中心とする支持的精神療法が重要であることはいうまでもないが，更年期うつ病では，女性のライフサイクルにおける更年期の位置づけ，更年期特有のライフイベントを理解したうえでの対応がさらに必要となる．

アイデンティティの再構築　更年期は，身体的変化ばかりでなく環境変化，社会的役割の変化に直面し，培ってきたアイデンティティの見直しを迫られる中年期危機をはらむ時期であることは前述のとおりである．まず，患者がどのような更年期の喪失体験を抱えているのか，患者のどのような心性が不適応の要因となっているかを見極める．そのうえで，患者が葛藤を乗り越え，老年期に向けて適応的なアイデンティティを構築していくための援助をする，という意識をもちながらかかわっていくことが重要である．

中年期危機の理解　更年期うつ病においては，いわゆる心理教育も重要である．多くの患者が更年期障害の身体症状を併発しており，身体症状の存在そのものが不安を増強していることも多い．更年期障害の身体症状

がどのようなメカニズム（女性ホルモンの変化）で起こっているかを理解することが安心につながる．また，更年期という年代が女性のライフサイクルのなかで大きな変化の時期であり，多くの人が中年期危機を抱きやすいということを理解することも，患者が自らの葛藤を客観視し，自責感を減じる援助になると考えられる．

まとめ

　更年期，とくに閉経までの時期にはうつ病が発症しやすい．これにはエストロゲン，プロゲステロンの低下という女性ホルモンの変化が直接的にうつ病を引き起こしている可能性がある．また，いわゆる更年期障害症状として生じる自律神経失調症状や記憶減退，更年期に生じやすいメタボリックシンドロームなどが，うつ病を引き起こす脆弱性の１つとなっている可能性もある．

　更年期うつ病の症状に特異的なものはないが，いわゆる更年期障害の症状を合併していることが多い．更年期障害として扱われているなかに，更年期うつ病が見逃されている可能性に注意が必要である．更年期うつ病には，月経前症候群（PMS），月経前不快気分障害（PMDD），産後うつ病をはじめ，いくつかのリスクファクターが指摘されている．

　更年期うつ病の治療は，通常のうつ病治療と同様に，薬物療法と支持的精神療法が中心である．薬物療法においては，閉経後ホルモン補充療法（HRT）による抗うつ薬効果の増強，HRTそのものの抗うつ効果が指摘されており，症例によってはHRT併用が有益である．HRT併用に当たっては患者のホルモン分泌状況の評価，HRTの有害事象の把握が必要であり，婦人科との連携が欠かせない．また，婦人科で更年期障害に対して一般に用いられている漢方薬の併用についても念頭におく．支持的精神療法としては，ライフサイクルのなかでの更年期の位置づけを理解したうえで，対応していくことが重要である．同時に，更年期の身体的状況や中年期心性についての心理教育を行うことも有益である．

文　献

1) 玉田太朗, 岩崎寛和：本邦女性の閉経年齢. 日本産科婦人科学会誌 47：947-952, 1995.
2) Burger HG, Dudley EC, Hopper JL, et al：Prospectively measured levels

of serum follicle-stimulating hormone, estradiol, and the dimeric inhibins during the menopausal transition in a population-based cohort of women. J Clin Endocrinol Metab 84(11)：4025-4030, 1999.
3) Parry BL：Perimenopausal depression. Am J Psychiatry 165(1)：23-27, 2008.
4) 後山尚久：ホルモン補充療法の治療効果；精神・心理機能．Pharma Medica 19：23-34, 2001.
5) 室岡　守，早川達郎，富山三雄ほか：婦人科と精神科の連携による更年期障害の臨床的研究—ホルモン補充療法の効果からの検討—．精神科治療学 14：877-881, 1999.
6) 林　直樹：女性の精神障害の特徴．実践・女性精神医学，創造出版，2005, 286.
7) Jaques E：Death and mid-life crisis. Int J Psychoanal 43：502-514, 1965.
8) Dennerstein L, Dudley E, Guthrie J：Empty nest or revolving door? A prospective study of women's quality of life in midlife during the phase of children leaving and re-entering the home. Psychol Med 32：545-550, 2002.
9) Dennerstein L, Lehert P, Burger H, et al：Mood and the menopausal transition. J Nervous and Mental Disease 187：685-691, 1999.
10) Thase ME, Entsuah R, Cantillon M, et al：Relative antidepressant efficacy of venlafaxine and SSRIs：sex-age interaction. J Womens Health (Larchmt) 14：609-616, 2005.
11) Kornstein SG, Schatzberg AF, Thase ME, et al：Gender Differences in Treatment Response to Sertraline Versus Imipramine in Chronic Depression. Am J Psychiatry 157：1445-1452, 2000.
12) Soares CN, Almeida OP, Joffe H, et al：Efficacy of Estradiol for the Treatment of Depressive Disorder in Perimenopausal Women. A Double-blind, Randomized, Placebo-Controlled Trial. Arch Gen Psychiatry 58：529-534, 2001.
13) 加茂登志子：更年期．日本医師会雑誌 143(7)：1482-1486, 2014.

（赤穂 理絵）

第 9 章

高齢期うつ病

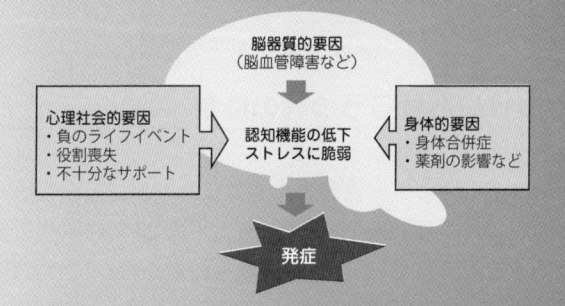

```
                    脳器質的要因
                  （脳血管障害など）
                        ↓
心理社会的要因      認知機能の低下      身体的要因
・負のライフイベント → ストレスに脆弱 ← ・身体合併症
・役割喪失                            ・薬剤の影響など
・不十分なサポート
                        ↓
                      発症
```

はじめに

　4人に1人が65歳以上という超高齢化社会を迎えるなか，認知症と並んで高齢期うつ病は日本の重要な健康課題の1つである．一般にうつ病/大うつ病性障害は，男性よりも女性で2〜3倍有病率が高いとされるが，高齢期ではこの比以上に女性に多くみられるものである．また，高齢期うつ病の症状的特徴である身体性不安や心気症状は男性よりも女性に多く，一般的にいわれる高齢期うつ病の特徴は，高齢期女性のうつ病の特徴ともいえる．ここでは本書のテーマである女性に焦点を当てつつ，高齢期うつ病についてエビデンスと自身の臨床経験を交えて論じる．

高齢期女性におけるうつ病の疫学

　うつ病をはじめとする気分障害の患者数は年々増加傾向にあり，高齢期でも同様の傾向にある(図9-1，図9-2)．平成23年に厚生労働省が実施した患者調査[1]では，「気分〔感情〕障害(躁うつ病を含む)」の総数が全国(宮城県の石巻医療圏，気仙沼医療圏および福島県を除く)で95.8万人であった．そのうち65歳以上の高齢期の「気分〔感情〕障害(躁うつ病を含む)」が27.8万人と全体の29％を占め，総務省から報告[2]された同じ年の全国の高齢化率(総人口に占める65歳以上の高齢者の割合)23.3％を上回る．同カテゴリーの患者総数を性別にみると，男性が37.4万人，女性が58.4万人で，その比は約1対1.6である．一方，これを65歳以上の高齢期のみで比べると，男性が7.9万人，女性が19.9万人で，その比は約1対2.5となる．もちろんこれは医療機関を受診している患者数であり，有病率を示したものではないが，われわれの診療対象となる受療患者においてはとくに高齢期女性の割合が高く，受療したすべての気分障害患者のうち，20％を高齢期女性が占めているのである．

　うつ病の有病率調査は，診断基準などの違いにより調査によるばらつきが大きいが，高齢期うつ病の有病率はおおむね10％前後とレビューされている[3]．地域住民を対象とした日本のうつ病の有病率に関する調査では，Diagnostic and Statistical Manual of Mental Disorders(DSM)-III-Rに基づいて診断された65歳以上のうつ病の6か月有病率は男性で2.1％，女性で3.7％と報告されている[4]．高齢期うつ病の発症率を調査した海外の先

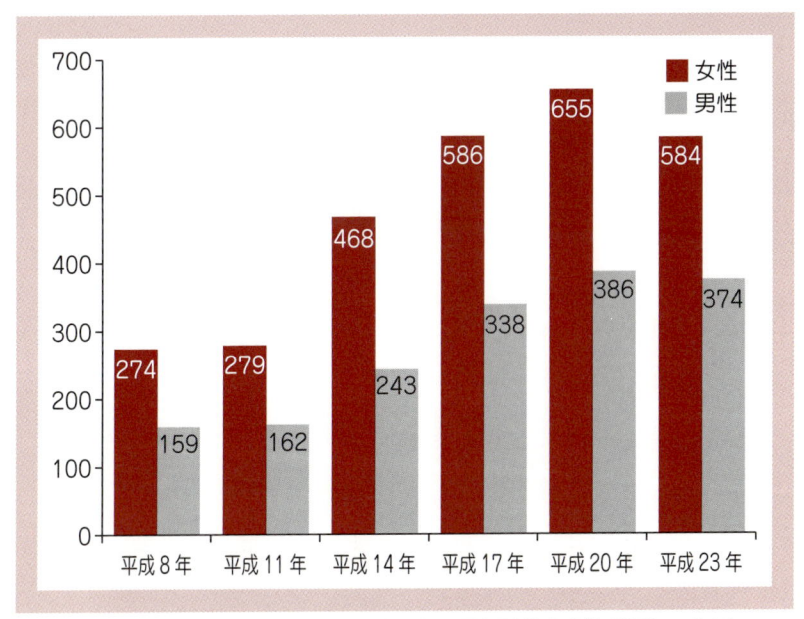

図9-1　気分[感情]障害(躁うつ病を含む)の男女別総患者数(単位:千人)
(平成23年は宮城県の石巻医療圏,気仙沼医療圏および福島県を除く).
(厚生労働省ホームページ.平成23年患者調査　上巻(全国). http://www.e-stat.go.jp/SG1/estat/List.do?lid=000001103073)

方視的なコホート研究が報告されている[3]．

　スウェーデンの70歳以上の地域住民および施設入所者392人を対象とした15年間の追跡調査では，DSM-III-Rの大うつ病性障害の年間発症率は1,000人に対して全体で22.6，男性では11.9，女性では29.9であった．

　米国のCache County研究では，65歳以上の地域住民2,877人を対象に3年間の追跡調査が行われたが，この調査ではdiagnostic interview scheduleによる大うつ病の年間発症率が1,000人に対して全体で8.3，男性では8.7，女性では7.8と高齢期女性の発症率が男性に比べて低かった．

　ロッテルダム研究[5]では，オランダにおける56歳以上の地域住民5,653人を対象にした8年間の追跡調査によると，うつ病の診断には比較的感度の高いThe Center for Epidemiologic Studies Depression Scale(CES-D)でスクリーニングをした後に特異度の高いDSM-IVにて診断を絞り込むという手法を用いた．この結果では，抑うつエピソードの年間発症率は1,000人に対して全体で7.0，男性では4.5，女性では8.9であったが，大うつ病性障害と気分変調性障害を合わせた年間発症率は1,000人に対して全

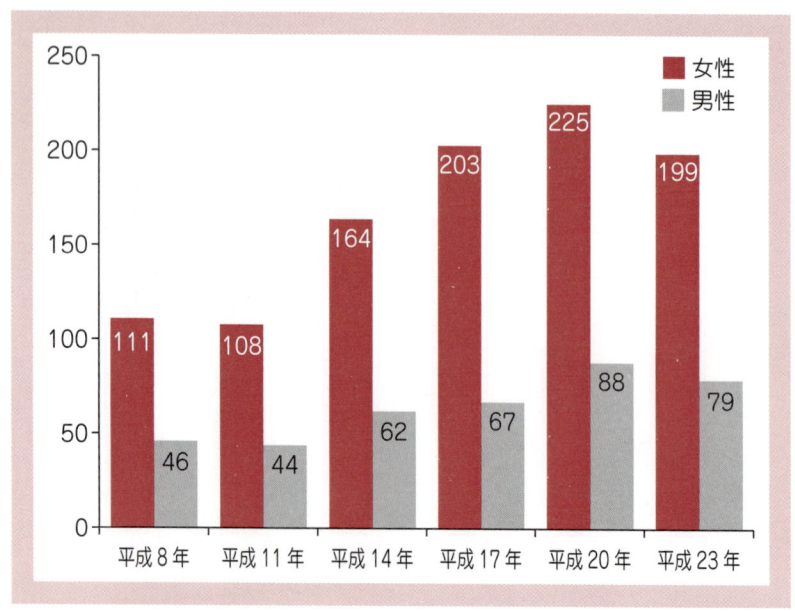

図 9-2　気分［感情］障害（躁うつ病を含む）の 65 歳以上の男女別患者数（単位：千人）
（平成 23 年は宮城県の石巻医療圏，気仙沼医療圏および福島県を除く）．
（厚生労働省ホームページ．平成 23 年患者調査　上巻（全国）．http://www.e-stat.go.jp/SG1/estat/List.do?lid=000001103073）

体で 2.1，女性は男性よりも 2.44 倍高かった．

報告によりばらつきはあるが，こうした報告をまとめると，高齢期うつ病は有病率も発症率もやはり女性に多いといえよう．

高齢期女性におけるうつ病の要因[6]

高齢期うつ病は脳の器質的要因や身体的要因などの生物学的要因に加えて，心理・社会的要因が重なって発症するものと考えられている．つまり脳器質的脆弱性を生物学的基礎とし，これによって認知機能やストレス耐性が脆弱になる．そこに喪失体験などのストレスフルなライフイベントが引き金となり，うつ病の発症に至るのである（図 9-3）．

第9章 高齢期うつ病　177

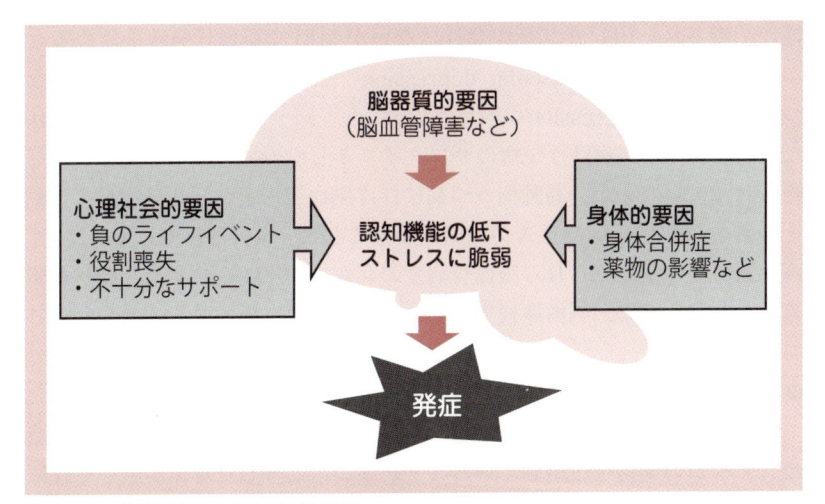

図9-3 高齢期うつ病の発症要因
(馬場 元：老年期うつ病診療のポイント 多様化したうつ病をどう診るか．医学書院，97-128, 2011から改変)

生物学的要因[6]

● 脳血管病変

　女性に限ったことではないが，高齢期うつ病と脳血管病変の関連性については以前から報告されている．代表的なものとして，1982年にRobinsonらは，103人の脳卒中発作患者のうち30人（29％）がうつ病を発症し，とくに左前頭葉に病巣をもつものに多いことを報告し，これらを脳卒中後うつ(post-stroke depression：PSD)とよんだ[7]．1980年代後半にMRI(magnetic resonance imaging)が導入されると，さらに詳細な脳血管病変が検出できるようになり，うつ病と大脳深部白質病変との関係が注目されるようになった．

　1988年にKrishnanらは，45歳以上のうつ病患者の61％にMRIを用いて深部白質病変を認め，とくに高齢発症のうつ病にこの病変が高率に認められることを報告した[8]．Fujikawaらは，65歳以上の老年期に発症したうつ病のうち，実に93.7％に局所神経症状や脳卒中発作を認めない潜在性脳梗塞が合併していることを示唆した[9]．この研究では，同じ年齢群でも発症年齢が高い方がこうした病変の多いことが示され，高齢発症のうつ病に脳血管病変が多いとした先行研究が支持された．

　これらの研究から高齢期うつ病の病態に脳血管障害が関与している可能

性が示唆され，1997年に卒中発作はないがMRIで脳血管病変を認めるうつ病をMRI-defined vascular depression[10]とし，PSDと併せて血管性うつ病(vascular depression：VD)という「うつ病サブタイプ」が提唱された[11]．血管性うつ病はうつ病のサブタイプとしてのコンセンサスをいまだ得られてはいないが，高齢期うつ病に伴う脳血管病変が認知機能障害[12]やその後の認知症発症のリスクに関係すること[13]も報告されている．また，高齢期のうつ病にみられる脳血管病変の存在は治療戦略の上でも重要な要素となりうるので，脳画像検査でその存在や程度を把握することが大切である．

● 甲状腺機能低下症[14]

　高齢期にはさまざまな身体疾患に罹患しやすくなり，またその治療のために多種類の薬物を服用していることが多い．こうした身体疾患やそれに対する治療薬物には，それ自体に抑うつ症状を引き起こすものがある．

　橋本病　　高齢期の女性が抑うつ症状を呈した場合，甲状腺機能低下症の鑑別は必須である．甲状腺機能低下症をきたす代表的疾患である橋本病(慢性甲状腺炎)は，30〜60歳の女性に多い疾患(男女比＝1：2〜7)であるが，多くは無症候性で，高齢になると甲状腺機能が低下してくる．甲状腺機能低下症では無力感や集中力の低下，易疲労感，意欲低下，活動性低下，食欲低下などがみられる．また寒がりで冬に弱いという特徴もある．さらに理解力の低下や記銘力障害もみられることから，認知症との鑑別が必要になる場合もある．身体症状として低体温や徐脈，皮膚が乾燥し黄色味がかる(カロチンネミア)，粘液水腫(non-pitting edema)，こむら返り，嗄声，眉の脱毛，巨大舌などが認められた場合は橋本病が強く疑われるため，臨床上の鑑別ポイントとなる．ただし，橋本病の精神症状は血中のT_3(トリヨードサイロニン)やT_4(テトラヨードサイロニン)の値と相関せず，甲状腺機能が正常時にもみられる．通常，甲状腺機能の低下時には抑うつ症状が，正常時には神経症性の症状が多いとされる．

　潜在性甲状腺機能低下症　　また，高齢期女性では血中のT_3やT_4値は正常範囲内にあるが，甲状腺刺激ホルモン(thyroid-stimulating hormone：TSH)が高値であったり，甲状腺刺激ホルモン放出ホルモン(thyrotropin-releasing hormone：TRH)に対するTSHの反応が過大であったりする「潜在性甲状腺機能低下症」も多い．これは顕在性甲状腺機能低下症(全人口の1％以下)よりも多く，全人口の5〜10％の頻度といわれている．60歳以上の高齢期女性では，その頻度は実に20％にもなるとされている．単極性非精神病性大うつ病の10％強にこの潜在性甲状腺機能低下症が見

出されたという報告や，この存在がうつ病の発症リスクを3倍にするという報告，さらに双極性障害でも約20％に潜在性甲状腺機能低下症がみられ，とくに混合型や急速交代型(rapid cycler)に多いという報告がある．遷延化したうつ病に対する強化療法(augmentation therapy)としての甲状腺ホルモン補充療法は，甲状腺機能が正常下限か潜在性甲状腺機能低下症の場合に有効であるとされているので，高齢期女性のうつ病を診療する際，甲状腺機能のチェックは鑑別のみならず，治療戦略のうえでも重要である．

アパシー型甲状腺機能亢進症　　またまれではあるが，高齢者でアパシー型甲状腺機能亢進症という特殊な甲状腺機能亢進症がある．このアパシー型甲状腺機能亢進症では甲状腺腫大や眼球突出，頻脈といった甲状腺機能亢進症特有の身体症状が目立たず，むしろ甲状腺機能低下症のような精神症状（活動性の低下や感情表出の乏しさなど）を呈するとされている[15]．

● **抑うつ症状を呈する薬物**[6,16]

身体疾患に用いられる薬物で，抑うつ症状やうつ病を引き起こす可能性のある薬物は非常に多い（表9-1）．このため，ある薬物を投与した後に抑うつ状態を呈した場合は，薬剤性を疑うこととなる．ステロイドやインターフェロン，抗癌剤などの化学療法薬，抗エストロゲン薬などは比較的高い確率で抑うつ症状を呈することが知られているため，これらの投与後に抑うつ状態となった場合に薬剤性を疑うことは難しくないであろう．

循環器系薬物　　しかし，より一般的に使用される頻度の高い薬物でも抑うつ症状を呈する可能性があるものは多い．循環器系薬物ではプロプラノロール(propranolol)などのβ遮断薬，ニフェジピン(nifedipine)やジルチアゼム(diltiazem)，ベラパミル(verapamil)などのカルシウム拮抗薬，リドカイン(lidocain)などで抑うつ症状の出現が報告されている．β遮断薬で抑うつ症状が出た場合は，水溶性のβ受容体遮断薬（カルテオロール塩酸塩；carteolol hydrochlorideなど）やアンジオテンシン変換酵素(angiotensin converting enzyme：ACE)阻害薬に変更することが勧められている．

消化器系薬物　　消化器系薬物ではシメチジン(cimetidine)などのヒスタミン2受容体拮抗薬で抑うつ症状が報告されており，この場合はプロトンポンプ(proton pump)阻害薬に変更することが推奨されている[15]．こうした身体疾患や併用薬物はうつ病の発症に直接関与していなくても，うつ病の経過に影響を与える可能性があるので，やはりとくに高齢期患者の場

表9-1 薬剤性うつ病の原因薬物

循環器系薬物 　a. β受容体遮断薬 　　　プロプラノロール(propranolol) 　b. カルシウム拮抗薬 　　　ニフェジピン(nifedipine), 塩酸ジルチアゼム(diltiazem hydrochloride), ベラパミル塩酸塩(verapamil hydrochloride) 　c. 抗不整脈薬 　　　塩酸リドカイン(lidocaine hydrochloride)
消化器系薬物 　a. ヒスタミン受容体遮断薬 　　　シメチジン(cimetidine), 塩酸ラニチジン(ranitidine hydrochloride), ファモチジン(famotidine) 　b. ドパミン受容体遮断薬 　　　メトクロプラミド(metoclopramide), ドンペリドン(domperidone)
中枢神経系薬物 　a. 抗パーキンソン病薬 　　　L-ドパ(L-dopa), 塩酸トリヘキシフェニシル(trihexyphenidyl hydrochloride), ビペリデン(biperiden), 塩酸アマンタジン(amantadine hydrochloride) 　b. その他の中枢神経系薬物 　　　フェノバルビタール(phenobarbital), フェニトイン(phenytoin), バルプロ酸ナトリウム(sodium valproate), カルバマゼピン(carbamazepine), ハロペリドール(haloperidol), ベンゾジアセピン系薬物 　コルチコステロイド(corticosteroid, 副腎皮質ホルモン)
ホルモン関連薬物 　a. 経口避妊薬と女性ホルモン製剤 　b. 抗エストロゲン薬 　　　クエン酸タモキシフェン(tamoxifen citrate)
免疫関連薬物 　インターフェロン(interferon)
化学療法薬物
抗マラリア薬

(瀧本禎之：日常診療におけるうつ病　5)薬剤性. 治療学 42(2)：163-166, 2008 から作成)

その他の副作用　また副作用として抑うつ症状の記載がなくても，食欲不振やだるさなどの副作用を引き金としてうつ病，うつ状態となることがある．筆者の経験でも骨粗鬆症のために使用開始された活性型ビタミンD製剤によって食欲低下の副作用が発現し，これに伴ってうつ状態となった症例があった．当初はうつ病の発症によって食欲が低下しているものと考えられていたが，抗うつ薬の治療では全く症状の改善がみられず，活性型ビタミンD製剤の中止によって速やかに症状が寛解した．こうした経験からも，うつ病の発症・再燃時に身体疾患に対する薬物の開始や変更がなかったかどうかの確認は重要である．

心理・社会的要因[6]

　高齢期にはさまざまな喪失体験を経験するが，これは配偶者や兄弟，友人などの近親者との死別に限ったものではなく，老化やそれに伴う身体機能の低下，社会的役割の縮小などといった多くの事柄があり，これらがそれぞれ健康や社会的役割の喪失となる．そして，こうした喪失体験を短期間に重ねて経験することが多くなる．身体的な老化は視力や聴力，筋力，心肺機能などに及び，ひいては日常生活にさまざまな支障をきたす．また，心疾患や脳血管障害などといった身体疾患や骨折などの外傷も日常生活を制限することになる．そして，こういったことで周囲の人々に依存しなくてはならなくなることも大きなストレスとなる．一方，社会的には多くの高齢者が仕事の第一線から退き，それまで長年にわたって築いた社会的役割が縮小する．さらに退職などによる経済面での悪化もストレスとなりうる．

　役割の喪失は家庭においても経験され，とくに女性では子どもが就職や結婚で親元を離れると母親としての役割を失ったと感じるが，このような体験によって精神的に危機状態となることを「空の巣症候群」とよぶこともある．そして高齢期には長年連れ添った配偶者や古くからの知人・友人など，長く深いつながりをもった人々との死別を体験する．これらは遺された孤独感のみならず，同年代の近親者の死を自分自身に照らし合わせてしまいやすいことも指摘されている．

　高齢期になると，夫が定年退職して自宅で過ごすようになる．「空の巣」に住人が増えるので孤独感が満たされそうなものであるが，意外にもこれをストレスと感じてうつ病を発症するケースが少なくない．この現象は「主人在宅ストレス症候群」とよばれることもある[17]．「引っ越しうつ病」が女

性に多いことからも，女性は環境の変化に弱い傾向がうかがわれるが，こうした生活スタイルの変化も「長年馴染んだ生活環境の喪失」ということになるのかもしれない．

　高齢期にはこうした多くの喪失体験を経験するが，それに対する社会的サポートが少ないことも問題として指摘されている．核家族化によって高齢者のみの世帯が増え，また近隣との関係も希薄化してきているため，家族や友人からのサポートが受けにくくなっている．そして公的なサポート体制も十分とはいえない状況にある．こうした周囲からのサポートが得られないため，心理社会的に孤立した状態となってしまう．高齢者の孤立は単身生活に限ったものではなく，同居の家族がいるにもかかわらず心理的に孤立してしまう場合も少なくない．

　また最近は，実家で単身生活となった高齢の親を心配した子どもが，親を呼び寄せて同居したものの，その環境変化によって親がうつ病を発症するケースも少なくない．単身生活であっても地域のコミュニティとの関係が良好で，心理的に孤立していなければ，必ずしも物理的に同居することが孤立の解消になるわけではなく，むしろそのコミュニティから離れることが喪失体験となってしまうこともある．

高齢期女性におけるうつ病の臨床的特徴

　一般的にいわれる高齢期うつ病の臨床症状は，抑うつ気分や精神運動制止が目立たず，自律神経症状や不眠，食欲低下といった身体症状を認めやすいといった，いわゆる「仮面うつ病」のかたちで現れやすい．そして，こうした身体症状に対して過剰な懸念と恐怖をもち，心気的となる．身体的愁訴は時に体感幻覚様となることもあり，さらに心気妄想へと発展することもある．高齢期うつ病では不安・焦燥感も多くみられ，しばしば激越を呈する．そして，こうした症状・状態のために他の年齢層と比較して自殺率も高く，それもより確実な手段を選択することから既遂に至る可能性も高くなる．高齢期うつ病では心気妄想以外にも罪業妄想や貧困妄想といった，いわゆる微小妄想や被害妄想など，妄想を形成しやすいことも特徴の1つである．さらに高齢期うつ病では仮性認知症を呈しやすいことや，せん妄を起こしやすいことなども特徴であり，またアパシーがみられることも注目されている．

　アパシーは発動性の低下と興味喪失，感情の平板化を呈する病態であり，

前頭葉を中心として脳器質的な障害の関与が知られている．アパシーは高齢期にうつ病の症状としてみられることもあるが，認知症の前駆症状ないし初期症状として高率に認められる．このため，抑うつとアパシーの見分けは高齢期うつ病と認知症との鑑別に大変重要である．

高齢期うつ病と若年期うつ病の臨床症状を評価尺度を用いて比較した研究はいくつかあるが，2005年のBrodatyらの報告[18]によると，高齢期うつ病ではハミルトンうつ病評価尺度(Hamilton rating scale for depression：HAM-D)などの臨床医による評価での重症度が高く，ベックうつ病評価尺度(Beck depression inventory：BDI)やツァングうつ病スケール(Zung depression scale)などの自記式の自己評価尺度では重症度が低くなる傾向がみられた．それぞれの症状としては，高齢期うつ病では妄想や精神運動性の焦燥，重度の罪責感，心気症が多く，一方，過眠は少ないと報告された．発症年齢による臨床症状の違いはなかった．そして高齢期うつ病の症状を性別に比較すると，精神運動性の焦燥と罪責感は男性よりも女性に多いことが示された．

高齢期うつ病と若い世代のうつ病の臨床症状を比較したメタアナリシスがある[19]．この報告でHAM-Dを用いて高齢期と若年期のうつ病の臨床症状を比較した11の論文がメタアナリシスされ，高齢期うつ病では若年期うつ病と比較してagitation(精神運動興奮，激越)，hypochondriasis(心気症)，general somatic symptoms(一般的身体症状)，gastrointestinal somatic symptoms(消化器系身体症状)が多く，一方，guilt(罪業感)とloss of sexual interest(性的関心の喪失)が少ないことが示された．

高齢期うつ病と認知症の鑑別と関連性[6,20]

高齢期うつ病では，認知症との鑑別が重要になる．当然両疾患では薬物療法や心理的アプローチ，生活指導など多くの点で対応が異なる．しかし，臨床の現場ではこの鑑別は決して容易ではない．鑑別を困難にする要因としては，次のことなどがあげられる．
　①認知症のようなうつ病症状(うつ病性仮性認知症)とうつ病のような認知症状(アパシー)が存在すること
　②認知症にうつ病や抑うつ症状が高率に合併すること
　③うつ病から認知症への移行が多い(つまり，うつ病が認知症のリスクファクターである)こと

● うつ病性仮性認知症

　本症状の厳密な定義はないが，一般に思考の制止などのうつ病の症状によって注意・集中力や判断力が低下し，一見認知症のようにみえる状態と理解されている．神経心理学的研究ではうつ病による認知機能の障害が示唆されており，さらに高齢期うつ病ではとくに，治療によってうつ病が寛解した後でも一部の認知機能の低下が残存することも報告されている．そして縦断的調査では，仮性認知症を呈したうつ病患者は，その多くが数年のうちに認知症に移行することも示されている．こうした報告から，うつ病性仮性認知症と狭義の認知症はつながりのあるスペクトラムである，という考えもある[20]．

● アパシー

　アパシーの中核症状は「発動性の低下」，「興味・関心の喪失」，「感情の平板化」である．アパシーは前頭葉（とくに前部帯状回回路）の障害によって生じることが指摘されており，うつ病に比しその器質的基盤がより明確である．高齢期うつ病の症状の一部としてみられることもあるが，認知症の初期やうつ病から認知症への移行の過程においてしばしば認められる．

　認知症への移行では抑うつ気分や悲哀感情，自責感，絶望感などといった感情面での症状が目立たなくなり，徐々に感情は平板化してくる．客観的には活動性が低下し，「元気がない」状態となり，さまざまな出来事に興味や関心を示さなくなる点でうつ病と臨床的な共通点もあるが，うつ病患者は自らの活動性の低下を非常に苦痛に感じているのに対し，アパシーでは周囲や自己の状態に対しても無関心であるので，自らの「元気がない」状態に対して苦痛を訴えない．

● 鑑別のポイント

　ここでうつ病と認知症の初期の鑑別を表に示す（**表 9-2**）．長谷川式簡易知能スケールや Mini-Mental State Examination（MMSE）などの簡便なスクリーニング検査からも，多くの鑑別のヒントが得られる．とくにアルツハイマー（Alzheimer）病による認知症では初期の頃から記銘力障害が目立つので，それを確認しうる遅延再生課題や再認課題での減点は重要な手がかりとなる．

● うつ病の合併する認知症

　認知症にうつ病が合併することはよく知られており，アルツハイマー病の 40〜50％に抑うつ気分，10〜20％にうつ病が合併し，血管性認知症の 60％に抑うつ気分，27％にうつ病が合併すると報告されている．また，うつ病が認知症発症のリスクファクターとなることは多くの横断的調査，

表 9-2 うつ病性仮性認知症と認知症の鑑別

鑑別点	仮性認知症	認知症
認知機能障害に対する認識		
自覚	ある	少ない
深刻さ	ある	少ない
姿勢(構え)	誇張的	無関心
反応速度	緩徐	障害されない
質問に対する態度	時に努力放棄(「わからない」と答える)	取りつくろい
見当識	保たれている，または一定しない	障害されていることが多い
記憶機能	障害されない，または短期記憶，長期記憶が同等に障害	病初期から遅延再生が障害
再認	障害されない	障害される
描画・構成	不注意，貧弱，不完全	本質的に障害される
失語・失行・失認	ない	進行するとみられる

(馬場　元：老年期うつ病ハンドブック(三村　將ほか編集)．88, 診断と治療社, 2009)

コホート研究，メタアナリシスによって示されており，アルツハイマー病，血管性認知症のいずれについてもリスクとなることが報告されている．うつ病と同じようにアルツハイマー病も約1：2で女性に多いといわれるが，年齢層ごとの男女別発症率を検討した研究では男女での発生率に差はなく，この絶対数の男女差は，女性が男性に比して長寿であることを反映しているためであると考えられている．

● うつ病は認知症発症のリスクファクター

うつ病が認知症発症のリスクファクターになることも多くの横断的調査，症例対照研究，コホート研究，メタアナリシスによって示されており，アルツハイマー病，血管性認知症そしてレビー小体病を伴う認知症(レビー小体型認知症)のいずれについてもリスクとなることが報告されている．2006年に報告されたうつ病とアルツハイマー病発症とのリスクをメタアナライズしたシステマチックレビューでは，うつ病の既往は症例対照研究でオッズ比2.03，コホート研究でオッズ比1.90といずれもアルツハイマー病の独立したリスクファクターであることが示された．51の疫学的調査を解析した2013年のシステマチックレビューでも，うつ病がアルツハイマー病および血管性認知症いずれのリスクにもなることを確認している

が，高齢期発症のうつ病と若年発症のうつ病のどちらがリスクになるか，また男性と女性ではどちらが認知症に移行しやすいかについては結論が出ていない．うつ病のエピソード回数が多いほど認知症に移行しやすいことや，うつ病相の重症度が高いほど認知症に移行しやすいこと，アポリポ蛋白Eのε4アレルをもつ人がうつ病を経験すると，より認知症を発症しやすいことなども報告されている．

高齢期うつ病の治療[6]

心理・社会的アプローチ

高齢期うつ病では上述したように，心理・社会的要因が大きく影響しているため，まずはこれを鑑みた心理的アプローチや環境調整が肝要である．しかし先にも述べたが，孤立を解消するために突然同居のための転居を強いるなど，患者の心理を十分に理解しない表面的な環境調整では逆効果となる．むしろ毎日1本の電話をするだけでも心理的な繋がりを感じることができ，同居以上に安心感が得られることが少なくない．また，役割の喪失から自己の存在価値を見失っていることが多いので，負担の少ない頼みごとをしたり，料理の工夫などのちょっとしたことを相談し，それに対して家族が感謝の態度を示すことは大変有効な精神療法となる．

このように，とくに高齢期うつ病では家族も治療チームの一員として巻き込んだ治療体制の構築がまずは重要である．

薬物療法

通常の抗うつ薬を中心とした薬物治療では，女性に特化した治療戦略はない．高齢者に薬物を投与する場合は，その薬物の体内動態に留意しなくてはならない．

● 高齢者の薬物動態

一般に高齢者では，若い世代と比べて体脂肪は20〜30%増加するため，多くが脂溶性である向精神薬はこの増加した脂肪組織に蓄積され，血中濃度の上昇が遅延する．また，高齢者では血液脳関門も脆弱化しているので，中枢神経系に働く向精神薬は低用量でも効果や副作用が出やすいと考えられている．向精神薬の多くはチトクロームP450などの肝代謝酵素によって代謝されるが，これも加齢によって代謝効率が低下するため，薬物血中

濃度は高く維持される傾向にある．したがって，効果が出ないからといって，早期に投与量を増やすと突然に効果や副作用が現れ，そこで減量や中止をしても脂肪組織への蓄積などによってその副作用がしばらく持続してしまう．このため治療に時間をかけることのできる患者であれば，初期投与量を少なくし，増量のペースも遅くした方がより安全である．さらに高齢者は身体疾患の合併が多く，それに対する併用薬物の投与を受けている場合が多いので，その併用薬物との相互作用も念頭におく必要がある．

● 抗うつ薬

　高齢期うつ病に対する薬物療法に関する最近のガイドラインはないが，選択的セロトニン再取り込み阻害薬(selective serotonin reuptake inhibitor：SSRI)やセロトニン・ノルアドレナリン再取り込み阻害薬(serotonin-noradrenaline reuptake inhibitor：SNRI)，ノルアドレナリン作動性・特異的セロトニン作動性抗うつ薬(noradrenergic and specific serotonergic antidepressant：NaSSA)などの新規抗うつ薬が，従来の三環系抗うつ薬に比べて抗コリン作用などの副作用が少ないことから推奨されている．臨床症状による抗うつ薬の選択にエビデンスはないので，ここでは筆者の老年期うつ病の専門外来での経験から得られた私見を雑駁ではあるが，紹介する．

　SSRIは不安障害や強迫性障害にも適応があるように，制縛的な思考状態を軽減させる効果が期待できる．このため軽度～中等度の不安や心気症状を呈する患者に使用することが多い．ただし，この効果はアパシーを増強させることもあるため，アパシーの目立つ患者に用いる場合は注意を要する．

　SNRIは理論上，ノルアドレナリン賦活と前頭葉でのドパミン賦活による抑うつ気分の改善や意欲障害の興味喪失の改善に期待できるが，臨床の現場ではそこまでの特異的な効果は実感していない．しかし，全般的に比較的しっかりとした抗うつ効果がある印象である．また，神経障害性疼痛に関しては一定の効果を示すと思われる．

　NaSSAは抗ヒスタミン作用が強く，食欲増進効果と睡眠補助効果があることから，不眠や食欲低下を主訴とするような高齢期うつ病に使用することが多い．また，この抗ヒスタミン作用による鎮静作用は不安症状を比較的速やかに改善する．高齢者ではヒスタミン受容体が少なくなっていることから，鎮静作用は若年うつ病患者に投与したときほど強くはなく，日中にまで持ち越すような過鎮静は予想以上に少ない．さらにミアンセリン(mianserin)やトラゾドン(trazodone)もとくに不眠の強い高齢期患者には

いまだに高頻度で用いており，これらの睡眠補助効果のある抗うつ薬を上手に使用することにより，睡眠導入薬の使用を減らすこともできる．

こうした第一選択薬で無効ないし効果不十分な場合は，マプロチリン（maprotiline）や三環系抗うつ薬を使用することもある．この場合はその患者で過去に使用経験があり，有効であった薬物がある場合はそれを選択し，なければ高齢者では比較的安全性と有効性のエビデンスの多いノルトリプチリン（nortriptyline）を選択することが多い．

抗うつ薬以外では，食欲低下の強い患者に少量のスルピリド（sulpiride）を用いたり，心気症状や不安，焦燥の強い患者，精神病性症状を伴う患者に非定型抗精神病薬を用いる場合もある．われわれの経験であるが，脳血管病変の強い治療抵抗性うつ病に抗血小板薬であるシロスタゾール（cilostazol）が著効する場合がある[21]．上述した甲状腺機能低下症ないし潜在性甲状腺機能低下症がある場合は，甲状腺ホルモン補充療法による強化療法も検討する．高齢期うつ病や双極性障害に対する炭酸リチウム（lithium carbonate）の使用は，腎機能障害などのリチウム中毒のリスクにより，世界的に控える傾向にあるが，最近，炭酸リチウムの神経保護作用や認知症予防効果を期待する報告が相次いでなされ，改めて注目されている．現時点ではさらなる有効性と安全性のエビデンスの蓄積が望まれるところである．高齢者へのベンゾジアゼピン（benzodiazepine）の使用は可能な限り控えるのが原則であることはいうまでもない．とくに漫然と長期投与することは依存性や筋弛緩作用による転倒の問題だけでなく，認知機能への影響からもリスクが高い．薬物との因果関係は確かではないが，最近ベンゾジアゼピンの長期使用がアルツハイマー病発症のリスクを高めるという疫学調査が報告された[22]．こうした知見と平成26年の診療報酬の改定を受けて，最近はふたたび抗ヒスタミン薬のヒドロキシジン（hydroxyzine）を使用する機会も増えている．軽症で抗うつ薬に強い抵抗感をもつ患者の場合，まずは漢方薬から導入するのも1つの方法である．

電気けいれん療法

自殺企図のリスクが高い場合や食事摂取が困難で脱水や低栄養の状態となっているような重症の高齢期患者では直ちに入院させ，初期から積極的に電気けいれん療法（electroconvulsive therapy：ECT）を導入すべきである．もちろん全身麻酔下に筋弛緩薬を使用し，骨折のリスクを排除した修正型電気けいれん療法であるが，高齢期うつ病における治療効果はむしろ若年うつ病に比べても高く，その寛解率は55〜85％と報告されている．

さらには認知症を合併している高齢期うつ病にも有効で，認知機能も改善するという報告すらある．電気けいれん療法の副作用として一過性の認知・記憶機能障害があるが，高齢期うつ病における電気けいれん療法施行後のこの障害も一過性であり，長期的にはむしろ認知機能が改善するという報告もある．しかし，数回の施行でせん妄を呈する患者もしばしばみられるので，その点では注意を要する．

おわりに

　高齢期うつ病に関し，とくに女性に焦点を当てて，臨床の現場に有用と思われるエビデンスの紹介と筆者の老年期うつ病専門外来で得られた臨床経験について論じた．高齢期うつ病の背景には，脳器質的要因や身体的要因を基礎としたうえに若い世代以上に多くの心理・社会的要因が影響を与えている．こうした心理・社会的要因を理解し，家族とともに適切な対応をとることで，多くの場合きわめて少量の薬物使用で症状の改善が期待できる．しかし，ひとたび症状が悪化した場合は，またたく間に入院が必須となるほどに重症化する．また，認知症との鑑別や移行の問題もあり，高齢期うつ病では若い世代以上にきめ細やかで慎重な診療が必要である．

文　献

1) 厚生労働省ホームページ．平成 23 年患者調査　上巻（全国）．http://www.e-stat.go.jp/SG1/estat/List.do?lid=000001103073
2) 内閣府ホームページ．平成 24 年版高齢社会白書．http://www8.cao.go.jp/kourei/whitepaper/w-2012/zenbun/pdf/1s1s_1.pdf
3) 三村　將, 仲秋秀太郎, 古茶大樹：老年期うつ病ハンドブック．診断と治療社, 2009.
4) 川上憲人：世界のうつ病, 日本のうつ病—疫学研究の現在．医学のあゆみ 219：925-929, 2006.
5) Luijendijk HJ, van den Berg JF, Dekker MJ, et al：Incidence and Recurrence of Late-Life Depression. Arch Gen Psychiatry 65：1396-1401, 2008.
6) 馬場　元：老年期うつ病診療のポイント　多様化したうつ病をどう診るか（精神科臨床エキスパート）．医学書院, 97-128, 2011.
7) Robinson RG, Price, TR：Post-stroke depressive disorders：a follow-up study of 103 patients. Stroke 13：635-641, 1992.
8) Krishnan KR, Goli V, Ellinwood EH, France RD, Blazer DG, Nemeroff CB：Leukoencephalopathy in patients diagnosed as major depressive. Biol Psychiatry 23：519-522, 1988.
9) Fujikawa T, Yamawaki S, Touhouda Y：Incidence of silent cerebral in-

farction in patients with major depression. Stroke 24：1631-1634, 1993.
10) Krishnan KR, Hays JC, Blazer DG：MRI-defined vascular depression. Am J Psychiatry 154：497-501, 1997.
11) Alexopoulos GS, Meyers BS, Young RC, Campbell S, Silbersweig D, Charlson M："Vascular depression" hypothesis. Arch Gen Psychiatry 54：915-922, 1997.
12) Nakano Y, Baba H, Maeshima H, Kitajima A, Sakai Y, Baba K, Suzuki T, Mimura M, Arai H：Executive dysfunction in medicated, remitted state of major depression. J Affect Disord 111：46-51, 2008.
13) Yamashita H, Fujikawa T, Takami H, Yanai I, Okamoto Y, Morinobu S, Yamawaki S：Long-term prognosis of patients with major depression and silent cerebral infarction. Neuropsychobiology 62：177-181, 2010.
14) 氏家 寛：甲状腺機能低下症(Subclinical hypothyroidismを含む). 精神科治療学21(増刊号)：16-19, 2006.
15) 氏家 寛：甲状腺機能亢進症(Subclinical hyperthyroidismを含む). 精神科治療学21(増刊号)：12-15, 2006.
16) 瀧本禎之：日常診療におけるうつ病 5)薬剤性. 治療学42(2)：163-166, 2008.
17) 黒川順夫：新・主人在宅ストレス症候群. 双葉社, 52-60, 2005.
18) Brodaty H, Cullen B, Thompson C, Mitchell P, Parker G, Wilhelm K, Austin MP, Malhi G：Age and gender in the phenomenology of depression. Am J Geriatr Psychiatry 13：589-596, 2005.
19) Hegeman JM, Kok RM, van der Mast RC, Giltay EJ：Phenomenology of depression in older compared with younger adults：meta-analysis. Br J Psychiatry 200：275-281, 2012.
20) 馬場 元：うつ病の亜型分類への展望―その2 認知症の前駆状態としてのうつ病の鑑別と対応. 臨床精神医学42：961-968, 2013.
21) Baba H, Kubota Y, Suzuki T, Arai H：Seven cases with late-life depression who treated with cilostazol augment therapy. J Clin Psychopharmacol 6：727-728, 2007.
22) Billioti de Gage S, Moride Y, Ducruet T, Kurth T, Verdoux H, Tournier M, Pariente A, Bégaud B：Benzodiazepine use and risk of Alzheimer's disease：case-control study. BMJ 349：g5205, 2014.

〔馬場 元〕

第10章

女性のうつ病に併存する精神疾患
不安症を中心に

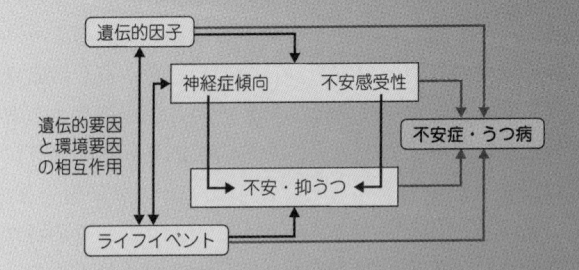

はじめに

●女性の特性と不安・うつ

　男女の特性を調べた心理学的研究では，女性は感受性，優しさ，思いやりを特徴とし，その一方で男性は情緒的安定性，支配的，ルールを守ること，義務感などを特徴としていた．哲学者のキルケゴール(Soren Kierkegaard)の有名な言葉に「女性の本質は献身であるが，その外形は抵抗である」というものがあり，この「女性の本質は献身」という表現は，同じキルケゴールの代表的な著書である『死に至る病』でも述べられていて，女性の特性として論じられている．「男性は献身はするが，自分の自己をいつも背後に残していて自分の献身をしらふに意識している，——それに反し女性は純粋に女性的に自分自身を，自分の自己を，自分の献身の相手方のなかに投げ出してしまうのである．もしそのことが彼女から取り去られるならば，彼女の自己もまた取り去られるのであり，このようにして彼女の絶望はもはや彼女自身であろうとは欲しないという形態をとる」というキルケゴールの解釈と合わせて考えると，このような男女の特性の差は健康面でとくに女性に，抑うつや不安とも関係する可能性がある．

●不安の特徴

　うつ病/大うつ病性障害と不安症群/不安障害群をそのまま雑誌名につけた『Depression and Anxiety』という学術雑誌があるが，その発行母体の学会 Anxiety and Depression Association of America(ADAA)の前身は約30年前に発足した Phobia Society of America であり，その時点では不安症が恐怖症とよばれていた．このように心理学的には不安と恐怖は関連づけて論じられてきた．恐怖は対人恐怖，尖端恐怖，高所恐怖，動物恐怖，広場恐怖など対象がはっきりしたものであるのに対して，不安は一般的には明確な対象をもたない恐怖の感覚を指し，その恐怖に対して自己が対処できないときに発生する感情の一種である．不安はそのような対象をもたない「何となく」不安な状態を主に指している．これらの不安が強まり，不安や恐怖感が病的に高まり，行動や心的障害をもたらす症状を総称して不安症とよぶ．不安症においては，恐怖，集中困難，喉のつまり感などの精神症状とともに，顔面紅潮，頻脈，動悸，発汗，下痢，口内乾燥，過呼吸などの身体症状も認められる．

●不安の分類

　そして1990年頃には不安神経症はパニック障害と全般性不安障害に区

分されるようになった．DSM-IV[1]においては不安障害には全般不安障害と心的外傷後ストレス障害，パニック障害や恐怖症，強迫性障害，社交不安障害などが含まれていた．ここで「不安」は精神疾患では広範に認められるが，不安症ではこの「不安」は中心症状である．最近のDSM-5[2]では不安症関連の疾患分類に変更があり，不安症はパニック症と広場恐怖症に分けられ，強迫症が不安症と分けられた（APA DSM-5　5.不安症群/不安障害群，6.強迫症および関連症群/強迫性障害および関連障害群，7.心的外傷およびストレス因関連障害群）．

本稿では『DSM-5　病名翻訳ガイドライン』[3]の病名に沿って記載している（表10-1）．なお，DSM-IVでは「通常，幼児期，小児期または青年期

表10-1　DSM-5における不安症関連疾患の分類

```
5. Anxiety Disorders　不安症群/不安障害群
   Separation Anxiety Disorder　分離不安症/分離不安障害
   Selective Mutism　選択性緘黙
   Specific Phobia　限局性恐怖症
   Social Anxiety Disorder(Social Phobia)　社交不安症/社交不安障
     害(社交恐怖)
   Panic Disorder　パニック症/パニック障害
   Agoraphobia　広場恐怖症
   Generalized Anxiety Disorder　全般不安症/全般性不安障害

6. Obsessive-Compulsive and Related Disorders　強迫症および関連
     症群/強迫性障害および関連障害群
   Obsessive-Compulsive Disorder　強迫症/強迫性障害
   Body Dysmorphic Disorder　醜形恐怖症/身体醜形障害
   Hoarding Disorder　ためこみ症
   Trichotillomania(Hair-Pulling Disorder)　抜毛症
   Excoriation Disorder(Skin-Picking Disorder)　皮膚むしり症

7. Trauma- and Stressor-Related Disorders　心的外傷およびストレ
     ス因関連障害群
   Reactive Attachment Disorder　反応性アタッチメント障害/反応性
     愛着障害
   Disinhibited Social Engagement Disorder　脱抑制型対人交流障害
   Posttraumatic Stress Disorder(includes Posttraumatic Stress
     Disorder)　心的外傷後ストレス障害
   Adjustment Disorders　適応障害
```

（日本精神神経学会・精神科病名検討連絡会：DSM-5病名・用語翻訳ガイドライン（初版）．精神神経学雑誌 116：436-439, 2014）

に初めて診断される障害」に分類されていた"分離不安症/分離不安障害"や"選択性緘黙"がDSM-5では「不安症群」に属することになった．また"幼児期または小児期早期の反応性愛着障害"や"適応障害"がDSM-5の「心的外傷およびストレス因関連障害群」に分類されている．

本稿においては，不安症群のなかで，社交不安症，パニック症，全般不安症を取り上げ，強迫症，心的外傷後ストレス障害についても不安症に関連する精神疾患として記載した．

女性の他の精神疾患（とくに不安症）の性差

女性の特性

前述のADAAによる解説で，うつ病と不安症はともに女性に多く，約2倍の有病率があると言及している（http://www.adaa.org/）．さらに女性ではうつ病と不安症の併発率も高いことが報告されている[4]．うつ病と不安症の治療ではセロトニン作動性の抗うつ薬が同様の効果をもつことがあり，不安とうつにおける男女差の類似性は病態メカニズム上での重複を示唆し，女性での性腺ホルモンの変動に影響される可能性がある．うつ病や不安症と脳機能の変化，女性ホルモンとの相互作用など，女性における特異的な疾患脆弱性を検討することで特有の生物学的な基盤が見出される可能性がある．

女性では，月経・妊娠・出産・閉経によるホルモンバランスの乱れや仕事と家庭の板ばさみになりやすい立場など，心身が内外からストレスに曝されるため，精神的に困難な状況になりやすい面がある，と以前から考えられてきた．たとえば，ヤスパース（Karl Jaspers）は『精神病理学原論』のなかで，精神疾患の男女差について以下のように述べている．

> 『男女の性のちがいはまずまったく身体的なものではあるが，精神的な領域にもある．身体的領域では男女の性のしるしは質的にちがうが，精神的領域では絶対的なちがいは質的にも，量的にさえもない．こういうことは誰でも日常生活の経験からよく知っているところである．統計によってもこれに新たなものは加わらないが，観念をはっきりさせることはできる．<u>精神病理学で重要な男女のちがいは女性の感動性の強さ，体験能力の深さである</u>．これと関連してわかるのは，女

性の方が男性よりも感情疾患(躁鬱病)によけい罹ることである．そして男性には躁病がいくらか多く，女性には鬱病がいくらか多い．また外来診察をしていると──精神衰弱に関する発表物の数からわかるが──「神経質的」な状態や異常な反応状態は女性に多いという印象を受ける．精神生活の性質の統計的差異に基づいてみると，女性は男性よりずっとヒステリー機構に罹りやすい．

(中略)

精神的な病気の発生が男女でちがうのには性生活の身体的な過程もかなり関係するが，男性ではこういうことは比較的少ない．男性にも性の周期はあるというが(ハヴェロック　エリス)，これは精神病理学にはまだ現れてこない．性的過程への関係がはっきり現れるのはもっぱら女性においてである．月経期にはいろいろの種類の精神病や精神病質でその症状の悪化がみられ，時には発病が月経と関連してのみ起こる．出産の過程(妊娠，産褥，授乳)も精神的障害を伴い，素質のある女性では本当の精神病の原因となることもある．それにはアメンチア型の精神病もあり，躁鬱病の発病期の誘発もあるが，産褥と関連して始まる痴呆過程(分裂病)もある．この病気の本当の原因は素質に求めなければならない．産褥は誘発の意味しかない．(下線は筆者による)

精神疾患の罹患率の男女差

精神疾患全般の生涯罹患率は一般に男女でほぼ同程度であるが，不安症とうつ病の双方は女性に多い傾向がある．青年期の女性はうつ病や不安症に罹患するリスクが男性よりも高く，そのことが成人期でのうつ病の有病率の高さを説明する可能性があるとされる．女性の人生初期におけるリスクについては，神経症傾向のような心理的人格特性がライフイベントへの反応において脆弱性因子として働く可能性があり，幼年期の辛い経験や青春期のうつ病エピソードは，成年期でのうつ病の発症やうつ病の罹患期間の長期化を予測させた[5]．このような経過に関して，先行する不安症がうつ病の発症率に関する性差を説明できる可能性が見出されており[4]，このことは先行する不安症を治療することで，女性のうつ病が低下する可能性を示している．

不安症における男女別の有病率は個々の疾患で若干の相違が認められる．全般不安症と心的外傷後ストレス障害は，女性が男性の2倍頻度が多い．全般不安症の生涯有病率は男性で3.6%，女性で6.6%であり[6]，青年

表10-2 不安症の性差

疾患(生涯有病率(%))	男性	女性
社交不安症	4.2〜11.1	5.7〜15.5
パニック症	2.0	5.0
全般性不安症	3.6	6.6
恐怖症	6.7	15.7
心的外傷後ストレス障害	5.0	10.4
強迫症	2.0	3.1

期の中期以降に男女差が顕著となる．全米合併症調査(National Comorbidity Survey：NCS)によると米国での心的外傷後ストレス障害の生涯有病率は，男性で5.0％，女性で10.4％と推計されている[7]．パニック症や恐怖症は，女性では男性よりはるかに多い．パニック症の生涯有病率は3％程度で，男女比は1：2〜3とされる[6]．特定の恐怖症はすべての不安症のなかでもっとも発症時期が早く，未成年の女性，成人女性[6]の双方で2倍以上である．成人における特定の恐怖症の生涯有病率は，男性で6〜12％，女性で12〜27％と報告されている[6]．一方で強迫症は男性で2％，女性で3.1％，および社交不安症は男性で4.2〜11.1％，女性で5.7〜15.5％[6]で，性差としては女性に多い傾向があるものの，顕著ではない(表10-2)[9]．

女性のうつ病と不安症の合併(概説)

うつ病と不安症の合併についての男女差

うつ病と不安症の併存，とくに全般不安症とうつ病は，男性と女性の双方で多く認められる．事実，うつ病の多くは単一ではなく，不安症を合併するうつ病の方が多い．複数の研究によると，不安症とうつ病を合併した場合は，不安症かうつ病のみの場合に比べて病態がより重くなる傾向がある．

一般人口を対象とするオランダ精神保健疫学調査($n = 7,076$)の結果では，気分障害(うつ病，気分変調症，双極性障害)の合併について不安症がもっとも多いという結果であった[8]．不安症と気分障害の合併の有病率は男性1.9％，女性5.1％であった．一方，不安症の有病率は男性4.7％，女

表10-3 不安症と気分障害の合併における性差

疾患の合併の有無（有病率％）	男性	女性
不安症と気分障害の合併	1.9	5.1
不安症	4.7	10.7

性10.7％であった（表10-3）[9]．不安症とうつ病の合併に関係する因子として，女性，若年齢，低い教育レベルおよび失業が見出されたが，単なる気分障害ではそれらの関係性は顕著ではなかった．女性は男性よりも不安症や不安症と気分障害を合併する可能性が高いが，その一方で男性はアルコール使用障害などの物質使用障害が関係していた．

複数の不安症の合併

女性では男性よりも複数の不安症を合併するだけでなく，うつ病と不安症の併発の割合が高いことが報告されている[4]．全米合併症調査（NCS）は，3つ以上の合併症の既往をもつ患者が全体の14％に及ぶと報告した．そして3つ以上の疾患を合併する割合について，生涯有病率と年間有病率の両方で男性よりも女性が高かった[6]．3つ以上の精神疾患を併発する場合，女性のオッズ比は生涯罹患において1.24，年間（12か月）罹患において1.55であった[9]．

女性のうつ病と不安症の合併（各論）

社交不安症との合併

社交不安症は，社会的状況に対して持続的で顕著な恐怖を生じる疾患である．社会的状況とは，人の注目を受ける（かもしれない）状況のことであり，人から否定的評価を受けること，恥ずかしい思いをすること（あるいは人に不快な思いをさせること）が怖いという特徴がある．その恐怖が過剰または不合理であることは自覚しており，社会的状況を避けるか，強い不安に堪え忍んでいることになる．社会的状況の例としては，①会議で発表したり，②意見を言ったりすること，③人前で電話をかけること，④地位の高い人（学校の先生や職場の上司）と話をすること，⑤よく知らない人と話をすること，⑥多くの人の前で話したり，歌を歌ったりすること，な

どがある．
　以下に症例を提示するが，個人情報保護の観点から改変してある．

症例1

社交不安症，うつ病

- **患者**　37歳　女性
- **主訴**　人前でスピーチができない．やる気が起きない
- **現病歴**　2人同胞の第二子．高校卒業後，会社員となり事務仕事をしていた．19歳頃に（エビ，カニなどに対する）食物アレルギーがあり，蕁麻疹や呼吸困難感があったが，その頃から身体的に疲労感が生じるようになり，人の目も気になって21歳頃よりは乗り物（電車）などを避けることがあったが，何とか会社には通っていた．25歳で結婚後は専業主婦として生活するなかで，このような症状はなくなっていった．

　27歳頃に再び別の会社で受付業務をするようになったが，来客に応対していたときに，顔のこわばりを自覚するようになった．その後，人と接する際に緊張を覚えるようになり，同窓会など人の集まりを避けたりして，他の人との食事の機会ももちにくい状況になった．そして，結婚式のように自分に注目が集まるなかでスピーチしたりすることが困難になった．X-3年2月には結婚式のスピーチに苦痛を感じて，初めて結婚式を欠席した．それ以来，結婚式は出席していない．

　乗り物やエレベーターや映画などは大丈夫である．自身で対人恐怖症だと思い，X-3年3月に近医クリニックを受診し，選択的セロトニン再取り込み阻害薬（selective serotonin reuptake inhibitor：SSRI）などの処方を受けた．その後，症状は和らいだように感じてX-2年5月頃には通院が中断した．

　その後，働いていた職場でベテランが抜けて業務が立て込んだ頃から，自宅にて涙を流すようになったが，それほど頻回ではなかった．X-1年3月頃，会社の飲み会で上司から，受付の仕事の意義を否定するような発言があり，人と接することに緊張を覚えつつ何とか業務をこなしていたことも認めてもらえていないことを残念に感じて流涙し，気分が落ち込んだ．その後も何とか日常業務をこなしていたが，

2002年10月になって業務分担の持ち替えがあった．窓口業務のほかに伝票処理や事務作業，資格修得のための勉強も加わった．
　X年2月頃「仕事に集中できない，やる気になれない」と訴え，数日間会社を休んだ．病院受診を勧められ，X年4月に当科を受診した．気分不良感，倦怠感，思考制止，判断力の低下があり，抑うつ状態にあるため，通院加療が必要と判断された．

症例1の考察　　本症例では社会的状況における不安が強く，抑うつ症状も伴っていた．社交不安症は社会状況のなかで，見られていることへの極度の恐れを特徴とする一般的な精神疾患であり，日常生活での相当程度の苦痛や機能障害に繋がる可能性がある．

社交不安症の生涯有病率は男性で4.2〜11.1％，女性で5.7〜15.5％であり[6]，思春期前に性差が生じてくる．性差はこの社交不安症に特有の臨床症状に関連する可能性がある．女性は不安のために，インタビューを受けることや地位のある人と話をすること，スピーチをすることや会合で人々の前で飲食したり，重要な試験を受けたりすることがより困難な傾向がある．

社交不安症患者は不安を生じた日を忘れられず，不安も増悪し，独身でいたり，別居したり離婚している可能性がある．社交不安症の男性では反社会性パーソナリティ障害，病的賭博や物質乱用を併発することが多く，女性では気分障害や他の不安症を併発することが多い．女性の社交不安では社会的状況に反応してパニック発作が発生することも多く，社交不安症の女性は月経前に症状が再燃することがあるとされる．また女性では，人間関係にかかわる不安や恐怖により反応し，男性では達成ストレスにより反応するとされる．

パニック症との合併

かつて「不安神経症」とよばれたものが，パニック症と全般不安症に再分類された．パニック症は予期不安と繰り返すパニック発作を特徴とし，予期不安とは「また発作が起こるのではないか」という不安であり，パニック発作だけを対症的に対応しても，予期不安は消えず慢性化することが多い．パニック症はしばしば広場恐怖症を合併する．広場恐怖症は「広場が怖い」という意味ではなく，パニック症に合併した場合に，パニック発作が生じても助けを求めることができない状況や，すぐ逃げ出すことのできない場所を避けることである．そのため典型的な対象は以下のようになる．

新幹線・飛行機などの公共交通機関，トンネル・エレベーター・窓のない部屋といった閉鎖空間，美容院・歯科医院・行列に並ぶといった束縛された環境などである．

パニック症の疫学としては生涯有病率3.5％，年間有病率2％であり，発症は20〜30歳代が多く，男女比は約1：2，うつ病の合併率は約50％となっている．

症例2

パニック症，うつ病

- **患者** 25歳　女性
- **主訴** 息苦しさ　胸部不快感　抑うつ気分
- **現病歴** 中学生のときに両親の不和などストレスを感じる出来事があり，疲労が蓄積して不眠となった際に，感情が高まり，過換気発作を経験した．高校卒業後，会社員となったが，X-2年8月下旬頃に職場に入ろうとした際に，動悸・息苦しさ・発汗・手の震え・ふらつきなどの症状が出現し（パニック発作），出社することができなくなった．その後は電車や人混みも苦手となり，希死念慮を抱き，リストカットをすることもあった．

X-1年3月よりAクリニックへ通院し，SSRIなどの薬物治療を受けた．その後の症状はやや落ち着いたが，X-1年10月頃から復職を考えるようになり，X年1月より当科へ通院するようになった．X年3月初旬に自宅で使っていたパソコンが急に動かなくなった際に精神的に不安定になることがあったが，4月より復職を果たした．時々は会社の診療所で休みつつも何とか出勤していたが，11月下旬頃には不眠傾向が増悪し，全身倦怠感も出現するようになり，X+1年1月になると気分の落ち込みが激しく，職場に通えなくなったため，病気の治療に専念する必要があると自ら判断し，同年3月末で退職した．

5月頃からは販売店でのアルバイトをするようになり，精神症状もやや安定したが，自ら服薬を中断した際に，過換気発作が生じ，倦怠感も出現したため，定期的な通院と服薬を約束して治療を継続した．その後，SSRIを中心とする薬物治療により，不安症状とともに抑うつ症状も安定した．

症例2の考察 　パニック症には「パニック発作」と「予期不安」という特徴的な症状がある．パニック発作の症状はさまざまであるが，共通しているのは，突然強い不安や恐怖が身体症状と同時に起こり，数分以内にピークに達し，一定の時間(数十分程度)が過ぎると治まるという点である．DSM-5診断基準では13症状のうち4つ以上の症状を伴うものとされている．その13症状は以下のようになる．

1. 動悸，心悸亢進，または心拍数の増加
2. 発汗
3. 身震いまたは震え
4. 息切れ感または息苦しさ
5. 窒息感
6. 胸痛や胸部の不快感
7. 嘔気または腹部の不快感
8. めまい感，ふらつく感じ，頭が軽くなる感じ，または気が遠くなる感じ
9. 寒気または熱感
10. 異常感覚(感覚麻痺またはうずき感)
11. 現実感喪失(現実でない感じ)または離人感(自身自身から離脱している)
12. 抑制力を失うまたは「どうかなってしまう」ことに対する恐怖
13. 死ぬことに対する恐怖

などの精神症状のみならず，自律神経失調症状や身体症状(呼吸，循環器，消化器症状)で構成されている．

　本症例では，1. 動悸・心悸亢進，2. 発汗，3. 身震いまたは震え，4. 息切れ感または息苦しさ，8. めまい感・ふらつく感じ，など5項目程度が認められ，パニック発作であったと考えられる．

パニック症の特徴と男女差

　パニック発作は全般不安症や社交不安症など多くの不安症で生じるが，パニック症の場合，予期しないパニック発作の反復を特徴とし，そのため予期不安(発作がふたたび起こることを心配すること)を伴うことになる．パニック症では，複数回の発作と予期不安があって，自分を失って狂ってしまったり，生命の危機を感じるという恐怖心のため，仕事を辞めたり，外出や運動を避けるようになるなど，関連する行動が変化するといった症状が発作後1か月以上続く．パニック発作では，しばしば広場恐怖症，パ

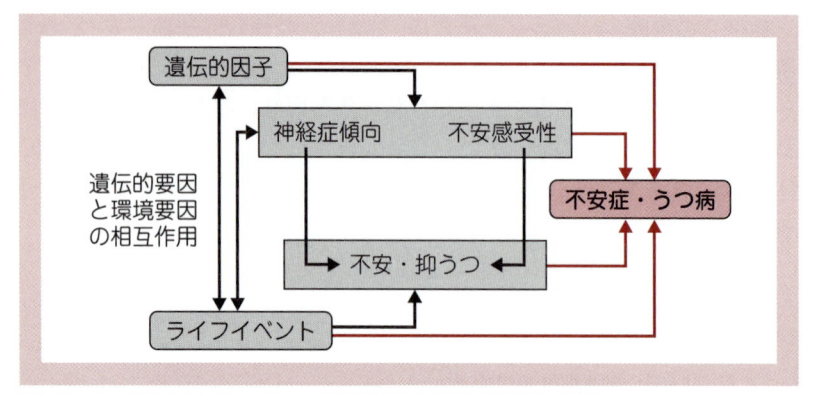

図 10-1 不安症とうつ病への環境因子と遺伝的因子の関与
(Klauke B, Deckert J, Reif A, et al：Life events in panic disorder—an update on "candidate stressors". Depression and Anxiety 27：716-730, 2010 を改変)

ニック発作が生じるかもしれない状況や場所の回避を伴う．パニック症と広場恐怖症の有病率は，青年期における有病率の性差とともに，男性よりも女性で2～3倍高い[6]．パニック症の性差を説明する1つとして不安感受性があり，すべての年齢層で女性が男性よりも高い不安感受性を有していることが報告されている．女性では不安感受性とともにライフイベントの関与も想定されている（図10-1）[10]．本症例でも不安感受性の高さが認められたが，パニック症がうつ状態に先行しており，うつ病の不安症状を治療する上でもSSRIは，ベンゾジアゼピン系薬物と同等の有効性があることが示唆された．

パニック症と双極性障害

最近ではパニック症に併存したうつ状態に関して，その臨床像を検討するなかで双極スペクトラムの要素をもっている点が指摘されている．双極性障害に不安症状が認められていることについては，古くはクレペリン（Emil Kraepelin）も混合状態の記載のなかで述べているが，今日まで多くの知見が蓄積されている．一方，不安症のなかでの双極性障害の併発に関する研究の数は多いとはいえず，その理由の1つとして不安症の治療に用いられるSSRIなどの抗うつ薬が，軽躁状態を生じる場合もあることが指摘されており，注意が必要である．

全般不安症との合併

全般不安症とは，自分でもコントロールできない持続性の強い不安や心

配が原因で，6か月以上，日常生活に支障をきたす不安症である．①落ち着きのなさ，緊張感または神経の高ぶり，②疲れやすさ，③集中困難，心が空白になること，④易怒性，⑤筋肉の緊張，⑥睡眠障害（入眠または睡眠維持の障害，または落ち着かず熟眠感のない睡眠）という6症状のうち3つ以上の症状があるものをいう．うつ病と全般不安症を合併した症例を次に示す．

症例3

全般不安症，うつ病

- **患者** 41歳　女性
- **主訴** 不安　動悸　食欲低下
- **現病歴** 3人同胞の第一子．前向きに仕事をする一方で心配症な性格であった．大学卒業後，教師としていくつかの学校を転勤し，X-6年から現在の小学校に勤務している．学校の教師としての漠然とした不安を感じつつ，勤務を続けていたが，毎年春のクラス替えの時期になると不安が出現し，Bメンタルクリニックにて抗不安薬を処方されていたが，しばらくすると自然に改善していた．

　これまでの職場での人間関係の不満などからX-1年頃より転勤を考え始めた．転勤に向けて心理カウンセラーの資格などを意欲的に取得していた．X年2月になり，転職先も決定していたが突然不安になった．相談相手もおらず占い師に相談したところ，転勤しない方がよいと言われたため断念した．その後，後悔から自責的となり，食事や睡眠もとれなくなった．Cメンタルクリニックを受診し，「不安神経症」・「うつ病」と診断され，投薬加療を受けた．何種類かの抗うつ薬，抗不安薬などを内服するも症状は改善しなかった．

　その後も何とか勤務を続けていたが，親身にしてくれていた校長も転勤となり，新しい校長に替わって，威圧的に休養をとるように言われるようになり，6月より休職した．一人暮らしということもあり休養が上手に行えないため，同年7月下旬に入院治療目的で当院受診となった．

　初診時はやや焦燥的に話すが会話のまとまりは良好．身なりは保たれている．漠然とした不安や心窩部違和感，動悸など身体症状に対す

る訴えが強い．希死念慮はないが，このままでは死んでしまうのではないかという恐怖感があり，精神運動性の制止も認められた．

症例3の考察　本症例では漠然とした不安が続き，精神運動性の制止や心身の不調感を前景とする抑うつ状態を伴った．全般不安症はうつ病が高度に合併する不安症で，重度の機能障害をもたらすが，発作症状が長引いたり，不安や心配が長い期間にわたって続くなど，日常生活で常に非特異性で理に合わない不安を伴う，という特徴がある．全般不安症の生涯有病率は女性が高く[6]，とくに青年期の中期以降に男女差が顕著となる．平均発症年齢は32歳で，男女比はほぼ同じであるが，全般不安症の経過や臨床症状には性差がある．全般不安症の女性は疲労感を含む不定愁訴が多く，筋緊張や自律神経機能障害，心肺機能障害や胃腸症状の訴えが多い．過度の不安の結果として，友人や家族との人間関係の緊張を報告する場合がある．全般不安症の慢性経過のなかで，男性はアルコール使用障害などの物質使用障害を合併しやすく，女性はうつ病などの気分障害や他の不安症との合併が多い．

強迫症との合併

　強迫症は強迫観念と強迫行為を特徴とする障害で，生涯有病率は2〜3%であり，50%以上でうつ病を合併する．強迫観念とは自分でも馬鹿馬鹿しいと思ってはいるが，誤った考えが繰り返し頭に浮かび，止めようと思うと不安になり，自分の意志ではどうにもならない状況をいう．自分の手が汚れているのではないか，鍵をかけ忘れたのではないか，机の上のものを同じ方向にしておかないといけない，などの観念がある．

　強迫行為とは強迫観念に基づいた行為であり，手を何度も洗う，戸締りを何度も確認する，机の上のものを同じ方向に揃える，などがある．また，強迫行為とは不安・苦痛を軽減するための衝動に駆られた行為であり，反復行動(手を洗う，順序を正す，確認する)と心的行為(祈る，数える，黙って言葉を繰り返す)などがある．

　具体的で病的な強迫行為の例として，手の皮が剝けるまで何十分も手を洗う，数分ごとに何十回も戸締りを確認する，ある考えが浮かぶたびに10までの数を数え，それを100回繰り返すことで安心しようとする，などがある．

症例4

🔲 強迫症とうつ病 🔲

- **患者** 48歳 女性
- **主訴** 家にいると，手を洗い続けてしまう．疲れやすい．
- **現病歴** 3人同胞の第三子．短期大学卒業後，会社員となり事務仕事をしていた．26歳時に見合い結婚して，2年後に第一子を出産し，その後3児をもうけた．第一子出産後は，実家の商店を手伝い，経理や販売を担当している．

X-4年頃，洗濯機の上の灯油ケースを運んだとき，灯油が洗濯機に流れ込んだような感じがして，洗濯機を使えなくなった．その頃に夫が風呂場をカビ取り剤で洗ったことが気になって，風呂場も使えなくなった．その後，手洗いをしないと気が済まなくなり，実家の仕事も手伝うことができなくなった．

X-3年に近医メンタルクリニックを受診して強迫症と診断され，SSRIを中心とした薬物療法を受けたが，改善しなかった．手洗いは，1回に5分以上，1日10回以上であったが，手袋をして触っても気になってしまい，手袋を脱いで，さらに手を洗ってしまっていた．また全身倦怠感や易疲労感が顕著となり，料理も作れなくなってきたため，やむをえず外食にしたり，惣菜を購入しての食事となっていった．

症状の改善が乏しく，X-2年秋頃からは焦燥感や意欲減退，食欲不振を自覚し，他のメンタルクリニックを受診して通院したが，症状は軽快せず，X年1月に当科へ初診となった．

入院加療が必要と判断され，翌月のX年2月に当科第1回入院を行った．入院中，クロミプラミン塩酸塩（clomipramine hydrochloride）の投与量の調整が行われた．また行動療法（曝露療法）も施行した．同年7月初旬には入院当初の抑うつ気分が改善し，強迫症状も多少は軽減したため退院となった．退院後は，当科の外来へ通院していたが，手洗いは続く一方で，自己判断で服薬をしないこともあった．

X+2年1月に自己判断で通院を中断し，翌月には内服も完全に中断していた．しかし，実家の販売店の経営不振や長男の病気のことが気になって，気持ちが沈み，手洗いが目立つようになった．3月からは，料理が作れず，診察券や財布も触れなくなった．X+2年4月に当科

を受診して，薬物治療を再開した．手洗いは，お湯につけ，泡をつけて，1日10回ほど洗うようになり，回数が増加してきた．また，排尿・排便後，トイレの水を流すと，自分にかかるような気がするようにもなった．さらに，自分がいることで周囲に迷惑をかけると自責的な訴えも認めた．そこで再度の入院治療が検討された．

症例 4 の考察　　本症例は成人発症例であり，強迫症のみならず顕著な抑うつ症状も伴った．強迫症の性差に関する症候学的検討では，女性は汚染妄想，他者を傷つけることへの恐れ，不潔恐怖や確認強迫に関係するとしていたが，本症例もこれに適合している面がある．また男性では，性的・宗教的な妄想や対称性へのこだわりなどがあった．最近の研究では，強迫症は社交不安症の合併が多く，結婚との関係性は乏しいと示唆された．ただし，強迫症の症状は産後うつ病の35％程度に生じるとされており，また成人女性の32％は妊娠中か出産後早期に発症するとされ，強迫症の女性では周産期に症状の悪化を認める可能性がある[11]．このことから分娩後には，妊娠に関連するホルモン環境，および月経周期中の黄体期が，「ホルモンによって敏感な」女性に強迫症状を生じさせるか悪化させる可能性を示唆している．

　早期発症した強迫症は合併症として，チックや注意欠如・多動症/注意欠如・多動性障害を有する割合が高く，外来通院患者を対象とした研究では，「幼年期発症の強迫症」が成人発症の強迫症とは別個の亜型であることを示唆している．強迫症は男性でもリスクが高いが，成人を対象とした大規模研究では，強迫症のリスクは血縁関係の程度に依存したものの，性差の関与は認められなかったとしている[12]．

　テレンバッハ（Hubertus Tellenbach）は『メランコリー［改訂増補版］』において40症例のメランコリー性のうつ病の症例を紹介しているが，内訳は女性32例，男性8例と女性の症例が多くなっている．それらのなかでうつ病と強迫症を合併した例を次に引用する．

症例 5

強迫症とうつ病

- **患者**　女性　年齢不明

第10章 女性のうつ病に併存する精神疾患―不安症を中心に

● **主訴**　過度の几帳面さ　整理癖

　女性患者イルゼが言うには，彼女は思い出しうる限り，幼い頃から特別に几帳面であった．正確さから外れることがあったりすると，不安になり，気がすまない感じをもった．この几帳面さは，非常に勤勉できちんとした人であった彼女の母親から受け継いだものだった．母親は母親で，この性質を自分の父親から受け継いでいた．ものごとが予想通りの経過をとっているときには，いつも安心していられたが，何かがいつもと違う経過をとったり，予期しないことが起こったりすると，すぐ不安になるのであった．

　学校を終えたのち，患者は事務職員になる訓練を受けた．この職業は，とりわけ精密な仕事ができるということで，彼女は気に入っていた．彼女は結婚後，この職業と家事との両方を同じような正確癖で行っていた．当座は両方の務めをちゃんとこなしていたが，重い病気にかかった母親の看病を背負いこんで以来，事務所は辞めてしまった．1957年の10月に母親が亡くなった．患者は1958年の2月に妊娠したが，気分はよく，仕事を切りつめる必要はほとんどなかった．彼女は子どもをとても楽しみにしていた．

　妊娠4か月のとき，初めて強迫症状が現れた．彼女は，それまでよりも頻繁に衣装ダンスを整理するようになった．入れてあるものがすべてきちんとなっていることをよく知っているくせに，それを1つ残らず特別正確な位置に揃えようとした．彼女はとうとう衣装ダンスにすっかり取りつかれてしまって，別の仕事を始めてもタンスのことが頭から離れなくなった．この整理癖は，時とともにその他の仕事，たとえば掃除，洗濯，炊事などのことにまで広がった．1人でいるときには，この症状はいっそうはっきりと現れた．

　1958年9月には，それ以外にもいくつかの症状が加わった．まず始まったのは睡眠障害で，寝つきはよかったが，早朝の4時以後はどうしても眠れなかった．それ以来，強迫衝動は格別に強く出現するようになった．彼女は次第に毎朝，億劫な気持ちに取りつかれるようになり，とうとう仕事がほとんど手につかなくなってしまった．一方では，なるべく多くの仕事を正確に仕上げようという欲求につきまとわれていた反面，億劫さがそれを妨げたため，この状態は非常につらいものであった．そんなわけで，気分はだんだん下り坂になっていた．出産のために入院していたときは，症状は徐々に軽快していたが，退

院後はふたたび増強した．「仕事ができない，仕事に身がはいらないという不安がまた出てきました」．彼女はとうとう，仕事に取りかかる気持ちをすっかりなくしてしまった．「きちんとしすぎて，時間がかかりすぎるのです．普段からずっとそうでした．とてもつらいことだったのです」．ふつうなら「負い目をけっして作らない」彼女だったのに，「仕事がちゃんとできなかったという負い目を感じています」という．患者は数回本気で自殺を企てた後，入院させられることになった．

症例5の考察　テレンバッハは「本症例では強迫症状が始まるにつれて几帳面さが整理癖にまで増大し，これが患者の仕事への強い欲求を妨げ，その結果彼女が自分の日課から次第に多くの仕事を抹消しなくてはならなくなるという事情が，ここにみてとれる．こうして彼女は，仕事の正確さへの欲求と分量への欲求との板ばさみに陥る．彼女はそのいずれの一方をも断念できず，次第に停滞に陥って行く」と記載し，強迫症状と抑うつ症状との関連について説明している．

しかし，本症例は「これがメランコリーの始まった（心理的な）契機であり，彼女が——出産の際や，後の入院のときのように——いわば合法的に悪循環からの脱出を許されると，メランコリーはすぐに軽快した．彼女がメランコリーのなかで自らの挫折を負い目として体験したということ——しかもこの体験は，寛解後の再診察に際してもなお認められた——は，ここでは一言触れておくだけにとどめよう」とも述べており，強迫症状がある意味でメランコリー親和型において特徴的なもので，時にはメランコリーへと展開させる悪循環を助長させ，あるときには状況の改善とともに強迫症状や抑うつ症状が改善する可能性を指摘している．

防衛規制と抑うつ反応

サルズマンは『強迫性パーソナリティ』で強迫機制と抑うつとの関連を論じている．抑うつの概念の前提として抑うつが喪失に対する反応であり，その喪失を修復しようとする不適応反応とみることが提唱されている．そしてその喪失が自分を全くの無力・無能にしてしまうという体験をするとき，人格構造に生じうる可能性として強迫機制の崩壊がある．そしてさまざまな防衛反応が強迫的防衛の失敗の後に生じるが，それは抑うつ反応にとどまらず，統合失調症や妄想的・誇大的な思考の発展を生じることもある．そしてサルズマンは，強迫症に抑うつ，躁状態，妄想反応を示した女

性の例を紹介している．

　抑うつ反応は，強迫症では個人が不可欠と考える基準あるいは価値を維持しようとする強迫的防衛の失敗であり，また抑うつ反応はどうしても必要な人物や事物が失われるかもしれない，あるいは手中に置くことができないという確信あるいは憂慮に引き続いて生じるものであるとし，このような抑うつが生じる典型例が退行期うつ病であるとしている．

　喪失体験があると失われた物を何かに置き換えようとする努力をする傾向が人間にはあるが，その失われた対象を無理に取り戻そうとすることが抑うつ症状を生むため，神経症における不適応反応ともいえる．このようなメカニズムの典型例が強迫症の抑うつ反応と考えられる．強迫症にうつ病を合併した場合には，男女に共通するこのような心理的状況が反映するものと仮定すれば，この仮定は，男女差があまりみられない強迫症の抑うつ反応を説明する可能性がある．

● この項のまとめ

　以上，うつ病に併発する不安症とその主要な関連疾患について概説したが，女性における不安症の特徴を表10-4に，男性における不安症の特徴を表10-5に示す[13]．うつ病に併発する不安症の場合も同様の特徴があると思われるが，より重症化したうつ病像を示すとも考えられ，今後，知見が加えられることが必要である．

心的外傷後ストレス障害との合併

　心的外傷後ストレス障害（PTSD）では「自分自身が死にそうな出来事」を体験，または「他人が死にそうなほどの出来事」を目撃した後に症状が出現し，その体験によって強い恐怖・無力感・戦慄を覚えることを特徴とする．その外傷を夢や覚醒時の思考で再体験すること，外傷を思い起こさせることを持続的に回避し，反応性の麻痺が生じること，持続的な過覚醒などの症状が1か月以上持続すること，などが特徴である．症状が1か月持続しない場合は「急性ストレス障害」である．

　心的外傷後ストレス障害の主症状として以下のものがある．

　①再体験：出来事が反復的に侵入的に思い出される．反復的に出来事についての夢をみる．フラッシュバックともいわれる．

　②刺激の持続的回避，全般的反応性の麻痺：出来事に関連した思考や活動を避けようとする努力．外傷を思い出せない．孤立感．

　③過覚醒：寝つけない．過度に警戒してしまう．過剰に驚愕する．

以下に症例を提示するが，個人情報の関連で改変が加えられている．

表 10-4　女性における不安症の特徴

> **社交不安症**
> 　気分障害や他の不安症を併発することが多い
> 　人間関係的な不安や恐怖，社会的状況に反応
> 　月経前に症状が再燃
> **パニック症**
> 　不安感受性の高さ，ライフイベントの関与
> **全般不安症**
> 　うつ病などの気分障害や他の不安症との合併が多い
> 　全般不安症の女性は疲労感を含む不定愁訴が多く，筋緊張や自律神経機
> 　　能障害や心肺機能障害，胃腸症状の訴えが多い
> 　過度の不安の結果として友人や家族との緊張した人間関係を認める
> **心的外傷後ストレス障害**
> 　幼児期の心的外傷の頻度や多様性，ストレス応答性
> **強迫症**
> 　周産期において症状の悪化を認める可能性
> 　汚染妄想，他者を傷つけることへの恐れ，不潔恐怖や確認に関係

表 10-5　男性における不安症の特徴

> **社交不安症**
> 　反社会性パーソナリティ障害，病的賭博や物質乱用を併発，達成ストレ
> 　　スにより反応的
> **全般不安症**
> 　アルコール使用障害や他の物質使用障害との合併が多い
> **強迫症**
> 　性的・宗教的な妄想や対称性へのこだわり

症例 6

心的外傷後ストレス障害，うつ病

- **患者**　29 歳　女性
- **主訴**　何もやる気がわかない，家事ができない
- **現病歴**　3 人同胞の第二子．高校 2 年生のとき，父親が自宅で縊首自殺した現場を目撃し，その際に強い恐怖を感じ，その光景を夢でみたりするなど過覚醒状態があったり，勉強していてもそのことが思い

出されて，胸が苦しくなるなどの症状が出たため，メンタルクリニックに通院していた．その後も，自宅に戻るのを避けたいと思い，付き合っていた彼のところで過ごすことも増えた．ただ，その彼と喧嘩した際に大量服薬することもあった．

　高校卒業後，会社員になった．母親のいる実家から職場に通っていたが，X-4年頃から母親に口うるさく言われている，責められていると感じるようになり，食欲不振や気分の落ち込み，全身倦怠感など抑うつ状態が顕著となったため近医メンタルクリニックにふたたび通院するようになった．職場はX-3年の結婚を機に退職した．

　結婚後，いったんは症状が改善し，結婚の翌年に第一子を出産した．出産後にはうつ状態が増悪傾向となり，気分の落ち込みが強いときには他人の言葉に責められているように感じ，地元の病院を受診するも症状は改善しなかった．そりの合わない母親の元より離れようと，X-1年2月に他県に転居した．転居先近くの病院を受診して通院加療を受けるものの，症状は改善せず，X年7月から当院外来に通院するようになった．

　同年8月に妊娠が判明し，X+1年4月に第二子を出産するまで投薬治療は受けずに外来通院にて経過をみていた．この妊娠期間内には不眠・焦燥感・頭痛などの症状が認められたものの，服薬せずに自宅で過ごせていた．出産1か月後頃から焦燥感が増悪し，以前のことを思い出して恐怖心が生じるなど落ち着かなくなる状況があったため，抗不安薬が頓用薬として処方された．その後に食欲不振や不眠が加わり，意欲減退も顕著となったため，同年8月頃から抗うつ薬による治療が再開された．

　同年12月には一戸建てへの転居があり，ストレスを感じていた．その後に抑うつ気分や倦怠感の訴えが強く，無気力感などが増悪し，自宅で臥床していることが増えるなど抑うつ傾向が強まった．また，希死念慮が高まり，眠前薬を数日分まとめて飲んでしまうなどの不安定な状況が続いたため，X+2月には入院加療を受けることになった．

症例6の考察　　全米合併症調査（NCS）研究によると，米国での心的外傷後ストレス障害（PTSD）の生涯有病率は，男性で5.0%，女性で10.4%と推計されている[7]．ほかの研究でも，心的外傷後ストレス障害は男性よりも女性に一般的であることが示されている．その性差の要因には議論があり，提案された決定要素に，女性の幼児期における心的外傷の頻度や多

様性，ストレス応答性の生物学的性差が仮定されており，さらには心的外傷を思い出す傾向が女性に高い可能性があると考えられる．この症例6についてもストレスの加わる際に再想起される状況もあり，気分の変動に繋がっていった可能性が考慮された．また最近の報告では，妊娠合併症に伴う苦痛がPTSD（9％）または部分的PTSD（18％）を生じ，妊娠や出産の不安を生む可能性も指摘されている[11]．

不安症状を抱いたうつ病の亜型

不安うつ病

最近の研究では，高度の不安を抱えたうつ病の主要な亜型として不安うつ病を認め，疾病と機能障害の双方で重症度が高く，慢性化し，抗うつ薬への乏しい反応性が認められた．

Claytonらは入院および外来の単極性うつ病患者327人において不安症状について検討したところ，中等度から重度の心配性や精神不安および身体不安を高頻度に認めた[14]．高度の不安を抱えたうつ病患者は，より極度の抑うつ気分があり，自己評価の低さ，落胆，午前中を中心とする日内変動，離人症，身体症状への過剰なこだわり，集中困難，不眠症，無気力，精神運動性の焦燥，経験されたことに対する怒り，環境の変化への気分不良，懐疑や無反応などが顕著であった．

不安うつ病については性差が報告されており，男性では不安は敵意や焦燥感の増悪と関連し，一方女性では不安の有無は精神運動性の制止や会話の困難さに関係し，とくに周産期の女性で特徴的であった．

身体うつ病

身体うつ病と女性

身体症状に関連したうつ病の亜型が女性に顕著であることが報告されていたが，それらの症状には苦痛と不安，睡眠障害と疲労が含まれていた．Silversteinは，全米合併症調査（NCS）によるうつ病患者へのインタビュー・データを分析し，身体化症状の顕著なうつ病では，6か月および生涯有病率で女性（15.2％）が男性（7.5％）よりも高かった．これに対し，単純なうつ病では男女の性差は顕著でなかった（女性6.9％ 対 男性6％）．そして，男女とも身体うつ病は不安症を併発したうつ病よりも頻度は高い傾

向にあった，と報告している[15]．

　米国の精神保健にかかわる疫学対象地域研究(Epidemiologic Catchment Area Study：ECA)における継続研究で，身体うつ病では女性は男性の2倍の有病率(2.8％対1.4％)であったが，単独のうつ病では有病率の差は小さかったと報告している(2.3％対1.7％)[15]．さらに身体うつ病の女性患者は，不安症と単極性うつ病の合併よりも多いとされた(31.4％対22.9％)．これらの研究と従来の4研究をまとめてSilversteinは，女性における身体うつ病の高い有病率が，うつ病全体の性差に繋がるとした．うつ病において身体的苦痛が主症状となる非西欧圏では身体うつ病はとくに興味深い状態である[15]．

● 身体うつ病と死の不安

　身体不安という視点でみた場合には，もっとも重要な意味をもつのが「死の不安」であり，「身体的苦痛を超えた身体不安」，ということもできる．しかし，「死の不安」を避けるために身体的苦痛に耐える場合がある．すなわち，身体的苦痛を受け入れてでも「死」は避けたいとする考え方であり，その際の「死」は「身体的苦痛」を超えた，より強い不安の対象となっていると考えることもできる．その場合は，「死」は避けなければならないものとして，「自殺」をも避けるべきものということになるが，実際は身体不安，身体うつ病も含めたうつ病における自殺について留意する必要がある．この点について哲学者のショーペンハウアー(Arthur Shopenhauer)が『自殺について』で「生命の恐怖が死の恐怖にたちまさる段階に到達するや否や，人間は己が生命に終止符を打つものである」と述べている．すなわち，身体的苦痛だけではなく，生きていること自体が激しい苦しみの連続と思えるなら，そうした苦しみの可能性を消滅させる死(すなわち自殺)は最後の救いのように思える場合があるのではないか，と推察される．

● 身体疾患の病苦と自殺

　高齢女性の場合には身体苦が自殺と関連している可能性がある．三重県の1989～2002年にかけての14年間の高齢者の自殺についての検討[16]で，その期間内の自殺者合計数は5,048人，男性3,276人，女性1,772人であった．そのうち，65歳以上の高齢者における自殺者合計数は1,513人で，男性691人，女性822人であった．全年齢層での自殺は男女比がほぼ2：1であったものの，65歳以上の高齢者自殺では女性が上回り，女性全体の46.3％(男性では21.1％)であった．

　この身体疾患の病苦の割合は，男女とも年齢に伴って顕著に増加しているが，とくに女性に特徴的である．高齢女性における自殺背景を検討した

ところ，主なものとして，「身体疾患での病苦」(45.5%)と「精神科疾患」があげられた．「身体的病苦」では身体疾患(92.1%)が多く，なかでも循環器疾患(24.4%)と整形外科的疾患(20.3%)が高い割合を占め，悪性腫瘍(7.9%)はそれ以下で，長期間の療養における精神的な疲弊も含まれている可能性が示唆された[16]．

　身体疾患を合併したうつ病への治療の重要性に対する認識が高まり，身体疾患患者のうつ病合併率の研究が多く報告されている．一般的に，内分泌疾患，冠動脈疾患，消化性潰瘍，関節リウマチ，糖尿病，パーキンソン(Parkinson)病，脳血管障害，がんなどでうつ病の合併率が高いことが指摘されており，多いものでは，約30〜50%の合併率が報告されている．これらのことから，身体疾患が慢性化することによる苦痛感の増悪によるうつ状態の発現とともに，疾患そのものがうつ状態を合併しやすいという側面が関与している可能性がある．一般に高齢者の自殺の原因として「身体疾患による病苦」が最大の原因とされるが，とくに女性では留意する必要があることを示している．

非定型うつ病

非定型うつ病の特徴

　非定型うつ病の疾患概念が提唱された契機は，電気けいれん療法が無効で，抑うつ性あるいはヒステリー性の特徴と不安・恐怖症状を有し，精神療法の対象となっていたうつ状態の患者群の一部で，モノアミン酸化酵素阻害薬の効果が確認されたことがある．非定型うつ病の症状は，不安を主要症状とするものと非定型的な症状(食欲，体重，睡眠，性欲の増大)を特徴とするものに分類され，①発症年齢が早いこと，②女性に多いこと，③外来通院患者，④軽症のうつ病，⑤自殺企図はまれであること，⑥非双極性，⑦非内因性，⑧精神運動症状の変化が小さいことなどがその両者に共通であるとされた[17]．

　Kornsteinらは慢性のうつ病294人についての研究[18]で，女性では男性と比較してハミルトンうつ病評価尺度(Hamilton Depression Rating Scale：HAMD)のスコアおよびベックうつ病指数(Beck Depression Index：BDI)が高値となり，またうつ病の重症度が増すことを見出した．HAMDの因子を分析したところ男性と比較し，女性では精神運動性の制止の程度が重く，不安や身体化の傾向が認められた．女性では男性よりも自己評点不全尺度(self-rating anxiety scale：SAS)スコアも高く，うつ病の障害度も高くなっていた[18]．慢性のうつ病もしくは二重抑うつ症の外来

患者に関するKornsteinらの継続的な研究では，男性と比較し，女性では睡眠障害，精神運動性の制止および不安・身体化症状の頻度が高くなっていた以外は，同じような症状プロフィールを示した．また，男性と比較して女性では社会機能（global assessment of functioning：GAF）スコアの著しい低下があり，より大きな機能障害が示された．

「非定型うつ病」に関する女性の特徴としては食欲増進，精神運動性の制止，活力の低下，不安，対外的な活動の過多，情緒不安定，焦燥感や対人関係への過敏さがあり，月経前症候群（premenstrual syndrome：PMS）の一亜型に似ている．月経前症候群徴候と非定型うつ病の症状との重複は，非定型うつ病の有病率が女性で圧倒的に高いことと関係し，女性特有の表現型である可能性が考えられる．

症例7

非定型うつ病，摂食障害

- **患者** 34歳 女性
- **主訴** 何もやる気がわかない
- **現病歴** 2人同胞の第二子．中学生時代にいじめにあったというつらい経験があったが，何とか短大まで進学し，卒業後は保育士になり，保育園に勤務した．複数の保育園で働いたが，24歳頃には職場での人間関係に悩み，とくに上司との折り合いが悪く，不眠や気分不良感が強くなったため，メンタルクリニックを受診し，軽いうつ状態であるといわれた．

そこで，保育士を辞めて，アルバイト（ゲームセンターなど）をしつつ一人暮らしをしていた．X-2年1月には託児所に勤務したが，リーダーとの折り合いが悪く，きつい言い方をされたり，理不尽に怒られるということが続き，精神的につらくなり，この頃から過食しては嘔吐をするようになった．X-2年11月頃にリストカットがあり，メンタルクリニックを受診したところうつ状態と診断され，薬物療法（睡眠導入薬，抗うつ薬）を受けるようになった．

X-1年10月には職場を辞め，その後も一人暮らしを続けながら，断続的にアルバイトなどを行っていた．とくに月経前後に気分的な変動があり，気分のよいときは「前向きに頑張ろう」と思うが，気分が落

ち込むと「死んでしまいたい」と希死念慮が生じていた．自宅に閉居するようになったため，外来主治医に実家での療養を勧められた．両親がX-10年頃に離婚したため，実家に一人で住んでいる母親も仕事で家を空けることが多いなど，ゆっくりとした休養がとりにくい状況にあった．

そこでX年1月に当科を受診した際には入院加療を希望した．症状としては，思考抑制や抑うつ気分，過食・嘔吐が認められた．生活リズムの乱れの修正や静養，精神症状のコントロールが必要とされた．

症例7の考察　うつ病の有病率における性差は，女性の不安うつ病，身体うつ病，非定型うつ病およびその有病率の高さに関連している可能性がある．うつ病の3亜型は月経前後，妊娠中，産後，閉経期に多く，このことはうつ病の病態生理における脆弱性に関与し，ホルモンの不安定性に起因すると考えられた．DSM-IV診断による不安症とうつ病の病態や治療反応性は重複することがあり，概念の再評価の必要性や併発症から次元的診断への変更の可能性が示唆される．症状の記述による現在の診断法が，病態生理に基づく次元的な表現型の記述によって置き換わることで，

表10-6　不安症状を伴うところのうつ病の亜型の特徴

不安うつ病（Claytonら，1991）
- 抑うつ気分，否定的自己評価，落胆，日内変動，離人症または現実感消失，身体症状への過敏，集中困難，不眠症，活力の低下，精神運動性の焦燥，主観的な経験としての怒り，懐疑，状況の変化に対する感情的な無反応などを特徴とする
- 男性の不安は敵意や焦燥感の増悪と関連し，女性の不安の有無は精神運動性の制止や会話の困難さに関係

身体うつ病（Silverstein，2002）
- 女性の方が顕著に高頻度にみられる
- 死への不安，睡眠障害，疲労，不安，多様な苦痛および痛み

非定型うつ病（Kornsteinら，1995）
- 気分の反応性，食欲増進，体重増加，過眠，麻痺，対人拒否への感度，気分反応の増強，情緒不安定，不安，焦燥感などを特徴とする
- 女性では非典型的な抑うつ症状の頻度が高く，食欲増進や精神運動性の焦燥感，精神運動性の制止，心身の不安，対外的な活動の過多，対人関係への過敏さ，情緒不安定，心気症状と怒りの発現，食欲増進や恐怖症の割合の増大がみられる
- うつ病の重症度が女性で増すこと，睡眠障害や精神運動性の制止の程度が重く，不安や身体化の傾向が認められる

うつ病と不安症の鑑別診断の出発点になる可能性がある．

● **この項のまとめ**

以上，不安症状を伴うところのうつ病の亜型（不安うつ病，身体うつ病，非定型うつ病）の特徴について，とくに女性に特有の点について**表10-6**で示した[9]．

遺伝性

女性における遺伝性

うつ病とアルコール使用障害，パニック症と恐怖症，過食症と全般不安症を含む他の精神障害との間の遺伝的関連の検討では，女性における家族性因子が報告された[5]．双生児研究でうつ病と全般不安症についてとくに強い関連が認められた（オッズ比8.93）．双生児を対象とする大規模遺伝子解析では，女性におけるうつ病と全般不安症の発現に共通の遺伝的因子が寄与していることが示唆された．また，環境的リスクファクターの関与の違いが別個にかかわる可能性も考慮された[5]．これらの結果を分析することによって，単極性うつ病と全般不安症との間の遺伝相関を識別できる可能性があり，うつ病への脆弱性に影響を及ぼす遺伝子が全般不安症に影響を与え，さらにその逆のこともいえるかもしれない[5]．それは，異なる環境要因によって異なる表現型となるような，共通する遺伝的因子が存在する可能性がある．

双生児研究

女性の双生児集団を対象とした研究では，とくに一卵性（monozygotic：MZ）双生児においてうつ病の表現型（症状）がきわめて類似することは，うつ病の併発症の差とともに報告されている[5]．非定型うつ病の双生児は，重症のうつ病（15.6％），中等症のうつ病（6.6％）に続き，過食症（19.0％）に高い生涯罹患率を有していた．重度のうつ病で不安症状やパニック症状を合併する割合は，非定型うつ病や中等度のうつ病に比べて2～4倍高い．また，非定型うつ病の一部は肥満症と並存していた．うつ病と過食症との遺伝的な相関は，女性のうつ病と摂食障害との関連性を示した[9]．Stewartら[19]は，非定型うつ病の発端者の親族では非定型うつ病の罹患率が高く（3.4％），典型的なうつ病の罹患率が低い（2.9％）ことを報告し，一方で

メランコリーの親族では非定型うつ病の罹患率が低く(1.0%), うつ病の罹患率が高い(6.1%)ことを報告しており, うつ病の亜型である非定型うつ病の遺伝性を支持する所見であった[19].

治療

不安症とうつ病の併発症に対する治療

● 不安症状の軽減を優先する

女性の不安症とうつ病が併発の場合, 不安症の病態が長期化, 重篤化してうつ病を合併する場合がある. また先行する不安症が, うつ病の発症率に関する性差に関与していることが報告されており[4], 先行する不安症を治療することで女性のうつ病が減少する可能性も考慮されている. 不安症とうつ病はともに選択的セロトニン再取り込み阻害薬(SSRI)や認知行動療法の有効性も指摘されており, 不安症状の軽減が抑うつ症状の改善に繋がることも多い. そこで, 不安症に対する治療について以下に概説する.

● 各不安症への治療

社交不安症の薬物療法としてはSSRIが有効であり, 認知行動療法や集団心理療法の有効性も示唆されている. 正常な不安は生命維持にとって不可欠であり, 一方, 社交不安症における病的不安は, 不安による反応を「不適切」と判断する傾向があり, その点が不安や反応の増強につながることを認識し, 認知の修正を行う.

パニック症は, パニック発作が起こった段階で早期に適切な治療を受ければ, その後の経過で症状がさほど悪化せず, 治りやすい病気であるといわれている. しかし, パニック症への認識の浅さや医療機関, とくに精神科受診を 逡巡 して治療を受けず, 症状を悪化させてしまうケースが少なくない. パニック症の治療は, まず「死ぬことはない」,「気が狂うこともない」ことを保証し, 身体的所見はないが医療の対象であることを確認してもらう.

パニック発作は「完全にコントロール」するのではなく, 発作とともに暮らすことが第一歩であることを説明し, 不安は, 本来は生きていく上に適応的なものであることを理解してもらうように促す. 薬物療法ではSSRIが予期不安に有効とされている. 一方, 抗不安薬はパニック発作を一時的に緩和させるために用いられる.

また非薬物療法として，パニック発作時の呼吸法や認知行動療法，曝露療法の有効性も示されている．これら薬物療法と非薬物療法を組み合わせて行う場合もある．

全般不安症の治療の目標は，症状を自己コントロール可能な程度まで軽減させることであり，治療法は認知行動療法，薬物療法(抗うつ薬，抗不安薬)が中心である．

● 心的外傷後ストレス障害

心的外傷後ストレス障害(PTSD)の治療としては，薬物療法[SSRI，三環系抗うつ薬(tricyclic antidepressant：TCA)，抗不安薬]や認知行動療法，系統的脱感作療法，フラッディング(flooding)法，EMDR(eye movement desensitization and reprocessing．眼球運動による脱感作と再処理であり，外傷的な出来事を思い出してもらいながら治療者が眼の前で指を一定速度で動かし，それを眼で追いかけてもらう方法)などがある．

強迫症の治療では，強迫観念は「自分の意志ではどうにもならない」ということを自覚し，まずは「馬鹿馬鹿しいという気持ち」が残っている健康的な側面を評価する．薬物(高用量のSSRI)を先行させて治療の動機づけを強化した後，認知行動療法(曝露反応妨害法)を併用する．

強迫症の説明では次のことを行う．
　①「病気」であり，「わがまま」でも「憑き物」でもないこと
　②まれな病気ではないこと
　③患者自身が症状に抵抗しようと闘っているので，家族がその症状をやめるよう強要したり，やめられないことを叱責したりしても意味がないこと
　④統合失調症に移行することはごくまれであること
　⑤原因はまだ特定されていないが，脳の病気と考えられること
　⑥しかし生育歴や家族との人間関係，人生の出来事などの心理社会的要因も大きく影響すること

強迫症は今まで治りにくいとされてきたが，近年の治療の進歩に伴い治癒あるいは改善する例が増えつつあり，約60〜70%が社会生活を営める程度にまで改善することが期待されている．病気の原因が家族にあるわけではないが，家族の否定的，叱責的態度は症状の悪化を招くので注意が必要である．

薬理作用

● セロトニン系などの関与

　SSRIは，うつ病と複数の不安症の両方の治療に効果がある．不安うつ病の治療におけるSSRIの有効性も臨床試験で実証され，うつ病の不安症状を治療する上でSSRIはベンゾジアゼピン系薬物と同等の有効性があることが示されている．3つの大規模なメタアナリシスによって，fluoxetineおよびパロキセチン（paroxetine）はうつ病の不安および焦燥感を和らげる上で三環系抗うつ薬と同等の有効性が示されている．

　ノルアドレナリン系とセロトニン系は両方とも，うつ病や不安症の発症に関与すると考えられている．SSRIはセロトニン・ノルアドレナリン再取り込み阻害薬（serotonin-noradrenaline reuptake inhibitor：SNRI）と同様，うつ病と不安症の両方の治療に効果がある．一方でノルアドレナリン（noradrenaline）は男性で治療反応性が高く，SSRIは女性でより効果的であるという報告もある[18]．扁桃体は縫線核からのセロトニン作動性入力を受けており，SSRIの抗不安作用の主要部位と考えられている．パニック症でのSSRIは，扁桃体の中心核からの入力を受ける脳幹部位の活動を低下させ，パニック発作による自律神経系と神経内分泌系の応答を制御し，パニック発作による脈拍，血圧，呼吸数，グルココルチコイド放出による生体反応を軽減させる．

　パニック症状の際に身の危険を感じるような身体症状が消えると，患者の予期不安も減少する．また，セロトニン1A（〔5-ヒドロキシトリプタミン（セロトニン）1A：5-hydroxytryptamine（serotonin）1A〕5-HT1A）受容体は不安症やうつ病の治療標的分子として長い間研究されてきたが，セロトニン1Aアゴニストについては扁桃体の基底外側核から中心核に至る経路，もしくは海馬を介して基底外側核から中心核に至る部分に抑制的に作用することが見出されており，扁桃体を中心としたパニック症の脳病態に関与すると考えられる．

　図10-2に前述の認知行動療法の作用点として考えられている前頭葉を含めたパニック症へのメカニズムを示す．この部位はうつ病治療の作用点と共通する面が多いと考えられる．

● GABA系の関与

　γ-アミノ酪酸（γ-aminobutyric acid：GABA）-ベンゾジアゼピン受容体複合体は，不安症，とくに全般不安症の病態生理に関与している．GABAは脳内で主要な抑制性神経伝達物質として重要な役割を担っている．

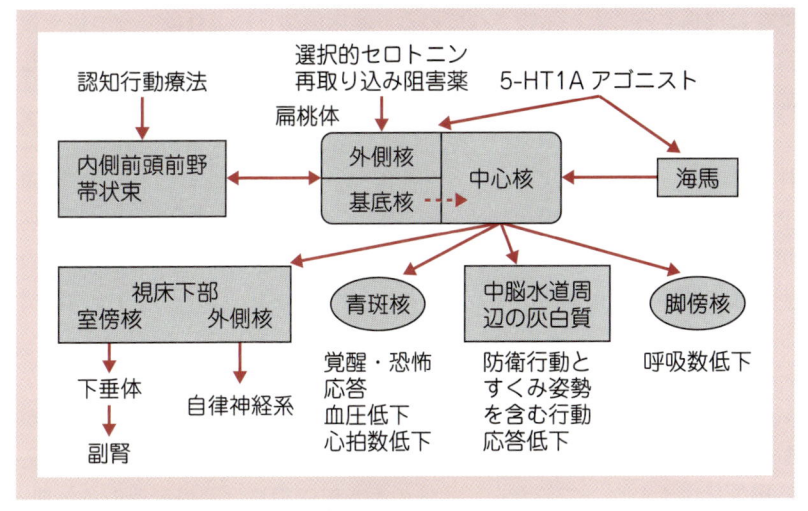

図10-2 パニック症の治療の作用点
5-HT1A：5-ヒドロキシトリプタミン(セロトニン)1A
(谷井久志：パニック障害と脳. 臨床精神医学 39(4)：389-396, 2010)

GABA作動薬のアルプラゾラム(alprazolam)は抗不安作用だけでなく抗うつ効果も認められている．他の多くの脳神経系のメカニズム，ドパミン系，グルタミン酸系，視床下部-下垂体-副腎系(hypothalamic-pituitary-adrenal：HPA axis)も，内因性のうつ病，不安うつ病，不安症の病理生理に関係している．さまざまな神経伝達系，細胞内の情報伝達系，頭蓋外からの刺激に対する中枢神経系の反応など中枢神経系調節異常が異なるレベルに生じる可能性がある[9]．

考 察

女性特有の生理・心理・社会的因子の関与

女性では気分障害と不安症の有病率が高く，病気の症状の型や症状経過においても特有の性差がある．この性差を説明するような生物学や心理社会的因子を同定することは難しい．気分障害と不安症は高率に合併し，その症状や親族内での発症リスクも重なっているが，女性では，これらの疾患に共通する疾患脆弱性があり，不安感受性などの関与も示唆されている．一方, 双生児研究では, 特定の遺伝因子が恐怖症, 全般不安症およびパニッ

ク症に関係することが示唆されている．臨床的知見によれば，うつ病や複数の不安症が思春期と閉経の間の年齢層の女性でより高くなることを示している．

成人前の女性のうつ病や不安症では，生理周期が始まるまではうつ病に性差はなく，全般不安症やパニック症についても青春期までは性差は明確ではない．一方，女子児童では分離不安，特定の恐怖症および社交不安症が男子児童よりも多くなっており，生理周期以外のこれらの要因が女性の不安症に関与する可能性がある．これらの不安症は，部分的にうつ病に関与する可能性がある．

そのほか重要な臨床観察として，思春期，月経周期，妊娠および閉経が気分障害の発症・再発および悪化の引き金として作用する点である．しかし，女性特有のライフイベントが脳機能や生物学的・心理学的因子に与える影響はよくわかっていない．女性のホルモン環境は，周産期や黄体期，閉経期で全く異なっている．このことが女性特有の生理現象として気分調節異常にどのように関与し，うつ病や不安症への脆弱性をもたらすかという知見は十分ではない．

女性特有のホルモン動態の変化が，多彩な脳機能の変化をもたらすと考えられる．臨床研究では思春期や周産期，閉経期におけるエストロゲンに注目し，一方では脳機能としてセロトニンに関心が向けられてきた．今後はホルモンの変化がどのように気分障害や不安症の症状と関係するか，また女性特有のライフイベントに気分障害がなぜ多くなるかについての理解が進むことで，うつ病や不安症を生じる神経生物学および認知過程を解明することにつながる可能性がある．

今後に向けて

うつ病や不安症の病態の解明のためには，より的確な診断が必要である．最近，うつ病の診断にカテゴリー的なモデルではなく，次元的なモデルを適用することが提案されている[20]．一方で，精神医学の診断プロセスへ生物学的知見が統合されることも提案されている[9]．両方のアプローチは互いに補完的でかつ生産的な結果をもたらす可能性がある．Klauke らはパニック症に関し，ライフイベントや遺伝子などの相互作用モデルを提案しているが[10]，女性で有病率の高いうつ病と不安症についてこのような要因がとくに関係していると考えられる（図10-1 参照）．うつ病や不安症の臨床的特徴を正確に把握することは，女性特有の症状や時間経過の根底となる脳機能とホルモン動態の複雑な相互作用を解明し，生物学的関連性を

第10章 女性のうつ病に併存する精神疾患―不安症を中心に **223**

知るための手がかりとなると考えられる．また，そのようなメカニズムを解明する努力が，症状を標的とする的確な治療に結びつく可能性がある．

まとめ

　うつ病と不安症は双方とも，女性が男性に比べて有病率が高い．さらに女性では男性に比較し，うつ病と不安症の併発も高いと報告されている．うつ病と不安症への治療でセロトニン作動性抗うつ薬が同じような効果をもつことや，うつ病と不安症の有病率の男女差が類似していることは病態メカニズム上の重複を示唆し，女性における性腺ホルモンの変動に影響を受ける可能性がある．うつ病と不安症への脆弱性や，脳機能と女性ホルモンとの相互作用など，女性の特性について検討することで，うつ病や不安症に共通する神経生物学的な基盤が見出される可能性がある．

文　献

1) American Psychiatric Association：Diagnostic and Statistical Manual of Mental Disorders（4th ed）American Psychiatric Association, Washington, DC, 1994.
2) American Psychiatric Association：Diagnostic and Statistical Manual of Mental Disorders. Fifth Edition DSM-5, Washington DC, 2013.
3) 日本精神神経学会・精神科病名検討連絡会：DSM-5 病名・用語翻訳ガイドライン（初版）．精神神経学雑誌 116：429-457, 2014.
4) Breslau N, Schultz L, Peterson E：Sex differences in depression：a role for preexisting anxiety. Psychiatry Research 58：1-12, 1995.
5) Kendler KS：Major depression and generalised anxiety disorder. Same genes,（partly）different environments-revisited. Br J Psychiatr（Suppl）：68-75, 1996.
6) Kessler RC, McGonagle KA, Zhao S, Nelson CB, Hughes M, Eshleman S, Wittchen HU, Kendler KS：Lifetime and 12-month prevalence of DSM-III-R psychiatric disorders in the United States. Results from the National Comorbidity Survey. Arch Gen Psychiatry 51：8-19, 1994.
7) Kessler RC, Sonnega A, Bromet E, Hughes M, Nelson CB：Posttraumatic stress disorder in the National Comorbidity Survey. Arch Gen Psychiatry 52：1048-1060, 1995.
8) Bijl RV, van Zessen G, Ravelli A, de Rijk C, Langendoen Y：The Netherlands Mental Health Survey and Incidence Study（NEMESIS）：objectives and design. Soc Psychiatry Psychiatr Epidemiol 33：581-586, 1998.
9) Halbreich U, Kahn LS：Atypical depression, somatic depression and anx-

ious depression in women : Are they gender-preferred phenotypes? J Affect Disord 102 : 245–258, 2007.
10) Klauke B, Deckert J, Reif A, Pauli P, Domschke K : Life events in panic disorder—an update on "candidate stressors". Depression and Anxiety 27 : 716–730, 2010.
11) Forray A, Focseneanu M, Pittman B, McDougle CJ, Epperson CN : Onset and exacerbation of obsessive-compulsive disorder in pregnancy and the postpartum period. J Clin Psychiatry 71 : 1061–1068, 2010.
12) Mataix-Cols D, Boman M, Monzani B, Rück C, Serlachius E, Långström N, Lichtenstein P : Population-based, multigenerational family clustering study of obsessive -compulsive disorder. JAMA Psychiatry 70 : 709–717, 2013.
13) Altemus M, Sarvaiya N, Neill Epperson C : Sex differences in anxiety and depression clinical perspectives. Front Neuroendocrinol 35(3) : 320–330, 2014.
14) Clayton PJ, Grove WM, Coryell W, Keller M, Hirschfeld R, Fawcett J : Follow-up and family study of anxious depression. Am J Psychiatry 148 : 1512–1517, 1991.
15) Silverstein B : Gender differences in the prevalence of somatic versus pure depression : A replication. Am J Psychiatry 159 : 1051–1052, 2002.
16) Inoue K, Tanii H, Fukunaga T, Abe S, Nishimura F, Kimura Y, Kaiya H, Nata M, Okazaki Y : The psychosomatic tendency of suicide among the elderly in Mie Prefecture. Japan Psychogeriatrics 7 : 44–48, 2007.
17) Davidson JRT, Miller RD, Turnbull CD, Sullivan JL : Atypical depression. Arch Gen Psychiatry 39 : 527–534, 1982.
18) Kornstein SG, Schatzberg AF, Yonkers KA, Thase ME, Keitner GI, Ryan CE, Schlager D : Gender differences in presentation of chronic major depression. Psychopharmacol Bull 31 : 711–718, 1995.
19) Stewart JW, McGrath PJ, Rabkin JG, Quitkin FM : Atypical depression : a valid clinical entity? Psychiatr Clin North Am 16 : 479–495, 1993.
20) Goldberg D : A dimensional model for common mental disorders. Br J Psychiatr (Suppl) : 44–49, 1996.

(谷井 久志)

第11章

うつ病の女性患者へのコミュニケーション法

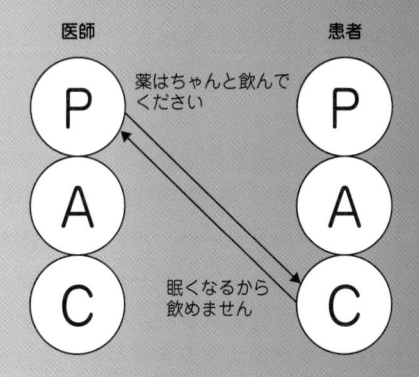

医師　　　　　　　　　患者

P　薬はちゃんと飲んで　P
　　ください
A　　　　　　　　　　　A
C　眠くなるから　　　　C
　　飲めません

はじめに

● 精神科臨床とコミュニケーション

コミュニケーション　精神科の臨床は，主に患者と医師とのコミュニケーションによって進められる．患者と良好なコミュニケーションがとれなければ，患者から情報を得ることも，治療方針を話し合うこともできない．うつ病でもそのことに変わりはない．うつ病に関する知識は，本書で述べられていることも含めて，患者とのコミュニケーションがうまく進んで初めて役に立つであろう．

コミュニケーション技法　患者とのコミュニケーション技法は，精神科臨床にとって単に基礎的であるだけではなく，専門的技術として向上させ続けなければいけない領域でもある．

● うつ病の女性患者と男性患者

うつ病の患者，それも女性の患者に特有のコミュニケーション技法というのはあるのだろうか．一般にうつ病患者は**認知能力**が下がっており，悲観的方向に認知が歪む傾向がある．そのこと自体は女性も男性も同じだと思われる．しかし，女性は男性に比べてコミュニケーション能力が優れており，個人的な関係を重視する対人パターンをとりやすいという特長がある．このことから，典型的な，あるいは古典的なうつ病患者とは違うコミュニケーションのパターンが示唆される．

うつ病の古典例は中年男性を基準にして記述されてきた．対処法についても，同様である．たとえば，「うつ病患者は励ますな」とよくいわれるが，これは励まされると反論できず，プレッシャーに苦しむ中年男性患者に適した警告なのかもしれない．女性患者では，もっと多くの言葉を交わし，あるいは励まし，あるいは慰め，親しみをもって寄り添う方がよいかもしれない．

● 本章の目的

熟練した精神科医は，基礎訓練のときに学んだやり方から離れて，患者ごとに適切な方法を無自覚的に選択している．そのため，自分のコミュニケーションの変化を自覚しにくいかもしれない．実際には，女性と男性ではかなり違ったコミュニケーションをとっているに違いない．この違いを意識して訓練すれば，より早く，より熟練した技法を習得できるのではないだろうか．本章はそれを目指したいが，それは今の時点では高すぎる目標かもしれない．精神医療におけるコミュニケーション技法という領域は，

まだ発展途上といわざるをえない.

本章ではまず基礎編として，女性のうつ病患者とコミュニケーションをとる際に留意すべき心得を列挙し，それについて解説したい．次いで応用編として，年齢や状況の違う5つの架空の症例をあげ，具体的なやりとりを紹介して解説しようと思う．これによって，少しでもうつ病臨床の技術を習得したいと考えているみなさんのお役に立てればと思っている．

● **本章を読む前に注意していただきたいこと**

最後に，本章で述べる女性の傾向というのは，あくまでも全体としての一般的傾向であって，個々の患者についてではないことを強調しておきたい．たとえば，女性よりも言語的能力の優れた男性もいるし，男性よりも論理的な女性もいる．臨床では，それぞれの患者に合わせたコミュニケーションをとらなければならないことはいうまでもない．女性だから「こうであるに違いない」という先入観をもつようなら，本章を読むことはかえって害があるとさえいえるかもしれない．実際の患者には，常に個人差を考えて治療に当たってほしい．

基礎編──コミュニケーションをとる際の留意点

基礎編では，うつ病の女性患者へのコミュニケーションで大切と思われる10の心得（**表11-1**）を示し，それぞれについて解説する．もちろん，これですべてというわけではないが，とくに**男性医師**にとって忘れがちな側面を強調した．しかし，女性医師にとっても役立つであろうと思う．た

表11-1　うつ病の女性患者とのコミュニケーションの10の心得

1. 関心と気遣いを言葉で伝える
2. 言葉と態度を一致させる
3. 病的な抑うつと自然な憂うつを区別する
4. 患者と共同関係を築く
5. 生活実感を話題にする
6. 患者に自分史を語ってもらう
7. 論理的でない対話法に慣れる
8. 医師患者関係の裏側にも気を配る
9. トラウマに不用意に触らない
10. ハラスメントの罠に陥らない

とえば，うつ病患者は治療歴があることが多く，前医が男性である確率は高い．男性医師が女性患者の何に苦労するのかを知っておくと，治療を引き継ぎやすいのでは，と考える．

■ 関心と気遣いを言葉で伝える

● 医師はどうして無口か

　うつ病の女性患者へのコミュニケーションでもっとも大切なことは，患者への**関心**と**気遣い**を明確に言葉で伝える言葉かけである．これは**医療面接**の基礎でもあるから，わざわざ指摘されるまでもないと思われるかもしれない．しかし，実際には患者が望む言葉かけがなく，失望させていることが少なくない．

　一般に男性のコミュニケーションでは言葉足らずであり，**沈黙**が美徳であると思っている人もいる．**男性社会**では，関心や気遣いは行動で表すもので，わざわざ言葉にすることは逆に水臭いと思われている．そして医師の世界は伝統的には男性社会だったためか，男性的なコミュニケーションがきわめて優位である．**女性医師**ですらその伝統から全く自由とはいえない．

　医師が患者に対して十分ないたわりの言葉を用いないとすれば，それは医師がこの伝統的なコミュニケーション様式を克服していないからかもしれない．医療面接の教育が行きわたれば改善すると思われるが，卒後の時間が立てばその効果は薄れるようである．とくにうつ病患者は感情的反応が乏しいので，それだけますます医師は無口になりやすい．

● 患者側から考える

　このことを患者側から考えてみよう．医師が患者に関心をもつのは当然である，と医師は考えるものである．しかし，患者は目の前の医師が自分に関心をもっていると信じる理由は，実は不確かなものである．話を聞いてもらえないのではないか，相手にされないのではないか，と恐れる患者も少なくない．医師が無口であれば，この恐れは強くなる．

　女性は対人関係に個人的な**親しみ**を求める傾向があり，たとえ相手が医師であってもそのことに変わりはないと思われる．医師から情緒的な温かい言葉かけがなければ，医師の意図がどのようなものであれ，自分は大切にされていないと感じるであろう．

　コミュニケーションは双方向的なものである．女性患者も医師に情緒的な言葉を投げかけるのが普通であるが，うつ病患者ではそれが阻害されている．医師は，患者が黙っているので自分も余計なことを言わなくてよい

と考えがちである．患者からみれば，「医師が怖い，冷たい」という感想をもつかもしれない．

● 人としての関心を示す

女性患者に対しては，健康状態を心配していること，できる限りの努力をするつもりであることを言葉に出して伝える方がよい．それも，いわば人間としての関心によってであって，職業上の立場からにすぎないと思われないことが大切である．職業的な**形式主義**は，安心よりは冷たさ，場合によっては**拒絶**を伝えてしまう恐れがある．

女性は，うつ病になっても言葉を理解する能力がある程度保たれるが，やはり本来の力は発揮できないであろう．そのため，医師はなおさら明確に言葉で表明するのがよい．初めのうちにこちらの意図が誤解なく伝われば，その後はコミュニケーションがスムーズに進むことも多い．

■ 言葉と態度を一致させる

● 本心から語ること

関心と気遣いを明確に言葉で表明するとは，具体的には「それはお辛いですね」，「あなたに合う薬をさがしていきましょう」などと相手の憂慮を察して語りかけることである．表現としてはさまざまであるが，目指すところは，医師の気持ちを病気という壁を越えて患者に届けることにほかならない．しかし，言葉は，言葉にすぎない．人は嘘もつけるし，気休めや，方便なども使う．医師が語る言葉が本当に心から発せられたと患者に保証するものは何であろうか．それは言語によらないコミュニケーション，すなわち**非言語的**コミュニケーションである．

非言語的コミュニケーションが伝えるものと，言語が伝えるものとが一致すると，人はそれが本心からのものであると確信できる．「それはお辛いですね」と言いながら，非言語的コミュニケーションが冷たい態度だったら逆に患者を突き放すことになるだろう．相手の辛さを理解しようとしていることを伝える非言語的コミュニケーションとは，たとえば，その辛さを隠すことなく語っていいですよ，という開かれた余裕のある態度や表情，ゆっくりとしたやさしい声，心の奥を見通すような**眼差し**などである．

● 非言語的コミュニケーションの利点

非言語的コミュニケーションには，身体接触，身体動作，空間動作，準言語などがある[1]．

身体接触　　精神医療では，身体接触はきわめて慎重に行わなければならない．退行させる恐れがあるし，触覚が過敏になっている人もいる．身

体的診察をする場合には,「これから体の診察をしますが,いいですか」と断って,これまでの態度を改め,開始するとよいと思われる.

身体動作　これは,身振り,姿勢,顔の表情,視線などの身体を使ったメッセージを送るものである.患者の話に共感するときは,多少オーバーに目を見開いたり,眉をひそめたりするのがよい.首をかしげる,うなずく,などの身体動作もよく使う.

空間動作　これは相手との距離を変えることでメッセージを伝える方法である.日常生活でよくみられるのは,席を近づける行動であるが,精神医療のなかで能動的に使うのはかなり熟練を要する.患者が安心できるほどよい距離を決めたら,医師はそれを守るのがよいと思われる.まれに患者の側から距離を変えてくることがあるが,そのときは患者の距離を尊重する.しかし,それがあまりに近すぎたら,そっと制することも必要かもしれない.

準言語　準言語とは言語に付随する声の高さ,リズム,テンポ,大きさ,間の取り方などをいう.準言語は言語以上によく語り手の感情を伝達する.メールでは相手の感情がうまく理解できないし,誤解することも多いのに対し,電話ではすぐにそれがわかるのもこの準言語によるためである.精神医療では,抑え気味に用いる方がよいのかもしれない.わざとらしくならないためと,誤解を与えないためである(**表 11-2**).

表 11-2　非言語的コミュニケーションの臨床応用

	種　類	臨床応用
身体動作	身振り,手振り,姿勢,顔や体の向き,顔の表情,視線を合わせる・逸らす	・共感を伝える ・傾聴しているサイン ・説明の補助
空間動作	互いの距離,座り方,椅子の高さ,部屋の中の位置	・机を挟んで 90 度などが推奨される ・互いの安全感と親しさの均衡で決める
準言語	声の高さ,リズム,テンポ,大きさ,抑揚,間の取り方,相手との間	・共感を伝える ・言語の意味との一致が真正さを保証する ・患者の理解を助ける
身体接触	触る,なでる,たたく,抱擁する	・基本的には避ける ・身体診察は宣言してから行う

● 女性と非言語的コミュニケーション

非言語(的)コミュニケーションの研究者ヴァーガス[2]は，女性は男性よりも非言語(的)メッセージを解読する能力に優れている，としている．医師のイントネーションや表情からその言葉が本心から出たものかどうかを，女性患者はある程度知ることができると考えておくべきである．しかし，女性にも，言語的コミュニケーションが得意な人と，非言語的コミュニケーションが得意な人がいると思われる．言語と非言語の両方を使いながら，目の前の患者の得意な方に力点をおくのが実際的である．相手が不得意な方法を用いてしまうと，相互に誤解を生じやすい．

■ 病的な抑うつ気分と自然な憂うつとの区別

● 抑うつ気分は病的なもの

抑うつ気分はうつ病の中核的な症状である．憂うつであるとか，楽しくないとか，その種の**陰性感情**に苦しむことのない人がうつ病である，ということはありえない．その一方で，憂うつ感情それ自体は，自然で健康な精神機能の1つと考えられる．それは社会的にみて，あるいはその感情をいだく本人にとって，不都合だけに思えるかもしれない．しかし，憂うつだからというだけで，病気であるとはいえない．憂うつ感情には何らかの肯定的な機能がある．この憂うつとは異なり，うつ病は医学的な事態であり，抑うつ気分は病的で異常な現象である．

抑うつ気分のこの**病理性**は，実は意外と忘れがちなものである．また，ある患者が「憂うつだ」と訴えたときに，それが病的なものなのか，むしろ生理的な反応なのかを判断するのは，これまた意外と簡単ではない．診断を下すときに抑うつ気分があるかどうかは，患者の主観的な訴えだけでなく，患者の表出(表情，声，会話)を勘案するし，さらに憂うつさを心理的にどれだけ理解できるかも考えなければならない(表11-3)．しかし，いったんうつ病の診断をつけてしまうと，その後は病理的か生理的かの判断を

表11-3 抑うつ気分と自然な憂うつの相違

	抑うつ気分	自然な憂うつ
言語的表出	消極的，控え目	積極的，明瞭
憂うつになる理由	なし，または不十分	あり，かつ十分
非言語的表出	不自然に重い	言語と一致

忘れてしまいがちとなる．このことが，女性のうつ病患者とのコミュニケーションではとくに問題になる．

● **女性患者と自然な憂うつ**

　うつ病患者は経過中，いつも病的な抑うつ気分のなかにいるわけではない．うつ病が改善すれば抑うつ気分は軽くなり，ほとんどなくなる時期が比較的早期からみられることもある．その時期には平静なこともあれば，**自然な憂うつ**を示すこともある．とくに，女性は健康な場合でも軽い気分の変動を示すことが男性より多い．これは性周期に伴って生じやすく，**思春期，更年期**ではとくに多くみられる．また，女性は自分の気分や感情を「うつ」，「憂うつ」と表現をすることが多いように思われる．一方で，女性はうつ状態でも表出能力がある程度保たれているため，病的状態でも健康であっても，同じように語ることができる．その結果，どこからが生理的な憂うつでどこからが病的な抑うつ気分なのか，判断しにくいグレーゾーンが男性よりも広い．

　治療の観点からいえば，女性のうつ病患者が治療経過中に「憂うつだ」と述べた際にどう評価するかが問題になる．この発言は抑うつ気分の再発ではなく，心理的な反応能力やコミュニケーション能力が回復したことを意味するかもしれない．自然な憂うつと評価するか，抑うつ気分と評価するかで，対応が変わってくるのである．

● **治療の段階で対応を変える**

　患者がまだ強い抑うつ気分にあると判断したならば，声を低め，ゆっくりとわかりやすく話すのがよい．相手が理解しているかを確かめつつ，次の質問には十分に間をおく．一般に医療面接での質問には，自由に答えてもらう**開かれた質問**，「はい・いいえ」で答えてもらう**閉じられた質問**，話題に**焦点を当てた質問**がある[3]．開かれた質問は，明らかな抑うつ気分のある患者にはあまり用いないようにする．焦点を当てた質問と閉じられた質問を細かく使い分けるのがよい．

　しかし，患者が回復しつつあって，自然な憂うつを示すときには，開かれた質問で自由に語ってもらう方がよいのかもしれない．患者がコミュニケーションを求めているのに，ただ閉ざされた質問で，「はい・いいえ」しか求めないのでは，回復の手助けができない可能性がある．この時期には，現在の対人関係の悩み，解決していない過去の出来事，将来の不安などが話題になりやすい．これらの悩みや出来事のために「憂うつだ」と訴えている女性には，話をよく聴き，小さなアドバイスを1つでもするというのが望ましい．しかし，無理に何か発言しなくてはと思わなくてよい．自然な

憂うつには，自然な思いやりが一番効果的である．

■ 患者と共同関係を築く

● 共同的な医師患者関係

　医師患者関係は古い時代の**父権主義**的な関係から，医師と患者が情報を共有し，共同して**治療方針**を決定していく協力関係に変わってきた．父権主義では医師がすべての情報を独占し，治療法も医師が決めていた．現代は，それではいけないとされている．**インフォームド・コンセント**の重要性が強調されて久しいが，今日ではさらに進んで医師と患者が共同で**意思決定**するのが望ましいとされている．

　しかし，うつ病では医師と患者が実際に共同して意思決定するのは，それほど容易なことではない．男性患者の場合，コミュニケーションを省略したがる傾向が強く，医師の指示に対しても表立って逆らうことが少ない．黙って従うか，黙っているが指示を守らないか，どちらかであることが多い．女性患者では，確かに何らかの対話が生まれるが，最後に意志を決定するのは医師か患者のどちらかに偏りやすく，**共同作業**にならないことが少なくない．

● 女性患者のコミュニケーション特性

　RoterとHall[4]は，患者の**ジェンダー**(性；gender)が医師患者間のコミュニケーションに与える影響を総括している．それによると，女性は一般的に男性よりも相手(医師)と深くかかわり，温かく，親密であるという．男性は形式的で距離をおいたかかわりを好む．言い換えると，相互の立場や役割を重視する傾向がある．また，女性は会話のなかで自分自身についての情報を開示しやすい．この結果，医療現場でも，女性患者は医師により多くの情報を提供し，より多くの質問をし，その結果，より多くの説明を受けている．一方，医師の側は，女性患者に対しては男性患者に対するよりも専門的な用語を避け，患者の理解に合わせた説明をする，と報告している．

● 共同関係へのステップ

　日本でも上述の米国とある程度似たような状況が生まれているとすると，女性患者はより積極的に医師に情報提供をしており，医師からより多くの情報を引き出していると考えられる．しかし，それだけでは共同した意思決定は行われない．

　うつ病初期やうつ状態が重い時期は，患者が治療に主体的にかかわるのは難しいかもしれない．しかし，うつ状態が改善するにつれ，その先の治

療と予防の意思決定過程へは患者の参加が可能になるだけではなく，ぜひとも必要なことである．うつ病の治療は，単に症状をなくすことではない．生活がより安定し，満足のいくものになり，将来の設計も含めて豊かなものになるようにすることである．ここには，患者自身が決めていかなければならないことがたくさんある．女性はむしろ，この点に関しては男性よりも有利な立場にいる．男性は仕事を離れると日常生活を細かく決定していく意思や，時にはその権限が少なく，一方，女性は日常生活の詳細を知っているのである．

　生活の質(QOL)を向上させていくための方策を話し合うことで，自然に医師患者関係は共同的なものに変わっていく．それに必要な技法の習得には，以下に述べる6つの心得が役立つと思われる．

▆ 生活実感を話題にする

● 実際の生活を話してもらう

　うつ病の女性患者とのコミュニケーションでは，「どう話すか」だけではなく，「何を聴くか」も重要である．一般に女性は話し好きなので，時間をかけて話を聴くだけでも関係はよくなるが，それだけでは治療に役立たないこともある．その原因の1つは，患者の**生活実感**とかけ離れた質問をしていることかもしれない．たとえば，仕事，育児，家事をこなしており，ゆっくり寝る暇のない人に「眠れますか」と質問しても**睡眠障害**を正しく評価することはできない．

　うつ病患者，とくに女性のうつ病患者は，あらかじめ決まった万人向けの質問をするのではなく，実際に健康なときはどのような暮らしをしていたのか，詳しく話してもらうことから始めるのがよい．そしてそのなかで，何が以前と比べてうまくいかなくなったのかを尋ね，それがうつ病に直接起因するのか，あるいは何か状況の変化によるものかを判断する．たとえば，憂うつ感は上司が変わった，子どもが成長したなどによる**役割変化**が原因かもしれない．

　うつ病に直接関係しないものであっても，患者がそれを悩んでいるならば話題にすべきである．しかし，治療によってそのことが直接改善するわけではないことは理解してもらう必要がある．また，うつ病の症状と考えられるものについてははっきりと指摘し，それは患者の責任ではないことと，必ず改善することを保証してもよいであろう．

● 症状と生活障害の区別

　もちろん，典型的な症状を話題にすることが悪いわけではない．しかし，

「気分が憂うつである」,「集中して考えられない」,「意欲がわかない」など,うつ病の「症状」とされるものを話題にできるのは,患者が生活のなかで「明るく前向きである」,「考えに集中できる」,「物事に積極的である」ことが求められている場合のみである.そうでなければ,患者の答えは曖昧になり,コミュニケーションはうまくいかない.

診断のために必要な質問事項と,コミュニケーションを成立させ,治療関係の構築に必要な話題とは,いつも同じとはかぎらない.個々の患者が社会のなかでどのような役割を果たしているのかに合わせ,そこで果たせないことを話題にする必要がある.ただし,女性の生活は年齢,職業,家族構成,地域文化などで非常に多様である.医師,とくに男性医師には,話を聞いていてもよくわからないこと,初めて知ることも多いはずである.

● 生活実感に沿った訴えを聴く

専業主婦で中年女性がうつ病のモデルだった時代には,買い物や献立が決められないことが**思考抑制**の質問としてよく用いられた.現代ではこれだけでは足りない.比較的若い女性では,たとえば,**メール**がうまく書けなくなったこと,パートナーや上司の**暴言**に耐えられなくなったこと,友達と会っても明るく振るまえなくなったこと,などがよく話題になる.これらのことも,実は思考抑制の1つの側面であると考えられる.

そのほか,女性の一般的な生活について考えるならば,人と人との仲介や調整をすること,他人の要求を察すること,同時並行的に日常業務(家事)をこなすこと,日常茶飯事のなかにも創造的な楽しみをもつこと,それらを話題にして会話を楽しむこと,などなどがうまくいっているかどうかについて語ってもらうとよい.主婦の場合の症状名と実際の訴えの対応例を**表11-4**に示す.

患者に自分史を語ってもらう

● 患者の過去と未来を知る

今の**生活実感**を聴くことは大切であるが,人は今だけを生きているわけではない.その人独自の歴史を生きて今に至り,これからも新しい歴史を刻んでいくのである.同じような現在も,過去と未来が違えば,それぞれ違う意味をもつ.それゆえ,医師は患者の今の生活を知るだけではなく,患者の過去と未来を知る必要がある.

そのためには患者自らの言葉で**自分史**を語ってもらい,さらに可能ならば,健康だったときにその後の人生に何を望んでいたかについても話してもらうのがよい.病気にならなければ進んでいたはずであろう方向を知ら

表11-4　うつ病症状と主婦の生活実感の例

うつ病症状	主婦の生活実感の例
抑うつ気分	明るくなれない 暗くなったと言われる
快楽消失	子育てが楽しくない 人と話すのが苦手になった
自責感，罪責感	みんなを巻き込んでしまった 子どもがいじめられる
易疲労性	昼は横になることが多い さっと掃除機をかけるだけ
食欲低下	みんなに食べないのと言われる 何を食べていいのかわからない
思考抑制	いつも同じおかずと言われる 気がつくと同じことをしている
意欲低下	家事になかなか取りかかれない 気がきかないと言われる

なければ，患者の今の意味を正しく理解できない．患者とのコミュニケーションを実りあるものにするには，何を求めて今の生活になり，この先どうするつもりだったのかを知ることが大切である．

● **女性の人生経路の多様性**

しかし，患者が女性の場合には，このことはそう簡単なことではない．なぜなら，現代女性の**人生経路**の選択肢の多様さは，生活の多様さを上回るからである．しかし，過去において女性の人生が比較的に均一だった時代があった．その頃は，高校または短大を卒業して就職，結婚して退社，出産，子育て，パートタイマー，自分や夫の親の介護，孫の世話と夫の介護，というのが代表的な人生経路であったのである．そこにはほとんど選択の余地がなかった．しかし，現在はもっとはるかに多様である．

たとえば，30歳の女性がどのような人生経路にいるのであろうか．結婚して専業主婦の人がいる．結婚しても仕事を続けて両立させている人がいる．結婚しない人がいる．まだ結婚していないが，そうしてもいいと思う人もいれば，しなくてもいいという人もいる．それぞれがどんな30歳代を過ごそうと考えているのだろうか．

40歳の女性はどうであろうか．出産して子育てをしている人がいる．出産を希望しない人がいる．**不妊治療**を受けている人がいる．**育児休暇**を

とっている人がいる．子どもを作らずに仕事を続ける人がいる．パートナーはいるが結婚しない人がいる．ふたたび，それぞれがどんな40歳代を過ごそうとするのだろうか．

　このような彼女らのさまざまな人生を，すべてあらかじめ熟知しておくことはほとんど不可能である．その上，男性医師であっても女性医師であってもともに，一般社会からみればかなり特殊な人生を送っている．医師にとって現代女性の人生は，新しい患者に会うたびに新鮮な驚きを与えてくれるほど多様性があるのである．

● 女性の人生と重要な人物

　また女性の人生経路は，**重要な人物**との関係によって強く影響される．すなわち，重要な人物が女性の人生経路を強く左右するのである．人生上の決断は，パートナー，親，子ども，さらに友達などとの関係を変えることもある．夢をかなえるために転職したものの，友達と疎遠になったためにうつ状態になる人もいる．海外赴任か結婚かで悩むこともあるであろう．また上記したパートナーや親など，これらの人々の希望を考慮しなければならないこともあるはずである．こうしたことは，個々人でさまざまに事情が異なる．

　ここでも，われわれにできることは患者から学ぶことである．すなわち，何を望んで今に至っているのか，「これからどうしたいのか」を語ってもらうことである．とくにうつ病の発病は**人生の転機**に過大な**ストレスイベント**があると生じやすい．患者の人生を知ることは，患者とともにどの方向に向けて治療を進めていくかを考える際に，もっとも重要なことである．

論理的でない対話法に慣れる

● 対話はいつも論理的には進まない

　生活や人生について詳しい話をするようになると，対話は必ずしも論理的には進まない．すなわち，ある話題の次に別の話題が出てきたときに，2つの話題に論理的にはつながりがないことがある．とくに女性の患者には**論理的ではない話し方**を習慣にしている人がいる．うつ病の患者だから論理的でないとはいえないかもしれないが，健康なときに論理的でない人が，うつ状態のときに論理的に話すのはますます困難であろう．

　医師は職業上，性別に関係なく，**論理的思考**をするように訓練されている．そして患者にもそれを求める習性がある．しかし患者はそのような訓練を受けていない人が多い．論理的でない患者に出会ったら，その対話のやり方に医師が慣れなければならない．これはかなり忍耐のいる仕事であ

り，それに耐えられない医師が少なくない．精神科医であってもそうである．

● 論理的でない対話のパターン

論理的でない話し方にはいくつかのパターンがある．複数の話題が論理ではなく別の原理によって切り替わるのだが，その原理の違いによっていくつかに分けることができる．

感情の共通性による話題　代表的なものは感情の共通性による話題の切り替えであろう．好きなこと，嫌なこと，不安なこと，うらやましかったことなどの，感情が同じであった話題が続く．何が話題の共通点なのかを患者が自覚して話してくれればよいが，それがないとしばらく何を言いたいのか，わからないことがある．

記憶による話題　これに続くのが，記憶によるものである．あることを話していると，他の記憶が呼びさまされることがある．それを論理的にまとめることなく，思い出した順に話をされると，話についていくにはかなりの忍耐力が必要となる．

類似性，共通性による話題　さらに，感覚や状況の類似性，時間や場所の共通性などで話題がつながっていることがある．また，ある人物に関連して話題がつながっていることもある．これらの**話題転換**のモードも一貫しているわけではないので，しばらく注意して聞いていないと，何の話だか全くわからないことさえある．

● 話題の転換についていく

患者にはそれなりに大きな広がりをもつ複数の話題があり，これは実感のある存在なので，複数の面接にまたがって取り上げられることがある．かなり時間を経てから「以前話しましたっけ……」，とふたたび同じ話題に戻ることも少なくない．繰り返される話題には，何か重要な治療上の意義を見出せるものもある．

複数の話題を行ったり来たりされると，ついていくのはなかなか大変である．いろいろな方法はあると思うが，それぞれの話題に「しつこい人たち」，「あせる場面」，「高校時代」などと名前をつけておくのもいいかもしれない．患者とこのネーミングを共有するのもいいし，医師が心のなかでそう呼んでおくだけでも混乱しないで済む．「ああ，話題が今，『あせる場面』にジャンプしたな」，などと考えて話についていくことができる．

医師患者関係の裏側にも気を配る

● 対人関係の二重性

　対人関係は，現実の人間関係と同時並行的に，現実とは違っているということがはっきりと意識されない形で進行することがある．たとえば，年の差があまりない夫婦で，夫がまるで父親のように妻に指図したり，妻がまるで母親のように夫の世話をやいたりするのは，そのよい例である．

　このような**対人関係の二重性**は，大人同士なら何らかの形で常にみられると思われる．当然，医師患者関係でも起こっている．これを積極的に治療に活用するのは難しいが，**医師患者関係の裏側**でどのような関係が動いているか，少なくとも常に気を配っている必要がある．これは，コミュニケーションの歪みに治療関係が損害を受けないようにするためである．

● 感情転移に気をつける

　この現象を説明する概念の1つが**感情転移**であろう．感情転移は本来，精神療法においてクライアントが重要な他者へ向けていた感情を無意識的にセラピストに向けることをいう．しかし，特別に**洞察志向的な精神療法**を行わなくても，医師患者関係が長くなれば感情転移は起こりうる．

　感情転移は過去の重要人物と似た特性があると起こりやすいので，父親への感情は男性医師に転移しやすく，母親への感情は女性医師に転移しやすい．過干渉な母親に育てられた患者を担当する女性医師や，**アルコール使用障害**の父親をもつ患者を担当する男性医師は，感情転移の取り扱いに注意しなければならないだろう．

　初診で生活史を詳しく聴いておくと，患者の態度が理由なく拒否的なものであったり警戒的なものであっても，それが**陰性感情転移**であると推測できれば冷静に対処できるという利点がある．逆に**陽性感情転移**は治療を効率よく進めるのに有効であるが，陽性感情が強すぎると治療関係を非論理的で非効率なものにしてしまう．

● 交流分析を利用する

　転移現象は**両価的**で複雑であり，日常の面接で患者の親との過去の関係を明らかにしていくのも難しい．それに比べると**交流分析**が，医師患者関係の裏側をわかりやすく考察できるかもしれない．交流分析では，人の対人的態度には「意識的な大人の**自我状態**」(A)のほかに，「自分の幼い頃の自我状態」(C)と，「養育者から取り込んだ自我状態」(P)があるとする（図11-1）．人と人のコミュニケーションは，この3つの自我状態のどれかから相手の3つの自我状態のどれかへ作用するものだと捉えるのが，交流

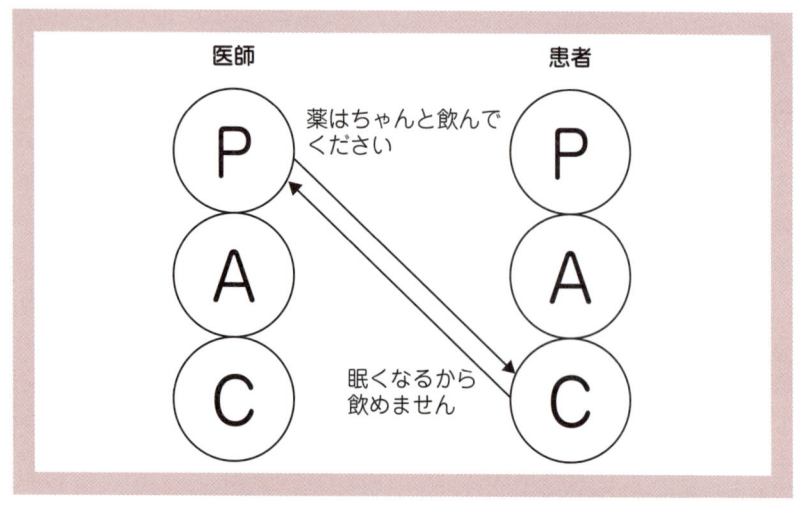

図11-1 交流分析と医師患者関係
A：意識的な大人の自我状態，C：自分の幼い頃の自我状態，P：養育者から取り込んだ自我状態

分析の基本的な考え方である．

　現代の医師患者関係は，基本的に互いにAからAへという働きかけが望ましいが，いつもそうなるとは限らない．杉田は心理療法家の立場から，医師患者関係は医師のPから患者のCへの関係（P→C）であるとしている[5]．この捉え方は父権主義がよいとされた時代の医師患者関係を反映しているといえよう．医師と患者がA対Aの大人の話し合いをしているようにみえながら，医師の**服薬指導**がやや厳しければP→Cとなっているであろう．逆に，患者が医師の期待するような答えをしてしまうときや，逆にささいな理由で指導に従わないときなどは，C→Pとなっているだろう（図11-1）．つまり，表面はA対Aでも，その裏側はP対Cなのである．

　こうした点を理解して，実際の患者との関係を考えれば，共同作業へ軌道修正することも可能になる可能性がある．

トラウマに不用意に触らない

うつ病のなかのトラウマ

　面接中にそれまでの円滑なコミュニケーションが途切れたとき，もしかしたら患者の**トラウマ（心的外傷）**に触れたかもしれない，と考えるべきである．合併症のないうつ病では，**心的外傷後ストレス障害（posttrau-**

matic stress disorder：PTSD)を起こすほどの強いトラウマを受けていないと思われるが，それでも不用意にトラウマに触らないように注意することが望ましい．

うつ病患者では幼少期の**別離体験**が有意に多いことが知られており，また幼少期から繰り返し**虐待**を受けた人はうつ状態に陥りやすい，とされている．逆に軽度のうつ状態では新たなトラウマを引き起こしやすい．不用意な発言によってうつ状態の悪化をまねく恐れがあることも，念頭においておかなければならない．

●トラウマの誘惑

過去のトラウマというテーマは精神科医にとっては魅力的に映るかもしれない．その患者に特異的な症状が，トラウマの存在によって見事に説明されることがあるので，なおさらである．この魅力は実は患者も共有しており，患者自らが「トラウマが私のうつ病の原因です」と主張することがある．このような**自己解釈**は女性患者に多いように思われる．

1つの体験が人生の困難をすべて説明してくれるように思われると，その仮説を否定するのはなかなか難しい．しかし**外傷性記憶**はしばしば再演であるという．すなわち，ある人の言葉や行動にひどく傷ついた人は，おそらく以前にそれに似た状況ですでに傷を負っているのである．ところが，古い記憶は検証することができないし，この古い記憶は新たに作られた**偽の記憶**である可能性もある．女性は男性に比べて幼少時の出来事を覚えていることが多いため，女性から幼児期の体験を聴取するときは，いつもトラウマを考慮に入れて慎重でなければならない．

●トラウマに関連する話題の聴取

女性にトラウマを作るのは，しばしば男性である．男性医師はトラウマ状況の再演をしないように，とくに細心の注意を払わなければならない．また，次に述べるハラスメントに陥りやすいのも男性医師かもしれない．しかし，女性が女性にトラウマを負わせるということもある．たとえば，職場で女性上司に叱責されたことが原因でうつ病になる女性患者もいる．したがって女性医師にも，同様に慎重さが求められる．

だからといって，患者を常に腫物に触るように扱っていては治療にならない．痛みの部位を触診する場合と同じように，トラウマがありそうなテーマには遠くから次第にそっと近づいていくことである．患者の非言語的なサインに注意し，危険だと思ったらそのテーマは避けるくらいでちょうどいいのではないだろうか．生活史の聴取は，医師の心理学的関心によるのではなく，患者の治癒のプロセスに従って行うべきである．トラウマにこ

ちらから触れなくとも，必要な時期がくれば患者が自ら語ることになる．

■ ハラスメントの罠に陥らない

● 意図しないハラスメント
　医師が意図的に患者を傷つけることはあってはならないし，あるはずもない．しかし，意図せずに**ハラスメント**になってしまうことは，残念ながらありうる．実際，ドクターハラスメントという言葉があるくらいである．岡本は，**セクシャルハラスメント**が生じるのは，加害者の意図とは違うメッセージが被害者に伝わってしまうことにも原因があるとしている[6]．これは，いわゆるパワーハラスメントにも当てはまるであろう．
　医師が，自分と患者とは対等の協力関係にあると思っていても，患者が医師の指示は絶対だと思っている場合は，「薬はきちんと服用していただかないと効果がありません」という言葉が，「指示に従えないなら治療はしません」という意味に受けとられる可能性がある．この場合，患者にハラスメントといわれかねない．
　このような**コミュニケーションの失敗**は，言葉の使い方で避けることが可能である．「副作用がお辛いようでしたら，他の薬に変えることもできます．しかし，たいていは，数日続けて服用すると副作用は軽くなります」などと話すと誤解のリスクが減ると思われるし，常にこの言葉使いを用いるとよい．

● ジェンダー信念が起こすハラスメント
　また，医師が抱いているジェンダーについての考えが患者にとって受け入れがたいものである場合，医師の発言がセクシャルハラスメントになる可能性がある．
　たとえば，ある女性が職場の人間関係に悩み，辞めようかと悩んでいるとする．「私が働いてもたいした収入にはならないし，子どもと十分な時間をもてないから辞めた方がいいかなと思うんです」と患者が話したとして，それに同意するつもりで「やはりお子さんと過ごす時間は大切ですからね」と答えたとしても，そう不自然な流れではないようにみえる．
　ところがそう言われた患者が，「この先生も女は家にいた方がよいと考えるんだ」と思うならば，これはセクシャルハラスメントになる可能性がある．さらに「会社を辞めろと強要された」と考えるなら，ドクターハラスメントと言われるかもしれない．
　ジェンダー役割についての信念は時代や地域によって，さらに職業によっても異なる．個々の患者の信念を知ることが大切である．逆にいえば，

それがわからない間は，ジェンダーに関する，うかつな発言は慎むべきである．

ハラスメント予防

医師のメッセージが間違って受け取られないようにするには，その前に患者の言葉を遮ることなく最後まで聞くことが大切である．患者が何かを言おうとしている様子があったら，「どうぞ(おっしゃってください)」と促す．患者の話があいまいで意味がよく理解できなかったらそのままにせず，きちんと確認する．そして，その後で医師も言葉を最後まで言い切る．

うつ状態がまだ比較的重い時期には複雑なことは言わない．また**価値判断**の加わる表現は避け，できるだけ**中立的**な言い回しを心がける．その一方で，いたわりの表現を忘れない．そして何よりも，患者の立場で物を感じ，考えるということを習慣にすることが一番重要である．

応用編—臨床現場でのコミュニケーションのとり方

応用編では，実際の診察場面を想定した具体的なコミュニケーションのとり方を紹介し，基礎編では触れることのできなかった側面も付け加えたい．残念ながら画像はないので，非言語的コミュニケーションについては良識ある想像力で補ってほしい．記載した症例はすべて，私の実際の経験を複数つなぎ合わせた架空の症例である．登場する固有名詞なども架空のものでありイニシャルにはしていない．似たような症例があることは確かだが，全くの創作も含まれている．読者のみなさんからは，女性は普通，こんなことは言わないというお叱りを受けるかもしれない．コミュニケーションの実際を解説する便宜のためなので，なにとぞご容赦いただきたい．

症例 1

最初は基礎編の「生活実感を話題にする」の実例から始めよう．とくに初診では精神症状の**発生状況**を詳しく聴くことが重要であるが，この症例では**職場ストレス**が誘因と思われる．女性では**職場不適応**が仕事それ自体よりも人間関係を原因として現れやすいとされているが，うつ病の誘因にも似たことがいえる．しかし，いきなり職場の人間関

係が原因と思うかと質問しても，漠然とした答えしか返ってこないことが多い．症状と絡めながら具体的な状況を語ってもらう必要がある．その際，細かい事項を確認することが大切である．

職場の状況を聴く

症例の概要
- **患者** 30歳代　未婚　子どもなし　パートナーと同居　企業に勤務
- **現症** 職場の人間関係に悩み，朝が憂うつ．休みの日も楽しくない．睡眠が浅く，食事量が減って痩せてきたのをパートナーが心配し，受診を勧めた．

誘因となる状況を明確にする

医師：今一番お辛いのは，どんなことですか
患者：会社のことですね．みんなに迷惑をかけているじゃないかと思います
医師：仕事が思うようにはかどらないのでしょうか
患者：…….会社であまり話をしたくないんです……
医師：会社では何人かでチームを組んでいるのですか
患者：4人です．私を入れて4人．それとチームリーダーと
医師：同僚が3人ですね．あなたと同世代ですか
患者：みんな後輩です．だから私がしっかりしないといけないんですけど……
医師：3人とも女性ですか
患者：はい
医師：チームリーダーは？
患者：男性です
医師：40代くらい
患者：…だと思います
医師：それで，話をしたくないというのは，後輩たちでしょうか
患者：したくないわけじゃないんです．いい子たちなんですけど，私が引いてしまうんです．本当は私がリードしないといけないんです．でも，なんだか，すごく疲れていて，話をする元気がないんです

中年男性のうつ病モデルでは，うつ病による認知能力の低下を確認するために「仕事がはかどらないか」という質問をする．これは彼らの職場における第一の関心事が**仕事の能率**だからである．しかし，女性患者や若年男性は人間関係や他者からの評価に関心があることが多い．この症例でも，職場の問題は労務それ自体よりも人間関係だった．そのなかでも，人間関係のあり方を明確にするために，直接かかわる人々の性別とだいたいの世代を確認している．この患者は後輩との関係が問題であるように話している．しかし，最初に出てきた話が一番重要とは限らない．人はすぐに本音を語るわけではないので，用心してかかるべきである．

誘因の中核をつかむ

医師：疲れるために話せない，ということでしょうか
患者：わかりません．……自信がないのかもしれません．もっと自信をもてと言われます
医師：それはチームリーダーに言われるのでしょうか
患者：……そうですね，チームリーダーにも何度か言われました（眉を少しひそめて明らかに緊張する）
医師：最近チームのなかであなたの立場が変わりましたか
患者：ええ，今のチームリーダーが来てからです．私が後輩たちを動かすように言われました．それまでみんなと同じようにやってたんですけど
医師：チームリーダーが変わったのは何月ですか
患者：4月です
医師：はじめは頑張っていた……
患者：ええ，そうです
医師：会社に行くのが辛くなったのは，いつぐらいからですか
患者：7月くらいだと思います．私は暑いのに弱いんです
医師：食欲がなくなったのもその頃ですか
患者：ええ
医師：夏は毎年，食欲がなくなるのですか
患者：いいえ，そんなことありません
医師：では，今年に限って食欲もなく，会社に行くのが辛くなった
患者：そうです
医師：チームリーダーから言われたことと関係していますか

患者：……そうかもしれません．もう上に立つ年齢なんだし，しっかりしないといけないと言われました．私もみんなに迷惑かけちゃいけないと思うんですけど

⇊

　この人のうつ病は，職場での立場の変化が誘因となっていたようである．具体的には，上司が変わり年下の同僚とは違う立場を求められたが，それができないという**葛藤状況**に置かれた．上司と部下の板挟みになる**中間管理職**というよくありがちな状況ともいえるが，この人の場合は，年下の仲間からの突き上げよりも男性上司からの圧力が大きく影響していると思われる．この点について患者の感情に配慮しながら，もう少し詳しく質問する必要がある．

誘因の明確化

医師：チームリーダーに言われたのは，3人の人たちをあなたがリードするということでしょうか
患者：ええ，もう次のキャリアを目指してもらわないと，と言って……
医師：つまり，管理職に求められるスキルを身につけろということですね
患者：期待に応えられないのが申し訳なくて……
医師：チームリーダーがあなたに求めている期待というのは何だと思いますか
患者：チームリーダーは他のチームと兼任しているんです．そっちのチームの方が忙しいんです．だからその間，私が代わりを務められるようになれって
医師：そう言われたのですか
患者：いえ，はっきり言われたわけではありません
医師：でも，あなたはそうしてあげたい？
患者：……はい

⇊

　患者が話す第三者の言葉は必ずしも言った言葉通りではないだろうし，非言語的な情報は抜け落ちることが多い．それを前提にあえて推測すると，この上司はそれほど大きな要求をしたわけでもないように思われる．患者が相手の期待を深読みして，すこし張り切りすぎたのかもしれない．一般に男性上司のセリフは誰に対しても同じステレオタイプなものであって，深い意味がないことが多い．そこに個人的な

期待を感じるのは，患者の側の生活史に根差した問題であるかもしれない．たとえば，親の期待を先取りしないといけない立場だったかもしれない．しかしここでは生活史の問題に深入りせず，患者の負担がどのように増え，耐えられない状況に巻き込まれていったのかを確認することが優先される．

人生経路の話題につなげる

医師：なんとか役に立とうと思って，どんなことをしたのでしょうか
患者：みんなの意見を聞きました．何をしたいのかとか
医師：それは大変だったでしょう
患者：いいえ，そんなことはありません．でも，聞いた結果をまとめられないんです．レポートにしようと思ったんですけど
医師：残業が増えた？
患者：それはありません．彼（夫）が帰ってくる前に，先に帰らないといけないんです
医師：では，家に持ち帰った？
患者：ええ．でも何も思い浮かばない
医師：家に帰っても仕事のことで頭が一杯ですか
患者：そうですね……
医師：それでは食欲もなくなるでしょうね
患者：はい

これで職場の問題が生活全体の状況のなかで占める位置がだいたいみえてくる．患者は上司の期待（患者による想像上のものであるが）とパートナーに対する家庭的な役割との両方をかなえようとしたのである．人生経路を考えると，これから仕事を中心にするのか，家庭をつくるのか決断しないといけない時期にきている．このことは先に自分史を語ってもらっていないとよくみえてこないことである．治療的には，どのような**生活設計**をするのかパートナーと相談するよう促す必要が出てくるかもしれない．

症例 2

症例 2 では家庭生活の実感を話題にする．症例 1 が精神症状を主訴

とする患者であったので，次は**身体的愁訴**を主訴とする，いわゆる**仮面うつ病**の症例を紹介することにしよう．仮面うつ病といっても診察して精神症状が明らかになる場合は通常のうつ病と何ら変わらない．しかし，患者が何らかの理由で憂うつであることを否認したい場合は，コミュニケーションの仕方を工夫しなければならない．患者の苦痛や憂慮に十分共感を示したうえで，精神症状や誘因に話を進める必要がある．

家庭の状況を聴く

症例の概要
- **患者** 60歳代　専業主婦　夫と夫の母との3人暮らし
- **現症** 夫は公務員を定年退職し，一人娘は結婚して離れて暮らしている．義母は高齢で軽度の認知症もあり介護を必要としている．夫の早期胃癌が発見されて入院，術後の経過もよかったが，2か月ほどして患者が体調不良を自覚するようになった．何ともいえない奇妙なだるさ，めまい，ときどき手足がしびれるなどがあり，内科，耳鼻科，脳神経外科を受診するが検査をしても異常がないと言われた．娘がインターネットで調べてうつ病を疑い，付き添って受診させた．

身体症状について傾聴する
医師：ここ3か月くらい体調がすぐれなくて，検査しても原因がわからないそうですね．今日はどんな具合ですか
患者：体が重くて，少しめまいがします．……頭も痛いです
医師：それはお辛いですね．1日のなかでも変化があるのでしょうか．午後になると少し楽とか
患者：夜になると少し楽になることもあります
医師：朝はだるいですか
患者：ええ，朝が一番だるいです
医師：夜は眠れていますか
患者：あまりよく眠れません
医師：寝つけないですか，それとも夜中に目が覚めますか
患者：夜中に目が覚めます．2時か3時頃
医師：その後，もう眠れないですか

患者：ええ．でも日によります．眠れることもあります
医師：寝つけるけど夜中の2時頃目が覚めて，後は眠れない．朝が一番だるく1日調子が悪いが，夜になると少し楽になることもある．それがだいたい毎日，3か月続いている，ということですね
患者：はい，そうです
　　　（以下，途中省略）

この患者さんはまだ精神科医を受診するという心の準備ができていないので，まず身体症状を聴取している．要約や確認をしながら丁寧に質問しているが，関心や気遣いはその丁寧さによっても伝わる．この後，さらに他の身体症状や受けた検査の内容を尋ね，必要に応じて他院で受けた検査についての説明を加えるのだが，それは省略して精神症状の質問に移る部分を紹介することにしよう．

精神症状の質問へ移行する

医師：さて，それでは，その体調の悪さについてもう少し詳しく教えてください．どこかが痛いとか，苦しいというのとは違うのですね
患者：ええ，何か体全体に力がないというか……
医師：いうことをきかない感じ？
患者：そうです
医師：今まで感じたことのないような，変な感じですか
患者：ええ，今までこんなことはありませんでした
医師：体だけじゃなくて，気持ちもそうですか．重たいというか……
患者：そうね，なんだか．憂うつで……
医師：楽しくない？
患者：……（うなずく）
医師：不安もありますか
患者：ええ
医師：体について，病気じゃないかと？
患者：ええ
医師：検査して「何ともない」と言われたけど，安心できない
患者：それはもう，説明していただいたので……
医師：それでもやはり不安，でしょうか
患者：はい……

自分の精神症状を認めたくないという心情は，おそらく誰にでもあるものだ．しかし，伝統的専業主婦にとってはいつも元気で働き者であることの価値は非常に大きく，抑うつ感情を自ら口にするのには抵抗を示すことがある．ここでは**誘導尋問**になる手前の，ぎりぎりの線をあえて示したが，本人の口から「憂うつ」という言葉が出たので，それで，限界とみて話を切り上げている．患者の気持ちを尊重しつつ必要な情報は得るというバランスが必要である．

　その後の質問は**不安**についての詳しい陳述を求めているのではなく，心気傾向のレベルを測っているものだ．また，抑うつ感情の前に確認している「体の異常な感じ」は，古く「**身体感情障害**」あるいは「**生気的気分変調**」[7]ともよばれたもので，**内因性うつ病**の特徴とされていた．DSM の診断基準には採用されていないが，身体的抑うつから精神的抑うつへ話題を転換するときに媒介として使うとよいと思われる．

抑うつ症状を確認する

医師：体がだるくて家事が思うようにできないと伺いましたが，自分がすっかり役に立たなくなったという気持ちがおありでしょうか

患者：そうでもありませんが……疲れやすくなりました

医師：では，ご自身のせいで家族に悪いことが起こるという考えがありますか

患者：そこまでは．でも主人の病気は心配です．早期癌だから大丈夫だといわれていますけど．義母(はは)のこともありますし

医師：ご主人やお姑さんのことも心配なのですね．物事を悪い方へ悪い方へと考えてしまうことは，どうでしょうか

患者：少しあるかもしれません

　抑うつ気分，不安を取り上げたら，次は**絶望感**，**罪責感**，**悲観的思考**などを確認する．精神的領域はまとめた方が話はスムーズである．**構造化面接**をする場合は別として，一般の診察では話の流れを大切にすることが，患者を尊重している気持ちを伝える手段にもなる．相手を思いやる気持ちを質問の間に自然に混ぜていくことも必要である．

　身体症状，精神症状を確認したので，次に，いよいよ家庭内の問題に接近する．

誘因を探索する

医師：だるくなってきたのは，ご主人が退院してだいぶ経ってからでしたね

患者：どうかしら．あまりはっきり覚えていないんです

医師：(長女に)お父さんが退院されたのは9月ですね

長女：はい，9月22日か23日だったと思います

医師：MRI検査を受けられたのは年末ですか

長女：内科の先生に紹介していただいた病院を受診したのは年末ですけど，実際の検査は年明けでした

医師：(患者に)それでは，だるさやめまいなどを自覚されたのは，おそらく11月頃になりますね

患者：ええ，そうでした．初めは寒いせいだと思ったんです

医師：ご主人が退院された後，2か月間ありますが，自宅でのお世話が大変だったでしょうね

患者：いいえ，主人は入院前とほとんど変わりません．とても元気な人なんです．ただ胃をとったので，食事には気をつかいました

医師：ご主人はご自身の病気について心配されてますか

患者：それが全然．私と義母が心配しているのがおかしいくらいです．どっちが病人なんだかわかりません

医師：あなたはご心配なんですね

患者：それは病気が病気ですから……

医師：ご主人のお母様はそうですか

患者：ああ，義母は，その，認知症？ですか，それが少しあるものですから，話してもわからないんです．とても心配して．そればかり言ってます

長女：母はそれでまいってしまったみたいなんです．認知症が始まるまではとてもしっかりしていたし，母も少し苦労したみたいなんですが，今はまるで子どもみたいになってしまって．父は大丈夫なのかと何度も母に聞くらしいんです

医師：(長女に)お父さんはおばあさんのこと，何か言いますか

長女：父はマイペースなんです．自分の病気のことも，祖母のことも気にしてません

医師：(患者に)それでは，あなたは1人でみな背負っていたんですね

患者：……(肯定と否定の混ざった複雑な表情)

⬇

発症誘因はあるとすると発症の数か月前にさかのぼることが多い．当たりをつけて大きなイベントに遡り，そこから現在に向けて時系列で出来事を追ってくると，誘因がはっきりすることがある．この例では，単に夫の早期胃癌が問題なのではなく，患者が気に病んでいるのに当の夫は無関心，夫の母は認知症もあって騒ぎ立てるという状況が患者をうつ病にまで追い詰めたと考えられる．長女の話では，どうやら**嫁姑関係**もあまり円滑なものではなかったらしい．

　この症例は娘が主導して母親を受診させた．このような場合は，2人まとめて患者だと思って接した方がうまくいくことがある．冷静な判断ができる家族は治療の有力な協力者となりうる．この症例では，医師と長女との会話は患者を適度に休ませ，思い出す時間を与えるという，副次的な効果も示している．

症例3

　症例3では，まとまりのない話への対処の仕方を紹介する．基礎編で述べた非論理的な対話法が生まれやすい原因の1つが不安であり，もう1つが**高齢**である．そこで，ここでは不安の強い高齢者とのコミュニケーション例をあげることにする．高齢者を子どものように扱う人がいるが，慎まなければならないことはいうまでもない．そうなる理由の1つが，対話の非論理性であるかもしれない．非論理的な対話への対処に慣れていないと，人は無意識のうちに相手を子ども扱いするという安易な方法に陥りやすい．これを回避するには，日頃から非論理的な対話に耐える練習をすることである．

まとまりのない話を整理する

症例の概要

- **患者**　70歳代　夫は死去　長男夫婦，孫2人と同居
- **現症**　夫は5年前に脳出血で死亡した．高血圧，糖尿病で近医に通院を続けている．半年前から耳鳴りが強く，かかりつけ医のほかに耳鼻科医も受診するが異常はないと言われている．最近元気がなく，長男に説得されてメンタルクリニックを受診した．

まず不安なことを自由に話してもらう

医師：耳鳴りがお辛いのだそうですね

患者：高橋先生ね，いい先生なんですよ，親切に診てくれてね．おじいちゃん（夫のこと）も通っててね．2人とも血圧が高くて．でも，脳卒中はわからなかったわね．（自分の口を手でふさぐ仕草をして）そんなこと言っちゃいけないわ．それでもすぐに救急車を呼んでくれたんだけど．間に合わなくてね

医師：ご主人が亡くなられてから，5年ほど経ちますか

患者：そう，あっと言う間．孫がおじいちゃんになついていてね．下の子も3年生だもの．それで，私は長生きしなくちゃと思ってるんです．耳鳴りじゃ死なないよ，大丈夫だよって言ってくれるんですけど．寝ようとするとなんか，じーじーとかぐわんぐわんとか，その日によって違うんだけど，これ，耳鳴りっていうんですか

医師：耳鳴りでいいと思いますよ

患者：そう．それでね，息子が血圧は大丈夫なのって．よく気がつくでしょ，男の子なんだけど．うちは孫も2人とも男でね．3年生と5年生なんです

医師：それはお楽しみですね．血圧は高橋先生に診ていただいているのですね

患者：ええ，高橋先生にはずっとお世話になっていてね，もう10年になるかしら．最初は血圧，それからちょっと糖尿の気があるって．食事に気をつければ，お薬飲むほどじゃないんですって．血圧のお薬は毎日飲んでいます．朝に白いちっちゃい粒1つ．（長男に向かって）あれ血圧の薬でしょ

医師：血圧の治療はきちんと続けていらっしゃる．それはとても立派なことですね．長年になるとサボってしまう人も多いんですよ．それで耳鳴りはいつから気がつかれました

患者：？

医師：じーじー，ぐわんぐわん，と寝る前に聞こえるのは，いつからですか

患者：ああ，これね，半年くらい前かしら．それで，頭のなかでしょ，脳卒中が心配だったから，すぐに高橋先生のところへ連れて行ってもらったの．息子がいなかったから嫁にね．そしたら，血圧はいつもの通りだし心配いらないって．でもやっぱり，心配だから，先生には悪いと思ったんだけど，帰ってから息子に言ったのよ．どこか

ほかの大きいところへ連れてって

　以上のような長くまとまりを欠く話は，高齢女性に時としてみられるものである．むろん元来まとまりのない話をする人もいるが，不安や抑うつがあるとこのようになりやすい．認知症の初期もありうるが，具体的な時間経過の記憶が正確な場合は，不安か抑うつか，その両方が原因と考えられる．医師はできるだけ親切に，いらだちを見せることなく，必要な情報を得られるまで話の流れを遮らずについていく心構えが必要である．質問はできるだけ簡潔に，患者の話が狙った方向に流れてゆくようにする．

繰り返しのなかに切り口をつかむ

医師：他の，病院ですか

患者：そう，田中記念病院っていうんです．後で聞いたら耳鼻科の病院なんですって．私，耳鼻科って中耳炎か蓄膿症の病院だと思っていたんだけど，頭のなかも診てくれるのね．ええと，MRI だったかしら．トンネルみたいなとこ入って，がんがん音がして，なんかすごいのよ

長男：（つい口をさしはさんで）ほら，先生が困っているから，訊かれたことだけ答えて

医師：いや，大丈夫ですよ．大切な話をしてくださってます．脳のMRI を撮られたのですね

長男：ええ，異常なしでした

医師：薬が出ましたか

患者：高橋先生に悪いからね，1回だけ飲んだけど，なんか頭がカーッとして変だったから飲んでいないんです．黙ってよそへ行っちゃって，悪かったな，長年診てもらってたのに．ほんとにもう，どうしたらいいのか

医師：血圧の治療をちゃんと言われた通り続けているのですから，あなたは悪くありませんよ．耳鳴りはその後，どうなりました

患者：変わりません．寝る前になるとあいかわらず，変な音がするんです．なんだか，もう元気がなくなっちゃって．血圧はきちんと薬飲んでいれば大丈夫って言われたし，糖尿もたいしたことないって言われているんだけど，こんな変なのが続いているようじゃ，やっぱりどこかおかしいのかしら．おじいちゃんもね，元気だったんだ

けど，朝早く起きて畑に出て倒れてたのよ．暑かったからね，熱中症かと思って，すぐに飛んで行って，まだ話はできたんだけど，私の力じゃ動かせなくて，高橋先生に電話したら，うちに連れてくるんじゃなくて救急車呼んだ方がいいって，どこへかけたらいいのって言ったら，呼んであげるから家にいなさいって……．本当にいい先生でしょ

医師：とてもいい先生ですね．耳鳴りについては，高橋先生の言う通り，心配なさそうですよ．MRIで異常がないし，お話を聞く限り，ほかに耳からくる症状もないようです

患者の話題は何度も同じところに戻ってしまうが，どうやら夫の脳卒中の場面と自身の耳鳴りが，かかりつけ医の存在を介して心理的につながっているらしいことがわかる．辛抱強く話についていくと意外に重要な情報を手にすることができるし，何よりも患者に信頼してもらえるという点が重要である．

精神症状に触れる

患者：田中病院の先生もそう言ってたわ．私ね，もういいって言ったのよ．大きなところで検査して大丈夫って言うし，ぐわん，ぐわんは気になるけど，高橋先生も心配ないっていうからね．これ以上，どこかに行くの，申し訳ないし．でも息子がね，どうしても行ってみようって言うんです．息子が高橋先生のところへ行って訳を話して，紹介状書いてもらって，それからここも予約してくれたんです

医師：息子さんはあなたに元気がなくなったのを心配されたのです．耳鳴りが長く続いているうちに，畑仕事をしなくなったと伺いましたが……

患者：おじいちゃんも亡くなったし，だれかがやらないといけないと思ってやってきたんだけど，なんか手につかなくて

医師：どれからやったらいいか，わからない？

患者：そう，それに疲れるし

医師：何をやっても楽しくないですか

患者：そうね，楽しいってことは，あまりないわね

医師：どちらかというと，憂うつな感じですか

患者：どちらかというと，そうね．物覚えが悪くなって，ぼけ始めたのかしら……

医師：認知症とはいえないと思いますよ．細かいことをよく覚えていらっしゃいますから．不安だと物覚えが悪くなることはよくあります

患者：ああ，そうなんですか，安心しました

（以下，中略）

ここまできてやっと本来の精神症状を質問することができた．いきなり「気分は憂うつですか」と質問しても，否定されたかもしれない．患者は受診することに申し訳なさを感じているからである．まずは十分に時間を割いて不安を聴き，専門医にかかることの意味を受け入れてもらうことが必要だったのである．この後の問診は長くなるので省略するが，もちろんさらに時間をかけることになる．

話をまとめる

医師：これまでお聞きしたこと，気分が憂うつで楽しくない，疲れやすい，味も感じない，夜中に目が覚めるなどから考えると，おそらくあなたはうつ病という脳の病気にかかっていると思います．うつ病についてご存知ですか

患者：やはりそうですか．うつ病じゃないかと思っていました

医師：うつ病は脳の働きが一時的に悪くなって，体の機能も衰える病気ですが，必ずよくなるものです．ただし，少しお時間をいただかなければなりません．耳鳴りはうつ病のために起こっているわけではないと思いますが，うつ病がよくなればあまり気にならなくなるかもしれません．お薬を飲んでいただければ，より早くよくなると思いますよ

患者：よろしくお願いします

医師：高橋先生には，私から手紙を書きますから，それを持って帰っていただいてお渡しいただけますか．高橋先生のお薬と，私の出すお薬はいっしょに飲んでいただいて問題ありません．もし何か変わったことがあったら，私の出した薬の方をすぐにやめて，ご連絡いただけますか．何か今の時点で質問はおありでしょうか．息子さんはいかがですか

長男：いいえ，ありがとうございました

この例では，実は長男だけでなく，患者自身が自分をうつ病ではな

いかと思っていた．多弁は不安の徴候でもあったが，実はうつ病と言われることを恐れていたのであり，しかし同時に，そうであるならはっきり言われることを望んでもいたようだ．不安な患者をますます不安にしないためには，簡潔にしかしはっきりと述べた方がよい．うつ病の説明は，患者の理解能力に応じて行う．治療を開始してからというわけにはいかないので，初診の状態で可能な範囲で説明しなければならない．家族が来院している場合は，患者の同意を得てから家族だけに詳しい話をするのもよいと思われる．しかし患者には自分が何か重大な病気ではないかと勘ぐる人もいるので，話が全くできないほど重症でなければ，同席してもらい説明するのがよい．

症例4

　この症例4と次の症例5では，基礎編の「患者に自分史を語ってもらう」についての具体例を示す．症例4は子育て中の女性である．この症例はある程度改善した後に転院した想定になっており，もはや重いうつ状態にはない．そのため，コミュニケーション力は健康な人とほぼ変わりがなく，医師患者関係も初めから共同関係として始まっている．病気の症状よりも生活障害の方が話題に上りやすい状況にあるといえよう．生活障害から人生に話を展開していく例を示すには格好の状況である．

若い女性の人生を聴く

症例の概要
- **患者**　20歳代　専業主婦　3歳と5歳の男児と夫の4人暮らし
- **現症**　結婚後も働いていたが，第一子出産後に退職した．夫の転勤のため，どちらの両親とも離れた場所で暮らしている．第二子出産後にうつ病を発症，抗うつ薬の服薬で改善したが完全にはよくならないため，自分の意思で転院してきた．抗うつ薬を変更しつつある途中の面接である．

まず生活状況を把握する
医師：前回お出ししたお薬は，全部お飲みになりましたか
患者：はい，全部
医師：吐き気は起きなかったですか
患者：はい，大丈夫です
医師：眠気もありませんか
患者：ええ
医師：他に何か不都合な点は？
患者：大丈夫です
医師：薬を変えてまだ日が浅いので効果は出ていないかもしれませんが，少し違いを感じますか
患者：そうですね……でも，少しいいような気もします
医師：具体的に，どんな点が変わりましたか
患者：少し気力が出てきたかもしれません
医師：たとえば，家事にとりかかりやすくなったとか？
患者：ええ，子どもが先に起きるので，目が覚めるんですけど，前より早く起き上がれるようになりました
医師：お子さんは2人とも男の子でしたね
患者：はい
医師：朝から元気ですか
患者：2人して家のなかで走り回ってます
医師：ご主人はどうしてますか
患者：ダンナさんは最後まで寝てます．帰りが遅いんです．でも，休みの日は子どもたちとよく遊んでくれます

⇩

　この患者はうつ病であっても伝統的な主婦役割を果たそうとしている．普段は実母，義母のいずれの援助もないらしい．夫も仕事が忙しく，日常的には家事，育児にあまり協力できないという．休日に子どもと遊んでくれるのはありがたいが，回復期の患者にとっては十分な援助とはいえない．患者にはそれを少しかばう様子がみられる．このように生活のあり方や，家族との関係を雑談のなかで話してもらうことが非常に大切である．急いで症状の変化だけを聴取するのでは，**信頼関係**も生まれないし，十分な情報を得ることもできない．

発病の時期を振り返る

医師：少し気力が出てきたというお話でしたが，ほかによくなったところはありますか

患者：少し食欲が出てきたかな

医師：ずっと食欲がなかったのでしたね．食事の支度はどうですか

患者：子どもがいるから，簡単なものになってしまいます

医師：お子さんが生まれる前と比べるとどうですか

患者：私，食べるのが好きで，東京では友達とよくおいしいものを食べに行ってたんです

医師：結婚されてすぐ引っ越されたのでしたか．こっちではその機会もない？

患者：すぐ上の子ができたし，友達もいないので……

医師：引っ越す前のお友達とは会うことがありますか

患者：本当に，たまにです．仲のいい子とはメールでやりとりしてますけど，みんなまだ働いているし，結婚もしていないので

医師：あなたとは予定が合わない？

患者：みんな，日曜しか休みがないから

医師：事情が許せば東京に遊びに行きたいですか

患者：うーん，子どももいるし，まだその元気はないですね

医師：おいしいものが食べたいという気持ちは出てきましたか

患者：それは感じます

以上の話から，この人は結婚と妊娠がほぼ同時期で，それまでの生活を一変させたことがわかる．転居して友達とも親とも離れ，夫の帰りは遅いので，平日は子どもと3人だけの生活である．それだけでも反応性うつ状態になってもおかしくはない．しかし，抗うつ薬の変更によって食べる楽しみが少し回復しつつあるようだ．遷延する例では，反応性と内因性の相互作用は評価が難しい．**快楽消失**や関心の低下について判断するには，できるだけ話を膨らませていろいろな楽しみや趣味などについて聞いていくとよいだろう．

楽しみを聴く

医師：自分で作る方が好きですか

患者：結婚するまであまりしたことなかったんです．お母さんが何でもやっちゃうし，私の出る幕はなかったから

医師：それじゃ，結婚されてから覚えた？
患者：つわりで食欲もなかったし，簡単なものしか作れませんけど
医師：ご主人は何か作られますか
患者：日曜日には，焼きそばとか，カレーとか，作ってくれます
医師：日曜日には，ご家族でほかに何かされますか
患者：車でショッピングセンターに行くぐらいかな．子どもを遊ばせるところとかあるし．動物園に行くこともあります．小さいところですけど
医師：お子さんは幼稚園ですよね
患者：ええ，2人とも通ってます
医師：幼稚園のお母さん方とはお付き合いはありますか
患者：あんまり親しくはしていません
医師：そうすると，話し相手はほとんどいないんですね
患者：普段はそうですね
医師：結婚する前からやっていた趣味みたいなものはありますか
患者：趣味ですか？　趣味は，特別には……
医師：特別に時間とお金をかけて習うとかじゃなくて，やって楽しいことでいいんですよ
患者：うーん，アクセサリー作ることかな
医師：たとえば？
患者：革なんかで作ったブレスレットとかです．素材を買ってきて自分で切ったり貼ったり，色を塗ったりするんです
医師：それはすごいですね
患者：細かいこと好きなんですよ，私．それをブログにアップしたり
医師：それは楽しそうですね．今はやらないのですか
患者：こっちでは素材が手に入らないんです．時間もないし

⬇

　この例は**産後うつ病**ともいえるので，ホルモンの変動なども原因となっていると思われるが，この人本来の楽しみからはるかに遠ざけられてしまったという状況因も無視できない．対人関係の改善と楽しみの再発見が，遷延しているうつ状態からの抜け道である．この人の趣味は通常の感覚ではとても手の込んだものだったが，本人は趣味といえるほどではないと認識していた．だから，単に趣味は何かと聞かれても出てこないのである．疲れやすいし，楽しみを感じにくい．だから趣味もやめてしまう．それでますます楽しめなくなる．このような

悪循環に陥っている人が多い．

うつ病の人を励ますこともある

医師：素材が手に入って，誰にも邪魔されない時間と場所があれば，またやってみたいですか

患者：うーん，でも無理です

医師：なぜでしょう

患者：お金もないし

医師：ご主人が反対していますか

患者：ダンナさんは何も言いません．というか，知らないと思います．ガラクタみたいなものですから．道具も材料も結婚するときに実家に置いてきました

医師：それじゃ，ご実家に行けば今でもできるのでしょうか

患者：できますけど，接着剤なんか古くなっているかもしれないから，また新しいのを買わないと

医師：いいじゃないですか．新しいのを買いましょう．いいですか，これはただの遊びじゃないんです．治療でもあるんです．うつがなかなか治りきらない状態から回復するのに大切な方法の1つが，毎日楽しい活動を規則正しくすることなんです

患者：楽しいことをすると治るんですか

医師：ええ，楽しいことをすると，悲観的に考える時間が減ります．悲観的に考えないとうつになりにくくなるんです

患者：うつ病って，じっとしてないといけないのかと思ってました

医師：最初はそうですが，リハビリの時期になったらそうではありません．今，あなたはもうリハビリの時期なんです．楽しいことをして心を動かしてやらないといけません

うつ病のモデルが中年男性の時代には，休養して出勤できるまでに回復したら，後は職場が働けるようになるまでリハビリをしてくれた．最近は職場にその余裕がなくなって，再燃を繰り返したり遷延したりすることが増え，その対策として**リワークデイケア**が導入されつつある．しかし主婦に対しては，少し回復したら家事をしなければならず，職場のようにリハビリのシステムが開発されていない．女性患者，とくに専業主婦は「休職」と「復職」という明白な転機がないため，だらだらと初期の治療方針を続けてしまいがちである．それに加えて，女性

はしばしば最初に医師に言われたことをずっと覚えている．あるいは，ネットなどで得た情報をきわめて真面目に守る傾向にある．この患者も最初の主治医の指示を守り続けたのであろう．それを否定するのではなく，時期が来たので次のステップに進むように促すことが大切である．

なお，この患者には「楽しいことをすると悲観的に考える時間が減る」という説明をした．ほかにも「楽しいことをするとドパミンが出やすくなる」，「楽しいことをすると生活にリズムができる」など，いろいろとバリエーションを用意し，患者の語彙や教養に合わせて使うとよいと考える．

症例 5

最後に DSM-5 のうつ病/大うつ病性障害といえるかどうかわからない症例を紹介する．長期のうつ状態にある患者の治療を途中から受け持つと，診断を決められないということがよくある．とくに身体科で治療されていた場合はそうである．それでもコミュニケーションでは，明らかなうつ病だった人の慢性期と同様の配慮が求められる．慢性期のうつ状態では，病気を人生から切り離して考えることは難しい．雑談風にあらゆる話題を取り上げることが必要となる．しかし，そのなかで治療のステップを1段階上げるヒントがみつかることもある．この症例ではこれまでの4例と違い，複数回の診察の内容を取り上げる形式になっている．

更年期女性の人生を聴く

症例の概要
- **患者**　50歳代前半　両親と同居　結婚歴，出産歴はない
- **現症**　妹が結婚して近くに住み，子どももいる．両親は健康．父親の経営する会社で働き，実質上の責任者．月経不順，ほてり，発汗などの症状のため婦人科で治療を受けていたが，うつ状態が改善しないためにメンタルクリニックを紹介され，半年前から通院中である．

人生経路について聴く

医師：いかがですか

患者：ええ，あまり変化はありません．頭痛は割といいです．今回はとくに大変なこともありませんでしたから

医師：睡眠はどうでした

患者：夜は薬を飲めば眠れます

医師：気力はどうです

患者：ああ，やっぱり，以前のようには，元気が出ないですね．元気というか，さあ，やろうという気になれません

医師：それは，お仕事に関して？

患者：ええ．まあ，家のことは，母も元気ですし，父も介護が必要なわけではないので．どちらかというと，うるさいくらいで

医師：あなたに何かおっしゃるのですか

患者：主に母にいろいろ言っているみたいですね．私には会社のこと．あれはどうしろとか，こうしろとか．それなら全部やってくれればいいんですが（苦笑い）．父も元気とはいえもう年なので，実際には私がやらないといけないんです

医師：あなたが社長ということですか

患者：社長は妹の連れ合いがやってます．気のやさしい，いい人です．まあ，それだけって言ってしまえば，それまでなんですが．従業員もみんなそう思っているらしくて，私のところへ話をもってくるんです

医師：それでは，立場が難しいんですね

患者：父は私に社長をやらせたかったらしいんですけど，周りの人から反対されたらしくてね．私もしばらくよそに行っていて，妹の連れ合いにやらせたんです．でも結局，お前がいないとだめだって呼び戻されたんです

医師：婦人科にかかり始めたのは，その後ですか

患者：そうですね……，ちょうど少し暇ができたんで行ってみようかなと思いまして

⇩

　患者の人生の物語を聴いていると，しばしば聞き入ってしまうが，そのことを病気と結びつける作業を忘れてはならない．女性の**慢性うつ状態**の背景は複雑なことが多く，心理的なものだけでなく身体的なもの，とくに女性ホルモンや顕在化していない身体疾患，**加齢による**

変化などが関与している可能性がある．患者自身も把握していないことがあり，面接でどこまで明らかにできるかも不確定である．そこで何度にも分けて少しずつ解きほぐしていくのがよいと思われる．その際，患者の立場に立ち，いたわりを忘れないことが大切である．

雑談を交えた緩い病歴聴取＜上記とは別の面接で＞
医師：いかがですか
患者：あまり変わったことはありません．このところ暑いので眠りにくいですね
医師：食欲も落ちますか
患者：う～ん，少し落ちたかもしれません
医師：ほてりや汗はどうですか
患者：それは，暑さには関係ないです．関係なく，時々あります
医師：以前よりは，落ち着いてきたのでしょうか
患者：少し，ですね．あまり変わってません
医師：婦人科では，更年期ではないと言われたのでしたね
患者：ここへ紹介してくださった先生はそうですね．女性ホルモンの値が十分あるからと聞きました．その前の先生は，ちょっと早いけど更年期だと言ってました
医師：以前に別の婦人科に通院していたのですね
患者：ええ，そこでいただいた漢方薬が効かないし，検査もしてくれないので変えてみたんです．そしたら，これはメンタルなものだろうと言われて……
医師：うつ病と言われましたか
患者：う̇つ̇とは言われましたが，うつ病とははっきり言われませんでした
医師：なるほど，う̇つ̇というのはうつ状態という意味でしょう．本来のうつ病はもっと症状の重たいものです．それに更年期の問題が全く関係ないともいえないと思います
患者：私は更年期障害なんでしょうか
医師：私は専門医でないので，はっきり決めることはできないのですが，ホルモンが下がっていないと更年期障害とよばない人もいますし，逆にホルモンが下がっていなくても症状があれば更年期障害とよぶ人もいるようです．ただ，あなたのほてりや汗，だるさなどは更年期と関係しているのは確かだと思います．年齢的に体調が変

わってくるわけですから
患者：ええ，そうですね．もう50すぎましたからね．そういえば，指の関節が痛いことがあるんです
医師：朝起きたときにこわばるということですか
患者：いいえ，そうじゃなくて，手を使いすぎたときに（キータイプのゼスチャーをしながら）
医師：ああ，パソコンですか
患者：目も疲れやすくなりましたね
医師：パソコンの操作については，休み時間をこまめに入れることと，部屋を明るくすることが大切ですよ
患者：そうなんですか．考えてみます

　患者からはさまざまな話が出てくるが，あまり精神科医という立場を前面に出すと話題が精神症状に偏ってしまい，患者の心のありようが見えてこない．あるときは**家庭医**のように，ある時は企業の保健師のように，またある時は安心して相談できる友人のように接することになる．そしてその際，自分が知識をもっている側という一方的な態度をとらず，むしろ患者に教えてもらうくらいでちょうどよい．慢性期には堅苦しい病歴聴取ではなく，雑談を交えた緩い会話が必要である．実際，多くの患者と付き合っていると，いろいろなことを教えてもらえ，その雑学が次の患者の診察に役立つのである．

日常のなかの転機＜さらにまた別の面接で＞
医師：いかがですか
患者：今日は割といいですね．おかげさまで，この頃，あまりだるくないんです．頭痛も少ないですね
医師：何か，楽しい計画でもありますか
患者：楽しい計画ですか？　これといって……．ああ，まあ，関係あるかどうかわかりませんが，姪がね，妹の娘ですけど，中学受験して割といい学校に通っているんです．性格もいい子でね，私のところへもよく来てくれるんですよ
医師：それはよかったですね
患者：ほんと，親はのんびりしていて，たいした塾にも行かせていなかったんですけど，それがよかったのかしら
医師：その姪御さんと，何かあるのですか

患者：何かってわけじゃないんだけど，私とウマが合うというのか，勉強教えてくれって，言うんです
医師：家庭教師を頼まれたということでしょうか
患者：ええ，そうですね．でも忙しいから，どうしようかな，と……
医師：それはぜひおやりになるべきじゃないでしょうか．お仕事も忙しいとは思いますが
患者：仕事っていっても，本当は私の仕事じゃないんですよ．社長がいるんですからね．姪の父親が
医師：姪御さんの勉強を見るのも父親の仕事では？
患者：それがね，それは夫じゃ無理だと言うんですよ，妹．私もそう思うんだけど．それなら会社の方をきちんとやってもらった方がいいって
医師：家族内での役割分担ってことですね．ご両親は何とおっしゃってますか．姪御さんから見るとおじいちゃん，おあばちゃんになりますか
患者：父と母からみると自慢の孫なんです．妹より私に似たって言ってます．ここだけの話ですけど．実は妹自身もそう思っているみたいだけど，婿さんがいるから．実はね，父は養子なんです．うちは女系家族で，女が強いんですよ
医師：では，お母さんがあなたに孫の教育をしろと？
患者：ええ，でも私，姪にはこういうやっかいなお荷物を背負わせたくないんです
医師：こういう，とは会社のことですか
患者：会社と，それから何というか，家族というか，イエみたいなもの
医師：でも，姪御さんの力にはなりたいのですね
患者：ええ，私に似てますからね
医師：あなたにとって大切なことでしたら，やはりおやりになるのがいいですよ．どうやるのかは，あなたたちの自由ですから
患者：ああ，そうですね．やり方は私たちが考えて，いいんですよね
医師：いいと思いますよ

　この患者が背負っているものは，やや複雑な家族の事情だった．本来であれば，患者が婿を取って跡を継ぐはずだったのが，何らかの事情で妹がその役を代わったようだ．しかし，複雑なことに，妹は家業

の実務はせず，患者が実質上の社長をするというねじれた関係になっている．患者からすれば，自分が仕事を引き受けているうちに両親は次第に年をとっていき，自分にも老いが迫ってきている．親しい関係の人はおらず，取り残されて孤独である．**社会的孤立**はうつ病の遷延要素であり，この症例も家族はいるが孤独だったのである．

　この患者が，すべてではないが自分のこの家族の状況を話す気になったのは，治療関係に心地よさを感じていたからであろう．人生上の問題が治療の役に立つには，**タイミング**というものが必要である．慢性うつ状態の患者の治療とは，患者とともにそのタイミングが訪れる瞬間を待つことである．しかるべきときに，患者が大切な情報を語り，医師が適切なアドバイスができれば，人生にとってもうつ状態にとっても転機となる可能性が開けるのではないだろうか．

文　献

1) 深田博己：インターパーソナルコミュニケーション．北大路書房，63，1998．
2) マジョリー・F・ヴァーガス著，石丸　正訳：非言語コミュニケーション．新潮選書，23，1987．
3) 福井次矢監修：メディカル・インタビューマニュアル．インターメディカ，22，2002．
4) Debre L Roter, Judith A Hall 著，石川ひろの，武田裕子監訳：患者と医師のコミュニケーション．篠原出版新社，96，2007．
5) 杉田峰雄：新しい交流分析の実際．創元社，27，2000．
6) 岡本信一郎：ミス・コミュニケーション．ナカニシヤ出版，103，2011．
7) クルト・シュナイダー著，針間博彦訳：新版 臨床精神病理学．文光堂，102，2007．

〈岩脇　淳〉

付録：抗うつ薬リスト

SSRI（選択的セロトニン再取り込み阻害薬）

フルボキサミンマレイン酸塩 fluvoxamine maleate	
商品名	デプロメール Depromel（Meiji Seika）　ルボックス Luvox（アッヴィ）
ジェネリック	フルボキサミンマレイン酸塩（各社）
適応	うつ病およびうつ状態，強迫性障害，社会不安障害
用法	初期用量：1日50 mg 分2　1日150 mg 分2まで増量（必要最小限となるよう患者ごとに慎重に調節）
禁忌	1）本剤の成分に過敏症の既往歴　2）MAO 阻害薬〔選択的 B 型 MAO 阻害薬（セレギリン塩酸塩）を含む〕を投与中または投与中止後2週間以内　3）ピモジド，チザニジン塩酸塩，ラメルテオン投与中　〔原則禁忌〕ジサプリド投与中（注：ジサプリドは現在発売中止）
副作用	1）痙攣，せん妄，錯乱，幻覚，妄想　2）意識障害　3）ショック，アナフィラキシー様症状　4）セロトニン症候群　5）悪性症候群　6）白血球減少，血小板減少　7）肝機能障害，黄疸　8）抗利尿ホルモン不適合分泌症候群（SIADH）
妊産婦への投与：妊婦または妊娠している可能性のある婦人には，投与しないことが望ましい．投与中に妊娠が判明した場合には，投与を中止することが望ましい	
授乳婦への投与：避けることが望ましいが，やむを得ず投与する場合は，授乳を避けさせること	

パロキセチン塩酸塩水和物 paroxetine hydrochloride hydrate	
商品名	パキシル Paxil（GSK）
ジェネリック	パロキセチン（各社）
適応	①うつ病・うつ状態　②パニック障害　③強迫性障害　④社会不安障害（パキシルのみ）　⑤外傷後ストレス障害
用法	【錠】 ① 1日1回20〜40 mg 夕食後（投与は1回10〜20 mg より開始し，原則として1週ごとに10 mg/日ずつ増量（1日40 mg を超えない範囲で増減） ② 1日1回30 mg 夕食後（投与は1回10 mg より開始し，原則として1週ごとに10 mg/日ずつ増量（1日30 mg を超えない範囲で増減） ③ 1日1回40 mg 夕食後（投与は1回20 mg より開始し，原

	則として1週ごとに10 mg/日ずつ増量．1日50 mgを超えない範囲で増減 ④1日1回20 mg夕食後(投与は1回10 mgより開始し，原則として1週ごとに10 mg/日ずつ増量(1日40 mgを超えない範囲で増減) 【徐放錠】 ①初期用量1日1回12.5 mg　その後1週間以上かけて1日25 mgに増量　夕食後の投与(1週間以上の間隔をあけて12.5 mg/日ずつ増量．1日50 mgを超えない範囲で増減)
警告	海外で7～18歳の大うつ病を対象としたプラセボ対照試験において有効性が確認できなかった報告あり．自殺に関するリスクが増大するとの報告もあり，本剤を18歳未満の大うつ病患者に投与する場合には適応を慎重に検討
禁忌	1)本剤の成分に過敏症の既往歴　2)MAO阻害薬を投与中あるいは投与中止後2週間以内　3)ピモジドを投与中
副作用	1)セロトニン症候群　2)悪性症候群(Syndrome malin)　3)錯乱，幻覚，せん妄，痙攣　4)中毒性表皮壊死融解症(TEN)，皮膚粘膜眼症候群(Stevens-Johnson症候群)，多形紅斑　5)抗利尿ホルモン不適合分泌症候群(SIADH)　6)重篤な肝機能障害　7)横紋筋融解症　8)汎血球減少，無顆粒球症，白血球減少，血小板減少

妊産婦への投与：妊婦または妊娠している可能性のある婦人には，治療上の有益性が危険性を上回ると判断される場合にのみ投与を開始すること．投与中に妊娠が判明した場合には，投与継続が治療上妥当と判断される場合以外は，投与を中止するか，代替治療を実施すること
授乳婦への投与：避けることが望ましいが，やむを得ず投与する場合は，授乳を避けさせること
併用薬との注意：タモキシフェンの作用が減弱する恐れがあり，併用によって乳癌の死亡リスクが上昇したという報告がある

塩酸セルトラリン sertraline hydrochloride

商品名	ジェイゾロフト Jzoloft(ファイザー)
適応	うつ病・うつ状態，パニック障害，外傷後ストレス障害
用法	1日25 mgを初期用量とし，1日100 mgまで漸増，1日1回経口(1日100 mgを超えない範囲で適宜増減)
禁忌	1)本剤の成分に過敏症の既往歴　2)MAO阻害薬を投与中あるいは投与中止後14日間以内　3)ピモジドを投与中
副作用	1)セロトニン症候群　2)悪性症候群　3)痙攣，昏睡　4)肝機能障害　5)抗利尿ホルモン不適合分泌症候群(SIADH)　6)皮膚粘膜眼症候群(Stevens-Johnson症候群)，中毒性表皮壊死融解症(TEN)，7)アナフィラキシー様症状　8)QT延長，心室頻拍

妊産婦への投与：妊婦または妊娠している可能性のある婦人には，治療上の有

益性が危険性を上回ると判断される場合にのみ投与すること
授乳婦への投与：避けることが望ましいが，やむを得ず投与する場合は，授乳を避けさせること

エスシタロプラムシュウ酸塩 escitalopram oxalate	
商品名	レクサプロ Lexapro(持田)（持田-田辺三菱）
適応	うつ病・うつ状態
用法	10 mgを1日1回夕食後に経口（適宜増減．増量は1週間以上の間隔をあけて行い，1日最高用量は20 mgを超えない）
禁忌	1)本剤の成分に過敏症の既往歴　2)MAO阻害薬を投与中あるいは投与中止後14日間以内　3)ピモジドを投与中　4)QT延長（先天性QT延長症候群など）
副作用	1)痙攣　2)抗利尿ホルモン不適合分泌症候群(SIADH)　3)セロトニン症候群　4)QT延長，心室頻拍

妊産婦への投与：妊婦または妊娠している可能性のある婦人には，治療上の有益性が危険性を上回ると判断される場合にのみ投与すること
授乳婦への投与：避けることが望ましいが，やむを得ず投与する場合は，授乳を避けさせること

SNRI（セロトニン・ノルアドレナリン再取り込み阻害薬）

ミルナシプラン塩酸塩 milnacipran hydrochloride	
商品名	トレドミン Toledomin(旭化成)（旭化成-ヤンセン）
ジェネリック	ミルナシプラン塩酸塩(各社)
適応	うつ病・うつ状態
用法	1日25 mgを初期用量とし，1日100 mgまで漸増し，分2～3食後投与（高齢者には，1日25 mgを初期用量とし，1日60 mgまで漸増し，分2～3食後投与）
禁忌	1)本剤の成分に過敏症の既往歴　2)MAO阻害薬を投与中　3)尿閉（前立腺疾患など）
副作用	1)悪性症候群(Syndrome malin)　2)セロトニン症候群　3)痙攣　4)白血球減少　5)重篤な皮膚障害　6)抗利尿ホルモン不適合分泌症候群(SIADH)　7)肝機能障害・黄疸　8)高血圧クリーゼ

妊産婦への投与：妊婦または妊娠している可能性のある婦人には，治療上の有益性が危険性を上回ると判断される場合にのみ投与すること
授乳婦への投与：避けることが望ましいが，やむを得ず投与する場合は，授乳を避けさせること

デュロキセチン塩酸塩 duloxetine hydrochloride	
商品名	サインバルタ Cymbalta(塩野義)（塩野義-イーライリリー）
適応	うつ病・うつ状態

用法	1日1回朝食後，40 mg 経口，1日20 mg より開始し，1週間以上の間隔をあけて1日用量として，20 mg ずつ増量(効果不十分な場合には，1日60 mg まで増量可)
禁忌	1)本剤の成分に過敏症の既往歴　2)MAO 阻害薬を投与中あるいは投与中止後2週間以内　3)高度の肝障害　4)高度の腎障害　5)コントロール不良の閉塞隅角緑内障
副作用	1)セロトニン症候群　2)抗利尿ホルモン不適合分泌症候群(SIADH)　3)痙攣，幻覚　4)肝機能障害，肝炎，黄疸　5)皮膚粘膜眼症候群(Stevens-Johnson 症候群)　6)アナフィラキシー反応　7)高血圧クリーゼ　8)尿閉

妊産婦への投与：妊婦または妊娠している可能性のある婦人には，治療上の有益性が危険性を上回ると判断される場合にのみ投与すること
授乳婦への投与：避けることが望ましいが，やむを得ず投与する場合は，授乳を避けさせること

NaSSA(ノルアドレナリン作動性・特異的セロトニン作動性薬)

ミルタザピン mirtazapine

商品名	リフレックス Reflex(Meiji Seika)　レメロン Remeron(MSD)
適応	うつ病・うつ状態
用法	1日15 mg を初期用量とし，15～30 mg を1日1回就寝前に経口(1日45 mg を超えない範囲で適宜増減．増量は1週間以上の間隔をあけて15 mg/日ずつ)
禁忌	1)本剤の成分に過敏症の既往歴　2)MAO 阻害薬を投与中あるいは投与中止後2週間以内
副作用	1)セロトニン症候群　2)無顆粒球症，好中球減少症　3)痙攣　4)肝機能障害，黄疸　5)抗利尿ホルモン不適合分泌症候群(SIADH)　6)皮膚粘膜眼症候群(Stevens-Johnson 症候群)，多形紅斑

妊産婦への投与：妊婦または妊娠している可能性のある婦人には，治療上の有益性が危険性を上回ると判断される場合にのみ投与すること
授乳婦への投与：避けることが望ましいが，やむを得ず投与する場合は，授乳を避けさせること
女性での注意点：20 mg/日，7日間投与による定状状態で，血中濃度や半減期は男性よりも女性で大きい

三環系抗うつ薬[第1世代]

ノルトリプチリン塩酸塩 nortriptyline hydrochloride

商品名	ノリトレン Noritren(大日本住友)
適応	精神科領域によるうつ病およびうつ状態(内因性うつ病，反応性うつ病，退行期うつ病，神経症性うつ状態，脳器質性精神障

用法	1回10～25mg 1日3回 またはその1日量を分2(最大投与量：1日150mg分2～3)
禁忌	1)緑内障 2)三環系抗うつ薬に過敏症の既往歴 3)心筋梗塞の回復初期 4)尿閉(前立腺疾患など) 5)MAO阻害薬投与中
副作用	1)てんかん発作 2)無顆粒球症 3)麻痺性イレウス
妊産婦への投与	妊婦または妊娠している可能性のある婦人には，治療上の有益性が危険性を上回ると判断される場合にのみ投与すること

イミプラミン塩酸塩 imipramine hydrochloride

商品名	イミドール Imidol(田辺三菱) トフラニール Tofranil(アルフレッサ)
適応	精神科領域におけるうつ病・うつ状態
用法	初期用量：1日25～75mg 1日200mgまで漸増分服(300mgまで増量可能)
禁忌	1)緑内障 2)本剤の成分・三環系抗うつ薬に過敏症の既往歴 3)心筋梗塞の回復初期 4)尿閉(前立腺疾患など) 5)MAO阻害薬投与中・投与中止後2週間以内 6)QT延長症候群(心室性不整脈)
副作用	1)悪性症候群(Syndrome malin) 2)セロトニン症候群 3)てんかん発作 4)無顆粒球症 5)麻痺性イレウス 6)間質性肺炎, 好酸球性肺炎 7)心不全 8)QT延長, 心室頻拍(Torsades de pointes) 9)抗利尿ホルモン不適合分泌症候群(SIADH) 10)肝機能障害, 黄疸
妊産婦への投与	妊婦または妊娠している可能性のある婦人には，投与しないことが望ましい
授乳婦への投与	授乳を避けさせること
併用薬との注意	黄体・卵胞ホルモン製剤の併用で本剤の血中濃度上昇

アミトリプチリン塩酸塩 amitriptyline hydrochloride

商品名	トリプタノール Tryptanol(日医工)
ジェネリック	アミトリプチリン塩酸塩(沢井)
適応	精神科領域におけるうつ病・うつ状態
用法	初期：1日30～75mg 1日150mgまで漸増 分割投与(1日300mgまで増量可)
禁忌	1)緑内障 2)三環系抗うつ薬に過敏症の既往歴 3)心筋梗塞の回復初期 4)尿閉 5)MAO阻害薬投与中
副作用	1)悪性症候群(Syndrome malin) 2)セロトニン症候群 3)心筋梗塞 4)幻覚, せん妄, 精神錯乱, 痙攣 5)顔・舌部の浮腫 6)無顆粒球症, 骨髄抑制 7)麻痺性イレウス 8)抗利尿ホルモン不適合分泌症候群(SIADH)

妊産婦への投与	妊婦または妊娠している可能性のある婦人には，投与しないことが望ましい
授乳婦への投与	授乳を避けさせること

トリミプラミンマレイン酸塩 trimipramine maleate

商品名	スルモンチール Surmontil（塩野義）
適応	精神科領域におけるうつ病・うつ状態
用法	初期：1日50〜100 mg　1日200 mgまで漸増　分服　300 mgまで増量可
禁忌	1）緑内障　2）三環系抗うつ薬に過敏症　3）心筋梗塞の回復初期　4）MAO阻害薬投与中
副作用	1）悪性症候群（Syndrome malin）　2）無顆粒球症　3）麻痺性イレウス　4）幻覚，せん妄，精神錯乱　5）抗利尿ホルモン不適合分泌症候群（SIADH）

妊産婦への投与	妊婦または妊娠している可能性のある婦人には，治療上の有益性が危険性を上回ると判断される場合にのみ投与すること

クロミプラミン塩酸塩 clomipramine hydrochloride

商品名	アナフラニール Anafranil（アルフレッサ）
適応	精神科領域におけるうつ病・うつ状態
用法	【内服剤】1日50〜100 mg　分1〜3　1日225 mgまで　【注射剤】1日1回25 mg　2〜3時間で点滴静注　その後1回75 mgまで〔生食液または5％ブドウ糖液250〜500 mlに25 mg（1A）加える〕
禁忌	1）緑内障　2）本剤の成分・三環系抗うつ薬に過敏症の既往歴　3）心筋梗塞の回復初期　4）尿閉（前立腺疾患など）　5）MAO阻害薬投与中・投与中止後2週間以内　6）QT延長症候群（心室性不整脈）
副作用	1）ショック　2）悪性症候群（Syndrome malin）　3）セロトニン症候群　4）横紋筋融解症　5）てんかん発作　6）無顆粒球症，汎血球減少　7）間質性肺炎，好酸球性肺炎　8）麻痺性イレウス　9）QT延長，心室頻拍（Torsades de pointes），心室細動　10）肝機能障害　11）抗利尿ホルモン不適合分泌症候群（SIADH）

妊産婦への投与	妊婦または妊娠している可能性のある婦人には，投与しないことが望ましい
授乳婦への投与	授乳を避けさせること
併用薬との注意	黄体・卵胞ホルモン製剤の併用で本剤の血中濃度上昇

三環系抗うつ薬［第2世代］

アモキサピン amoxapine

商品名	アモキサン Amoxan（ファイザー）

適応	うつ病・うつ状態
用法	通常：1日25〜75 mg　1〜数回服用　効果不十分の場合：1日150 mg　重篤な場合：1日300 mg
禁忌	1)緑内障　2)三環系抗うつ薬に過敏症　3)心筋梗塞の回復初期　4)MAO阻害薬投与中または中止後2週間以内
副作用	1)悪性症候群(Syndrome malin)　2)痙攣，精神錯乱，幻覚，せん妄　3)無顆粒球症　4)麻痺性イレウス　5)遅発性ジスキネジア　6)皮膚粘膜眼症候群(Stevens-Johnson症候群)，中毒性表皮壊死症(Lyell症候群)，急性汎発生発疹性膿疱症　7)肝機能障害，黄疸

妊産婦への投与：妊婦または妊娠している可能性のある婦人には，治療上の有益性が危険性を上回ると判断される場合にのみ投与すること
授乳婦への投与：治療上の有益性が危険性を上回ると判断される場合にのみ投与すること

ロフェプラミン塩酸塩 lofepramine hydrochroride

商品名	アンプリット Amplit(第一三共)
適応	うつ病・うつ状態
用法	初期：1回10〜25 mg　1日2〜3回　1日150 mgまで漸増
禁忌	1)緑内障　2)三環系抗うつ薬に過敏症　3)心筋梗塞の回復初期　4)MAO阻害薬投与中
副作用	悪性症候群(Syndrome malin)

妊産婦への投与：妊婦または妊娠している可能性のある婦人には，治療上の有益性が危険性を上回ると判断される場合にのみ投与すること
併用薬との注意：黄体・卵胞ホルモン製剤の併用で本剤の血中濃度上昇

ドスレピン塩酸塩 dosulepin hydrochloride

商品名	プロチアデン Prothiaden(科研)（科研−日医工）
適応	うつ病・うつ状態
用法	1日75〜150 mg　分2〜3
禁忌	1)緑内障　2)三環系抗うつ薬に過敏症　3)心筋梗塞の回復初期　4)MAO阻害薬投与中　5)尿閉(前立腺疾患など)のある患者
副作用	1)悪性症候群(Syndrome malin)　2)抗利尿ホルモン不適合分泌症候群(SIADH)

妊産婦への投与：妊婦または妊娠している可能性のある婦人には，治療上の有益性が危険性を上回ると判断される場合にのみ投与すること
授乳婦への投与：投与することを避け，やむを得ず投与する場合には授乳を中止させること

四環系抗うつ薬

マプロチリン塩酸塩 maprotiline hydrochloride	
商品名	ルジオミール Ludiomil(ノバルティス)
ジェネリック	クロンモリン(高田)，ノイオミール(共和)，マプロミール(小林化)
適応	うつ病・うつ状態
用法	1日30〜75mg 分2〜3 または1日1回(夕食後または就寝前)
禁忌	1)緑内障 2)本剤の成分に過敏症 3)心筋梗塞の回復初期 4)てんかんなどの痙攣性疾患または既往歴 5)尿閉(前立腺疾患など) 6)MAO阻害薬の投与中
副作用	1)悪性症候群(Syndrome malin) 2)てんかん発作 3)横紋筋融解症 4)皮膚粘膜眼症候群(Stevens-Johnson症候群) 5)無顆粒球症 6)麻痺性イレウス 7)間質性肺炎，好酸球性肺炎 8)QT延長，心室頻拍(Torsades de pointes) 9)肝機能障害，黄疸

妊産婦への投与：妊婦または妊娠している可能性のある婦人には投与しないことが望ましい
授乳婦への投与：授乳中の婦人に投与する場合には，授乳を避けさせること

ミアンセリン塩酸塩 mianserin hydrochloride	
商品名	テトラミド Tetramide(MSD)
適応	うつ病・うつ状態
用法	初期：1日30mg 1日60mgまで増量 分服または1日1回(夕食後・就寝前)でも可
禁忌	1)本剤の成分に過敏症の既往歴 2)MAO阻害薬投与中
副作用	1)悪性症候群(Syndrome malin) 2)無顆粒球症 3)肝機能障害，黄疸 4)痙攣

妊産婦への投与：妊婦または妊娠している可能性のある婦人には，投与しないことが望ましい
授乳婦への投与：授乳を避けさせること

セチプチリンマレイン酸塩 setiptiline maleate	
商品名	テシプール Tecipul(持田)
ジェネリック	ビソプール(沢井)
適応	うつ病・うつ状態
用法	初期：1日3mg 分服 1日6mgまで漸増
禁忌	MAO阻害薬投与中
副作用	1)悪性症候群(Syndrome malin) 2)無顆粒球症

妊産婦への投与：妊婦または妊娠している可能性のある婦人には，治療上の有

益性が危険性を上回ると判断される場合のみ投与すること
授乳婦への投与：投与しないことが望ましいが，やむを得ず投与する場合には授乳を避けさせること

その他

トラゾドン塩酸塩 trazodone hydrochloride	
商品名	デジレル Desyrel（ファイザー）　レスリン Reslin（MSD）
ジェネリック	アンデプレ（共和）
適応	うつ病・うつ状態
用法	1日75～100 mgを初期用量とし，1日200 mgまで増量　1～数回に分服
禁忌	1）本剤の成分に過敏症の既往歴　2）サキナビルメシル塩酸を投与中
副作用	1）QT延長，心室頻拍(Torsades de pointes)，心室細動，心室性期外収縮　2）悪性症候群(Syndrome malin)　3）セロトニン症候群　4）錯乱，せん妄　5）麻痺性イレウス　6）持続性勃起　7）無顆粒球症

妊産婦への投与：妊婦または妊娠している可能性のある婦人には，治療上の有益性が危険性を上回ると判断される場合のみ投与すること
授乳婦への投与：投与しないことが望ましいが，やむを得ず投与する場合には授乳を避けさせること

ベンザミド系抗精神病薬

スルピリド sulpiride	
商品名	ドグマチール Dogmatyl（アステラス）　アビリット Abilit（大日本住友）　ミラドール Miradol（バイエル）
ジェネリック	スルピリド（共和）
適応	①うつ病・うつ状態　②統合失調症
用法	①内服剤1日150～300 mg分服（1日600 mgまで増量可能）②内服剤1日300～600 mg分服（1日1,200 mgまで増量可能）　注射剤1回100～200 mg筋注（1日600 mgまで増量可能）
禁忌	1）本剤の成分に過敏症の既往歴　2）プロラクチン分泌性の下垂体腫瘍の患者　3）褐色細胞腫の疑い
副作用	1）悪性症候群(Syndrome malin)　2）痙攣　3）QT延長，心室頻拍　4）無顆粒球症，白血球減少　5）肝機能障害，黄疸　6）遅発性ジスキネジア　7）肺塞栓症，深部静脈血栓症

妊産婦への投与：妊婦または妊娠している可能性のある婦人には，治療上の有益性が危険性を上回ると判断される場合のみ投与すること
授乳婦への投与：投与しないことが望ましいが，やむを得ず投与する場合には授乳を避けさせること
女性での注意点：月経異常や乳汁分泌が生じやすい

ドパミン受容体部分アゴニスト	
アリピプラゾール aripiprazole	
商品名	エビリファイ Abilify(大塚)
適応	①統合失調症　②双極性障害における躁症状の改善　③うつ病・うつ状態(既存治療で十分な効果が認められない場合に限る)
用法	①1日6〜12mgを開始用量, 1日6〜24mgを維持用量, 分1〜2(適宜増減) 〔1日量は30mgを超えないこと〕 ②1日12〜24mg, 開始用量は1日24mg　分1(適宜増減) 〔1日量は30mgを超えないこと〕 ③1日3mg　分1(適宜増減)　増量幅は1日量としては3mg 〔1日量は15mgを超えないこと〕
警告	1)糖尿病性ケトアシドーシス, 糖尿病性昏睡などの死亡に至ることもある重大な副作用の発現あり　2)投与に際し, あらかじめ1)の副作用が発現する場合があることを, 患者およびその家族に十分に説明し, 口渇, 多飲, 多尿, 頻尿, 多食, 脱力感などの異常に注意し, このような症状が現れた場合には, 直ちに投与を中断し, 医師の診察を受けるよう指導する
禁忌	1)昏睡状態　2)バルビツール酸誘導体・麻酔薬などの中枢神経抑制の強い影響下　3)アドレナリンを投与中　4)本剤の成分に過敏症の既往歴
副作用	1)悪性症候群(Syndrome malin)　2)遅発性ジスキネジア　3)麻痺性イレウス　4)アナフィラキシー　5)横紋筋融解症　6)糖尿病性ケトアシドーシス, 糖尿病性昏睡　7)低血糖　8)痙攣　9)無顆粒球症, 白血球減少　10)肺塞栓症, 深部静脈血栓症　11)肝機能障害
妊産婦への投与：妊婦または妊娠している可能性のある婦人には, 治療上の有益性が危険性を上回ると判断される場合のみ投与すること	
授乳婦への投与：授乳を中止させること	

和文索引

あ

アイデンティティ　169
アカシジア　66
アパシー　66, 182, 183, 184
　——型甲状腺機能亢進症　179
アプガースコア　147
アポリポ蛋白 E　186
アミトリプチリン　131
アモキサピン　108
アリピプラゾール　135
アルコール依存　46, 204, 239
アルコール使用障害　46, 204, 217
アルコール消費　9
アルツハイマー病による認知症　25
アルツハイマー病　184, 188
アルプラゾラム　108, 110, 112, 114, 221
アロプレグナノロン　146
安全性速報　108

い

息切れ感　201
息苦しさ　201
閾値下うつ病　74
育児休暇　236
医師患者関係　233, 239
意思決定　233
一卵性双生児　217
一般的身体症状　183
遺伝学的要因　55
遺伝・家族因　56
遺伝子的作用　35
遺伝性　217

遺伝負因　56
易怒性　57
易疲労性　236
イミプラミン　128, 131, 167
意欲低下　236
いらだち　254
医療面接　228
陰性感情　231
　——転移　239
インターフェロン　179, 180
イントネーション　231
インヒビン　153
インフォームド・コンセント　233

う

うつ病　2, 54, 56, 59, 106, 129, 137, 162, 203, 205, 207, 217
　——DSM-5　264
　——アルコール使用障害　217
　——閾値下　74
　——エス　75
　——エピソード　47
　——快楽消失　259
　——家庭結合性　88
　——季節性　47
　——軽症　127
　——月経前悪化　14, 18
　——現代型　72
　——更年期　21, 36, 164
　——高齢期　24, 176
　——再発　148
　——産後　18, 128
　——自我理想　75, 86
　——自己評価尺度　183

―― 思春期発症　54
―― 周産期　14
―― 周産期発症　14
―― 重症　16, 127
―― 生涯有病率　122
―― 症状　57
―― 職場結合性　88
―― 神経症性　87
―― 新生児　129
―― 身体　212, 216
―― 身体因性　154, 156
―― 診断　57
―― 胎児　129
―― 中等度　127
―― 超自我　75
―― と不安症の合併　196
―― 内因性　73, 87
―― 妊産婦　15
―― 妊娠期　122
―― 妊娠中　15
―― 反復性　124, 125
―― 非定型　45, 74, 216
―― 評価尺度　183
―― 分類　56
―― 未熟型　72, 76, 82, 84
―― メランコリー　46
―― 有病率　7, 54
―― 有病率の性差　31
―― リスク　125
うつ病性仮性認知症　183
うつ病性妄想症状　25
うつ病治療薬　31, 131
―― 新生児　131
―― 胎児　31
うつ病妊婦の治療指針　124
うつ病発症率　31, 176
―― 高齢期女性　176
―― 性差　31
うつ病有病率　7, 54
―― 性差　31

運動　13

え

嬰児殺　18
疫学　5
エジンバラ産後うつ病自己評価票　19, 145
エス・うつ病　75
エスシタロプラム　62, 65, 107, 110, 111, 113
エストロゲン　2, 3, 11, 13, 14, 23, 32, 35, 40, 142, 146, 153, 155, 156, 162, 164
―― β受容体　36
―― 急激な低下　154
―― 減少　22
―― 反応遺伝子　35
エチニルエストラジオール＋ドロスピレノン　108, 112
エビデンスに基づいた月経前不快気分障害の薬物治療ガイドライン　109, 113
エプスタイン奇形　133
L-トリプトファン　109, 112
演技性パーソナリティ　87, 94
エンドルフィン　153

お

老い　269
黄体期後期の不機嫌性障害　100
黄体形成ホルモン　21
夫の無関心　254
親の介護　165
親の看取り　165
オランザピン　135

か

γ-アミノ酪酸-ベンゾジアゼピン受容体複合体　35, 220
γ-アミノ酪酸受容体　14

海外赴任　237
外傷性記憶　241
解剖学的特徴の性差　33
快楽消失　236
　──うつ病　259
会話，雑談を交えた　265
過覚醒　209
過干渉な母親　239
過少診断　118
過剰診断　118
過食　99
仮性認知症　24, 182
家族，複雑な　266
家族のサポート　25
家族の叱責的態度　219
家族の否定的態度　219
家族歴　56
価値判断　243
葛藤状況　246
合併精神疾患　59
家庭医　265
家庭環境の因子　22
家庭結合性うつ病　88
カテゴリー的モデル　222
加味逍遙散　109, 112
過眠　57
仮面うつ病　182, 248
空の巣症候群　181
カルバマゼピン　17, 135
加齢　263
加齢男性性腺機能低下症候群　30, 37
がん　25
環境調整　158
環境的リスクファクター　217
間欠療法　114
　──月経前症候群　104, 105
患者調査　174
患者の同意　257
感情気質　74
感情転移　239

漢方薬　105, 169
　──加味逍遙散　109, 112, 169
　──桂枝茯苓丸　169
　──当帰芍薬散　169
顔面紅潮　21

き

記憶　241
　──外傷性　241
　──偽の　241
　──減退　170
希死念慮　137, 149, 200
気遣い　228
季節性うつ病　47
几帳面さ，強迫症状　208
基底状態　74
機能的催奇形性　132, 134, 136
気分安定薬　84
気分障害　2
　──不安症の合併　197
気分調節障害　57
気分の変動　10
気分変調症　56, 106
虐待　241
急性ストレス障害　209
　──過覚醒　209
　──再体験　209
　──刺激の持続的回避　209
急速交代型双極性障害　47
休養　157
境界性パーソナリティ障害　80, 106
共同関係　233, 257
強迫観念　204
強迫機制　208
強迫行為　204
強迫症　48, 193, 204, 205, 207, 210, 219
強迫症状
　──几帳面さ　208
　──整理癖　208

強迫性障害　48, 193
強迫性パーソナリティ　208
恐怖症　193
拒絶　229
キルケゴール　192
筋緊張低下児症候群　17, 134

く

空間動作　230
クエチアピン　135
クレペリン　202
クロミプラミン　107, 110, 113,
　　128, 205

け

経口避妊薬　105, 108, 110, 114
形式主義　229
軽症うつ病　127
継続療法　114
形態的催奇形性　129, 131, 134, 135
系統的脱感作療法　219
軽微双極性障害　74
血管運動症状　21
血管性うつ病　178
血管性認知症　185
月経周期　12
月経前悪化, うつ病　14
月経前緊張症　100
月経前症候群　11, 36, 117, 166, 215
　── 間欠療法　104, 105
月経前の悪化を伴う他の精神疾患
　　106
月経前不快気分障害　12, 30, 36, 56,
　　98, 116, 117, 166
　── 遺伝率　102
　── 過眠　99
　── 鑑別診断　104
　── 身体症状　99
　── 睡眠過多　99
　── 精神症状　99
　── 発病時期　101
　── 非定型の特徴　98
　── 有病率　101
血栓形成傾向　168
言語性知能指数　136
顕在性甲状腺機能低下症　178
現代型うつ病　72

こ

5-HT1A　35
　── アゴニスト　220
　── 受容体　220
5-ヒドロキシトリプタミン　221
抗うつ薬　11, 19, 49, 129, 131, 187
　── 妊娠中　126, 128
　── 有効性　62
抗エストロゲン薬　179, 180
口蓋裂　134, 135
甲状腺機能異常　156
甲状腺機能亢進　156
甲状腺機能亢進症　179
　── アパシー型　179
甲状腺機能低下　156
甲状腺機能低下症　178, 188
　── 潜在性　178
甲状腺刺激ホルモン　178
甲状腺ホルモン　153, 154
口唇裂　134, 135
向精神薬　123
　── 副作用　168
構造化面接　250
行動的催奇形性　132
更年期　21, 162, 234
　── 課題　165
更年期うつ病　21, 36, 164, 165
　── 社会的要因　165
　── 症状　166, 167
　── 心理的要因　165
　── 生物学的要因　164
　── リスクファクター　166, 167

更年期障害　162
更年期女性　166, 264
　　── 環境変化　166
　　── 社会的役割の変化　166
抗不安薬　134, 218
抗マラリア薬　180
交流分析　239, 240
高齢　252
高齢化率　174
高齢期うつ病　24, 174, 176, 186
　　── 発症率　174
　　── 薬物療法　186
　　── 有病率　174, 176
高齢期女性，うつ病発症率　175
高齢者の薬物動態　186
呼吸法　219
子殺し　149
誤診　118
個人差　227
子ども扱い　252
コーピング　41
コミュニケーション
　　── 10の心得　227
　　── 技法　226
　　── 失敗　242
　　── 歪み　239
コルチゾール　40, 146, 153
混合エピソード　48
こんにちは赤ちゃん事業　159

さ

催奇形性
　　── 機能的　132, 134, 136
　　── 形態的　131, 134, 135
　　── 行動的　132
罪業感　183
罪業妄想　25, 182
罪責感　236, 250
再体験，急性ストレス障害　209
再発のリスク　125

サプリメント　46
サルズマン　208
産科的合併症　128
産科的要因　146
三環系抗うつ薬　49, 61, 107, 128, 129, 131, 187, 219
産後うつ病　18, 30, 128, 142, 143, 144, 145, 148, 150, 153, 166, 167, 260
　　── 鑑別診断　155
　　── 経過　148
　　── 産科的・心理社会的要因　153
　　── 症状　148
　　── 生物学的要因　152
　　── 早期発見　158
　　── 特有の訴え　150
　　── 発症　154
産後神経症性障害　154, 155
産後精神病　20
産褥期　142
産褥精神病　20, 145, 154, 155

し

ジェンダー　233, 242
　　── 役割　242
自我状態　239
自我理想うつ病　75, 86
刺激の持続的回避，急性ストレス障害　209
次元的モデル　222
自己愛性パーソナリティ　86
思考抑制　235, 236
自己解釈　241
自己同一性　11
仕事と家庭の板ばさみ　194
自己評価尺度　183
自己評価抑うつ尺度　152
自己評点不全尺度　214
自殺　7, 124, 213
自殺完遂率　7

自殺行動　65
　　——リスク　54
自殺率　7，43
　　——離婚後　44
死産　26
支持的精神療法　157，169
思春期　232
　　——抑うつ障害　60
思春期うつ病　10，59
　　——原因　60
　　——性差の原因　55
思春期発症，うつ病　54
視床下部-下垂体-副腎系　40，221
自傷行為　58
自責感　236
自然な憂うつ　231，232
持続性抑うつ障害　56，106
シタロプラム　62，65
疾患脆弱性　194，221
児童思春期　54
児童のうつ病　10
授乳　19
死の不安　213
シーハン症候群　156
ジヒドロエピアンドロステロン　38
シプロヘプタジン　50
自分史　235
自閉症スペクトラム障害　132，136
シメチジン　179
社会機能　215
社会心理的発達　128
社会的孤立　267
社会的状況における不安　199
社会的性差　43，50
社会的貧困　55
社交恐怖症　222
社交不安症　48，193，197，210
社交不安障害　31
周産期うつ病　14
周産期の双極性障害　20

周産期発症　14，147
重症うつ病　127
修正(型)電気けいれん療法　16，136
集団心理療法　218
執着気質　41
執着性格　72
集中力低下　143
重篤気分調節症　56，57
重要な人物　237
主人在宅ストレス症候群　181
出産年齢　3
　　——高齢化　15
シュナイダーの一級症状　48
主婦役割，伝統的な　258
趣味　260
腫瘍性有害事象　168
受療行動　7
循環気質　74
準言語　230
小うつ病　74
生涯有病率　6
　　——大うつ病　31
消化器系身体症状　183
症状出現日服用療法　105，115
焦点を当てた質問　232
小児自閉症　136
職場結合性うつ病　88
職場ストレス　243
職場不適応　243
植物製剤　109
食欲低下　236
食欲不振　181
女性医師　227
女性うつ病患者の特徴　23，45
女性更年期うつ病
　　——典型的状況　23
　　——特徴的状況　23
女性のうつ病　2，9
女性ホルモン　35，263
　　——環境　222

女性役割　42
ショーペンハウアー　213
徐脈性不整脈　137
自律神経失調症状　170，201
ジルチアゼム　179
シロスタゾール　188
心気傾向　250
心悸亢進　201
心気症　183
心気妄想　25，182
神経症性うつ病　87
人工妊娠中絶　26
人生経路　236，247
新生児　128
　──抗うつ薬　130
新生児うつ病　130
新生児黄疸　135
新生児遷延性肺高血圧症　17，133
新生児不適応症候群　133，134，136
人生の転機　237
身体因性うつ病　154，155，156
身体うつ病　212，216
身体科　262
身体化症状　58
身体感情障害　250
身体疾患　263
身体症状　249
　──傾聴　248
　──過剰なこだわり　212
身体接触　229
身体的苦痛　213
身体的愁訴　248
身体動作　230
心的外傷　240
心的外傷後ストレス障害　26，31，91，
　193，195，196，209，211，212，219，
　240
心的行為　204
信頼関係　258
心理学的性差　41

心理教育　169
心理社会的ストレス　26
心理社会的性差　42
心理社会的要因　146，153
心理社会的療法　16
心理的アプローチ　60

す

睡眠障害　234
睡眠薬　134，135
健やか親子21　152
ステロイド　179
ストレス
　──応答性　212
　──イベント　237
　──因　56
　──職場　243
ストレスフルなライフイベント　154
スポーツ活動　9
スルピリド　188

せ

生活実感　234
生活障害　257
生活状況の把握　258
生活の質　118，234
生気的気分変調　250
性差　30
　──うつ病の発症率　31
　──うつ病の有病率　31
　──解剖学的特徴　33
　──社会的　43，50
　──心理学的　41，50
　──心理的　43
　──生物学的　33，50
　──摂食障害　48
　──背景　49
　──不安うつ病　212
　──不安症　196
　──併存疾患　48

── 薬物反応性　49
性周期　232
生殖期　162
精神医学的介入　15
精神運動興奮・激越　183
精神運動性の制止　204, 212
精神症状
　　　── 質問　256
　　　── 発生状況　243
精神病症状　59, 124
精神保健にかかわる疫学対象地域研究　213
精神療法　16, 19, 66, 82, 157
　　　── 支持的　156, 169
　　　── 認知行動療法　67
性成熟期　3
性腺ホルモン　223
性的関心の喪失　183
性的な成熟　11
生物学的因子　55, 177
生物学的性差　33, 50
生物学的要因　146, 153, 176
性ホルモン　26, 35
生理周期　222
整理癖, 強迫症状　208
世界保健機関　67
セクシャルハラスメント　242
摂食障害　48, 59, 217
摂食障害群　48
絶望感　250
セルトラリン　62, 65, 107, 110, 111, 113, 127, 167
セロトニン　34, 153
　　　── トランスポーター　34
セロトニン1A　36
　　　── 受容体　220
セロトニン症候群　66
セロトニン・ノルアドレナリン再取り込み阻害薬　62, 107, 132, 156, 187, 220

専業主婦　235, 261
潜在性甲状腺機能低下症　178, 188
選択性緘黙　194
選択的セロトニン再取り込み阻害薬　11, 13, 49, 62, 105, 107, 127, 129, 132, 156, 167, 187, 198, 218
先入観　227
全般性不安障害　31
全般不安症　192, 195, 203, 210
全米合併症調査　196, 197, 211
せん妄　189

そ

早期子宮収縮　137
早期分娩　137
双極スペクトラム障害　74
双極性障害　47, 48, 81, 106
　　　── 急速交代型　47
　　　── 周産期　20
双極Ⅱ1/2型　78
双極Ⅱ型障害　76, 82
早産　129
喪失体験　24, 25, 165, 169, 181, 209
躁転　66
躁病エピソード　47
素行症　59
ソーシャルサポート　153, 159
ゾピクロン　135
ゾルピデム　135

た

大うつ病　73
　　　── 生涯有病率　31
大うつ病性障害　262
退行期うつ病　22
胎児への影響, 薬物使用による　16
体重増加のリスク　130
対人関係　239
　　　── 二重性　239
　　　── 療法　60, 157

代替治療　46
タイミング　267
対話　238
対話法，非論理的な　252
多動症　59
楽しみの再発見　260
多弁　257
だるさ　181
単極性うつ病　20
炭酸リチウム　16, 50, 188
男性医師　227
男性更年期症候群　30, 37
男性社会　228
男性上司　246
男性のうつ病　9
男性ホルモン　36
男性役割　42
断乳　19

ち
チック　206
チトクロム P450　127, 186
注意欠如　59
注意欠如・多動症　206
注意欠如・多動症/注意欠如・多動性
　障害　59, 107
注意欠如・多動性障害　206
中間管理職　246
中止後症候群　114
中断症候群　66
中等度うつ病　127
中年期危機　162, 169
中年男性　261
中立的な言い回し　243
超自我うつ病　75
治癒のプロセス　241
治療アルゴリズム　113
治療薬のエビデンス　107
沈黙　228

つ
ツァングうつ病スケール　182

て
低出生体重　129
ディスチミア親和型　72
丁寧な質問　249
低用量ピル　12, 105, 108, 112
テキサスアルゴリズム　65
デキサメタゾン抑制試験　40
テストステロン　32, 38
デュロキセチン　65, 107, 110, 112,
　113, 132
テレンバッハ　206, 208
転院　257
転居　211
転機　267
　──日常のなかの　265
電気けいれん療法　188
転職　237
伝統的な主婦の役割　258
添付文書　16

と
動悸　201
統合失調症　107
逃避型抑うつ　72, 76
ドクターハラスメント　242
特定の恐怖症　222
特定不能のうつ病性障害　100
閉じられた質問　232
ドパミン　262
トラウマ　240
トラゾドン　187

な
内因性うつ病　73, 87, 250
涙もろさ　143

に

偽の記憶　241
日常のなかの転機　265
ニフェジピン　179
二分脊椎　135
日本の疫学調査　54
乳癌　23
妊産婦のうつ病　15
妊娠可能年齢　122
妊娠期うつ病　15, 122
　　── 心理社会的要因　123
　　── 発症率　123
　　── リスクファクター　123
妊娠中の抗うつ薬　126, 128
妊娠に伴う薬物動態　127
認知行動療法　10, 16, 60, 66, 109, 110, 112, 114, 157, 218
認知症　25, 254
認知能力　245
妊婦　123
　　── 肥満　130

の

脳血管病変　176, 177
脳内モノアミン　153, 154
脳の構造　34
のぼせ　11
ノルアドレナリン　36, 153, 220
ノルアドレナリン作動性・特異的セロトニン作動性抗うつ薬　132, 187
ノルトリプチリン　108, 188

は

パートナー　19, 235
曝露反応妨害法　219
曝露療法　219
橋本病　178
長谷川式簡易知能スケール　184
バセドウ病　156

パーソナリティ　84
　　── 演技性　87, 94
　　── 強迫性　208
　　── 自己愛性　86
　　── 抑うつ的　87, 92
発汗　21, 201
パニック症　48, 106, 192, 199, 201, 210
パニック障害　31
パニック症状　220
パニック発作　199, 201, 218
　　── 回避　202
ハーブ　109
ハミルトンうつ病評価尺度　10, 183, 214, 215
ハラスメント　242
　　── セクシャル　242
　　── ドクター　242
　　── パワー　242
パリペリドン　135
バルプロ酸　135, 136
パロキセチン　62, 65, 107, 110, 111, 113, 127, 220
パワーハラスメント　242
反復行動　204
反復性のうつ病　124, 125

ひ

非遺伝子的作用　35
被害妄想　182
光療法　109, 110, 112, 114
悲観的思考　250
非言語的コミュニケーション　229, 230
微小妄想　182
非生殖期　162
非双極性　214
ビタミン剤　14
引っ越しうつ病　181
非定型うつ病　9, 45, 74, 214, 216

非定型抗精神病薬　84, 135, 188
5-ヒドロキシトリプタミン　221
ヒドロキシジン　135, 188
非内因性　214
肥満症　217
病苦　213
病的不安　99
病歴聴取　20
開かれた質問　232
広場恐怖　199
非論理的な対話法　252
貧困妄想　25, 182

ふ

不安　143, 199, 250, 252
　── 社会的状況における　199
不安うつ病　9, 212, 216
　── 性差　212
不安感受性　202, 221
不安症　59, 194
　── うつ病の合併　196
　── 関連疾患，分類　193
　── 気分障害の合併　197
　── 性差　196
　── 特徴　210
不安症群　194
賦活症候群　156
複雑な家族　266
副腎系男性ホルモン　38
副腎皮質刺激ホルモン放出因子　40
服薬アドヒアランス　168
服薬中断　125, 127
父権主義的　233
物質使用障害　48, 204
不妊症　26
不妊治療　26, 236
ふらつき感　201
フラッディング法　219
震え　201

フルボキサミン　62, 64, 107, 110, 111, 113, 127
プロゲステロン　11, 14, 142, 146, 153, 154, 156, 162, 164
　── 急激な低下　154
プロトンポンプ阻害薬　179
プロプラノロール　179
プロラクチン　146, 153
分離不安　222
分離不安症　193
分離不安障害　194

へ

閉経　37, 162
　── 期　21
　── 後ホルモン補充療法　167
米国食品医薬品局　62
ベックうつ病指数　183, 214
別離体験　241
ベラパミル　179
ベンゾジアゼピン　188
　── 系薬物　202, 220

ほ

補完治療　46
保健師　265
火照り　21
母乳　158
　── 栄養　19, 138
　── 出が悪い　159
ホルモン　12
　── バランスの乱れ　194
　── 不安定性　216
　── 補充療法　22, 23
　── 離脱症状　146
　── 療法　25
本音　245

ま

マタニティブルーズ 18, 142～153, 155
── 産科的・心理社会的要因 146
── 自己質問表 144
── 集中力低下 143
── 生物学的要因 146
── 涙もろさ 143
── 不安 143
── 抑うつ気分 143
まとまりのない話 252
マプロチリン 188
慢性うつ状態 263

み

ミアンセリン 187
未熟型うつ病 72, 76, 82, 84
身震い 201
ミルタザピン 65, 108, 132
ミルナシプラン 62, 107, 110, 112, 113

む

無口 230

め

メタボリックシンドローム 170
めまい感 201
メランコリー 208
── うつ病 46
── 親和型 72, 85, 88, 208
── 親和性性格 41
── 親族 218
メール 235

も

妄想 58
── 罪業 25
── 心気 25
── 貧困 25
モノアミン酸化酵素 36
── 阻害薬 214

や

薬剤性うつ病，原因薬物 180
薬物，胎児への影響 16
薬物動態，妊娠に伴う 127
薬物反応性の性差 48
薬物離脱症状 17
薬物療法 16, 19, 66
── 思春期うつ病 61
── 精神療法の比較 67
── 中断の功罪 17
役割間葛藤 85
役割変化 234
ヤスパース 194

ゆ

憂うつ，自然な 231, 232
誘導尋問 250
有病率 6, 175, 176

よ

陽性感情転移 239
要約 249
予期不安 199, 201
抑うつ気質 74
抑うつ気分 99, 143, 231, 236
抑うつ障害，経過と予後 58
抑うつ障害群，DSM-5 56, 98
抑うつ症状 250
抑うつ的パーソナリティ 87, 92
抑うつ反応 209
抑うつ薬の有効性 61
予後 59
嫁姑関係 252

ら

ライフイベント　102, 169, 195, 202, 222
ライフサイクル　3, 4
ライフステージ　6
ラモトリギン　128, 136
卵巣機能低下　163
卵胞刺激ホルモン　21

り

離婚後自殺率　44
離人症　212
リストカット　200
リスペリドン　135
離脱症状　125
リチウム　65, 128, 133
利尿薬　14
リハビリテーション　261
流産　129
両価的　239
リラクセーション　13, 46
リワークデイケア　261

れ

レビー小体型認知症　185
レベチラセタム　109, 136

ろ

老後の生活不安　165
老年期　165
論理的思考　237
論理的ではない話し方　237

わ

話題　238
　──転換　240

欧文索引

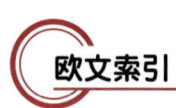

A

activation syndrome　156
ADHD(attention-deficit/hyperactivity disorder)　59, 107
agitation　183
allopregnanolone　146
alprazolam　108, 112, 221
alternative medicine　46
Alzheimer型認知症　24
Alzheimer病　184
Amentia　155
amitriptyline　131
amoxapine　108
andropause　37
anxious depression　9
Apgarスコア　147
aripiprazole　135
attention-deficit/hyperactivity disorder(ADHD)　59, 107

B

BDI(Beck Depression Index)　183, 214
Beck Depression Index(BDI)　183, 214
behavioral teratogenicity　132
benzodiazepine　188
bio-psycho-socialな定式化　55
borderline personality disorder (BPD)　80
BPD(borderline personality disorder)　80
―― 様双極II型　80

bupropion　65

C

carbamazepine　17, 135
CBT(cognitive behavior therapy)　10, 157
Center for Epidemiologic Studies Depression Scale(CES-D)　175
CES-D(Center for Epidemiologic Studies Depression Scale)　175
cilostazol　188
cimetidine　179
citalopram　62, 63
clomipramine　108, 128
clomipramine hydrochloride　205
cognitive behavior therapy(CBT)　10, 157
complementary medicine　46
corticotropin releasing factor(DST/CRF)　40
cortisol　146
cyproheptadine(CYP)　50

D

depression　73
desipramine　108
dexamethasone suppression test (DST)　40
DHEA(dihydroepiandrosterone)　38
DHEA-S(DHEA-sulphate)　38
DHEA-sulphate(DHEA-S)　38
dihydroepiandrosterone(DHEA)　38
diltiazem　179

disruptive mood dysregulation disorder (DMDD) 56
DMDD (disruptive mood dysregulation disorder) 56
DSM-5 30, 94, 98, 147, 193
──, PMDD 102
──, うつ病 262
──, パニック症 201
DSM-IV 192
DST (dexamethasone suppression test) 40
── /CRF (corticotropin releasing factor) 40
duloxetine 64, 65, 107

E

Ebstein 奇形 133
ECA (Epidemiologic Catchment Area Study) 213
ECT (electroconvulsive therapy) 188
Edinburgh Postnatal Depression Scale (EPDS) 19, 145, 159
electroconvulsive therapy (ECT) 188
EMDR (eye movement desensitization and reprocessing) 219
endogene Depression 73
endorphin 153
EPDS (Edinburgh Postnatal Depression Scale) 19, 145, 159
Epidemiologic Catchment Area Study (ECA) 213
escitalopram 62, 64, 107
estrogen 142
ethinylestradiol + drospirenone 108
eye movement desensitization and reprocessing (EMDR) 219

F

FDA (Food and Drug Administration) 62
femininity 42
flooding 法 219
floppy infant syndrome 17, 134
fluoxetine 62, 63, 65, 107, 109, 111, 220
fluvoxamine 62, 107, 127
follicle-stimulating hormone (FSH) 21
Food and Drug Administration (FDA) 62
FSH (follicle-stimulating hormone) 21
functional teratogenicity 132

G

γ-aminobutyric acid (GABA) 35, 220
── 受容体 14, 35
γ-aminobutyric acid-benzodiazepine (GABA-BZD) 受容体複合体 35
GABA (γ-aminobutyric acid) 受容体 14, 220
GABA-BZD (γ-aminobutyric acid-benzodiazepine) 受容体複合体 35
GAF (global assessment of functioning) 215
gastrointestinal somatic symptoms 183
gender 233
── differences 33
general somatic symptoms 183
genomic action 35
global assessment of functioning (GAF) 215
guilt 183

H

HAMD(Hamilton rating scale for depression) 183, 214
Hamilton rating scale for depression (HAMD) 183, 214
hormone replacement therapy(HRT) 23, 167
hot flush 21
HPA系(hypothalamic-pituitary-adrenal axis) 40, 221
HRT(hormone replacement therapy) 23, 167
hydroxyzine 135, 188
hypochondriasis 183
hypothalamic-pituitary-adrenal axis (HPA系) 40, 221

I

imipramine 128, 168
inhibin 153
Involutionsmelancholie 22

J

Jaspers 194

K

Kierkegaard 192
Kraepelin 202

L

lamotrigine 128
late luteal phase dysphoric disorder (LLPDD) 100
late-onset hypogonadism(LOH)症候群 30, 37
levetiracetam 109, 136
LH(luteinizing hormone) 21
lithium 65, 128
―― carbonate 17, 188
LLPDD(late luteal phase dysphoric disorder) 100
LOH(late-onset hypogonadism)症候群 30, 37
loss of sexual interest 183
L-tryptophan 109
luteinizing hormone(LH) 21

M

major depression 73
MAO(monoamine oxidase) 36
maprotiline 188
masculinity 42
maternity blues 18, 142〜153
menopause 37
metergoline 109
mianserin 187
mid-life crisis 162
milnacipran 62, 107, 112
Mini-Mental State Examination (MMSE) 184
mirtazapine 63, 108, 132
MMSE(Mini-Mental State Examination) 184
monoamine oxidase(MAO) 36
monozygotic(MZ) 217
morphological teratogenicity 131
MZ(monozygotic) 217

N

NaSSA (noradrenergic and specific serotonergic antidepressant) 132, 187
National Comorbidity Survey(NCS) 196, 197, 211
NCS(National Comorbidity Survey) 196, 197, 211
nifedipine 179
non-genomic action 35
noradrenaline 220

noradrenergic and specific serotonergic antidepressant(NaSSA) 132, 187
nortriptyline 108, 188

O
olanzapine 135

P
paliperidone 135
paroxetine 62, 63, 107, 127, 220
persistent pulmonary hypertension of the newborn(PPHN) 17, 133
PMDD(premenstrual dysphoric disorder) 12, 37, 98, 102, 109, 113, 115, 116, 117, 166
―― の診断基準, DSM-5 102
―― の薬物治療ガイドライン 109, 113
PMED(premenstrual exacerbation of depression) 14, 18
PMEDD(premenstrual exacerbation of depressive disorder) 14
PMS(premenstrual syndrome) 11, 36, 100, 117, 166, 215
PNAS(poor neonatal adaptation syndrome) 133
poor neonatal adaptation syndrome(PNAS) 133
postnatal withdrawal syndrome 17
posttraumatic stress disorder(PTSD) 26, 31, 91, 209, 211, 219, 240
PPHN(persistent pulmonary hypertension of the newbor) 17, 133
premenstrual dysphoric disorder(PMDD) 12, 37, 98, 102, 109, 113, 115, 116, 117, 166
―― の診断基準, DSM-5 102
―― の薬物治療ガイドライン 109, 113
premenstrual exacerbation of depression(PMED) 14, 18
premenstrual exacerbation of depressive disorder(PMEDD) 14
premenstrual syndrome(PMS) 11, 36, 100, 166, 215
premenstrual tension
progesterone 142
prolactin 146
propranolol 179
proton pump 阻害薬 179
PTSD(posttraumatic stress disorder) 26, 31, 91, 209, 211, 219, 240

Q
QOL(quality of life) 118, 234
quality of life(QOL) 118, 234
quetiapine 135

R
randomized controlled trial(RCT) 107
rapid cycling bipolar disorder 47
RCT(randomized controlled trial) 107
reproductive age 3
risperidone 135

S
Salzman 209
SAS(self-rating anxiety scale) 214
Scale for measuring the maternity blues 144
Schneider の一級症状 48
SDS(self-rating depression scale) 152

selective serotonin reuptake inhibitor(SSRI) 11, 13, 49, 62, 105, 107, 111, 115, 127, 129, 132, 138, 156, 167, 187, 198, 218
self-rating anxiety scale(SAS) 214
self-rating depression scale(SDS) 152
serotonin-noradrenaline reuptake inhibitor(SNRI) 64, 107, 132, 156, 187, 220
sertraline 62, 63, 107, 127, 167
sex differences 32
Shopenhauer 213
SNRI(serotonin-noradrenaline reuptake inhibitor) 64, 107, 132, 156, 187, 220
sodium valproate 17
soft bipolarity 81
SSRI(selective serotonin reuptake inhibitor) 11, 13, 49, 62, 105, 107, 111, 115, 127, 129, 132, 138, 156, 167, 187, 198, 218
STAR*D 研究 46
sulpiride 188

T

TADS(Treatment for Adolescents with Depression Study) 67
TCA(tricyclic antidepressant) 129, 219

Tellenbach 206
thyroid-stimulating hormone(TSH) 178
TORDIA 研究 67
trazodone 187
Treatment for Adolescents with Depression Study (TADS) 67
tricyclic antidepressant(TCA) 219
TSH(thyroid-stimulating hormone) 178
Typus Melancholicus 72

V

vascular depression(VD) 25, 178
VD(vascular depression) 25, 178
venlafaxine 64, 65, 111, 107
verapamil 179
vitex agnus castus 109

W

WHO(World Health Organization) 67
withdrawal symptom 146
World Health Organization(WHO) 68

Z

zolpidem 135
zopiclone 135
Zung depression scale 182

女性のうつ病
ライフステージからみた理解と対応　　　　定価：本体 4,000 円＋税

2015 年 7 月 15 日発行　第 1 版第 1 刷 ©

編集者　松島　英介
　　　　仙波　純一

発行者　株式会社 メディカル・サイエンス・インターナショナル
　　　　代表取締役　若松　博
　　　　東京都文京区本郷 1-28-36
　　　　郵便番号 113-0033　電話 (03) 5804-6050
　　　　　　　　　　　　印刷：双文社印刷／表紙装丁：トライアンス

ISBN 978-4-89592-823-6 C3047

本書の複製権・翻訳権・上映権・譲渡権・公衆送信権（送信可能化権を含む）は，㈱メディカル・サイエンス・インターナショナルが保有します．本書を無断で複製する行為（複写，スキャン，デジタルデータ化など）は，「私的使用のための複製」など著作権法上の限られた例外を除き禁じられています．大学，病院，診療所，企業などにおいて，業務上使用する目的（診療，研究活動を含む）で上記の行為を行うことは，その使用範囲が内部的であっても，私的使用には該当せず，違法です．また私的使用に該当する場合であっても，代行業者等の第三者に依頼して上記の行為を行うことは違法となります．

JCOPY〈㈳出版者著作権管理機構　委託出版物〉
本書の無断複写は著作権法上での例外を除き禁じられています．複写される場合は，そのつど事前に，㈳出版者著作権管理機構（電話 03-3513-6969，FAX 03-3513-6979，info@jcopy.or.jp）の許諾を得てください．